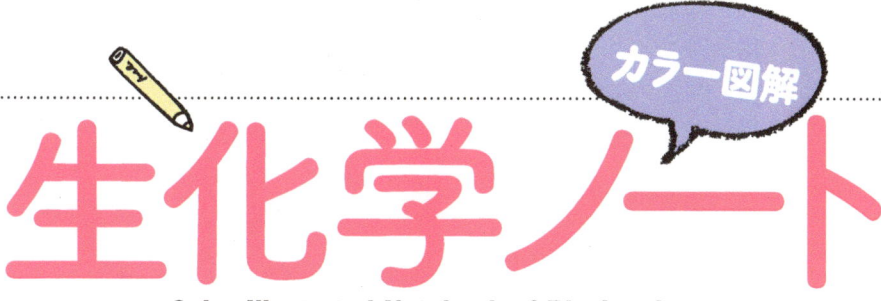

生化学ノート
Color Illustrated Notebook of Biochemistry

書く！塗る！わかる！

カラー図解

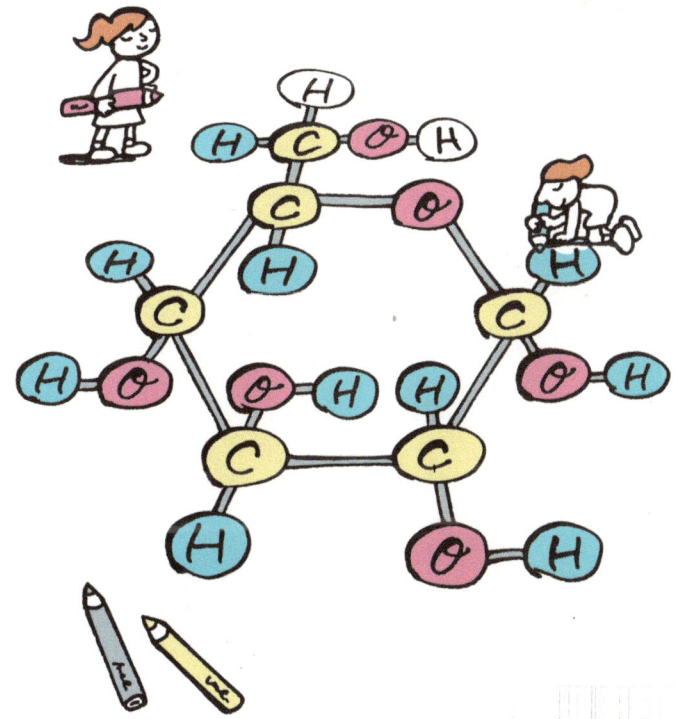

森 誠
Mori Makoto

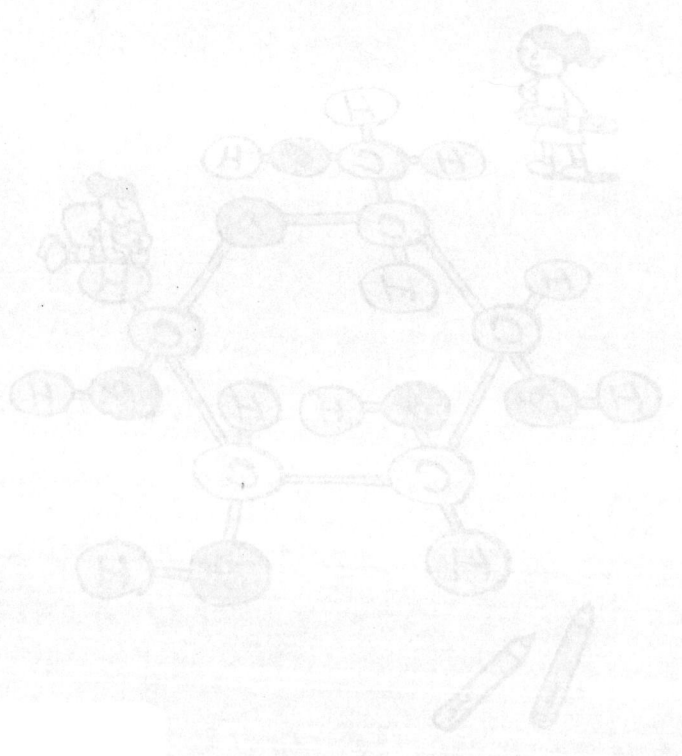

はじめに

　生化学は生命現象を化学のルールで説明する学問で、医学、看護学、保健学、栄養学、薬学、農学、獣医学、動物学といったさまざまなライフサイエンス分野の基礎科目になっています。生化学を学ぶことによって、生き物の体のしくみを理解するうえで欠くことのできない知識が得られます。細胞の機能がどのように調節されているのか、健康がどのように維持されているのかを知ることができ、さらには、どうして病気になるのかを考えることができるようになります。

　ところが、いざ生化学を勉強し始めるとカタカナの専門用語をたくさん覚えなければならず、本質をとらえずに暗記だけで終わってしまう人が多いようです。生き物の体を構成している物質は星の数ほどもありますし、1つの物質にいくつもの名前がついていることや、似たような名前の物質がまったく違う役割を果たしていることもあり、覚えるのは本当にやっかいです。

　生命現象が華やかな表舞台だとすると、生化学は舞台裏です。ちょっとのぞいただけでは、照明の配線が複雑に床を走っていたり、大道具や小道具が雑然と置かれているように見えます。しかし、1本1本の配線が表舞台の照明や音響を支えており、雑然と置かれているようにしか見えない大道具も、幕間の短い時間に舞台を入れ替えるためには最適に配置されているのかもしれません。配線が色分けされ、大道具のパーツに番号が振ってあれば、初めて舞台裏に入った人にも少しはわかりやすくなることでしょう。華やかな生命現象を支える舞台裏の生化学を少しでも理解しやすいように、という思いを込めて本書をつくりました。

　この本は生化学の専門家になるための本ではありません。ですから、いろいろな化合物を羅列的に紹介したり、複雑な情報をたくさん盛り込むというよりも、知らなければならない大切なことだけを厳選して載せるようにしました。生命現象の基本をできるだけ単純化して、色をつけたイメージとしてとらえることができるように工夫しました。専門用語や物質の名前を暗記するのは大変ですが、色のついたイメージなら印象に残るはずです。

　生化学の予習や復習に本書を活用してください。予習をしてから授業にのぞめば、内容がすんなり頭に入ります。授業で教わったことをそのままにしておくとすぐ忘れてしまいますが、この本で復習すれば、授業の内容をより深く理解することができ、自分の知識として後々まで残るはずです。

　生化学は完成された学問体系ではありません。これからも新しい発見があり、新聞の科学欄や健康のページを賑わせることでしょう。これまで正しいと考えられてきたことが覆されて戸惑うことがあるかもしれません。生化学の基礎がしっかりと身についていれば、新しい発見でもすぐ理解できますし、どのような変化にも対応できます。本書が生化学の基礎を学ぶ一助となれば、幸いです。

著　者

本書の使いかた

　この本は「カラー図解」ですが、未完成です。勉強するにしたがって豪華カラー版に変わるようになっています。色を塗って本書を完成させるのはあなたです。少し時間がかかるかも知れませんが、自分で色を塗れば、自然に生化学が身につくようになります。あとでページをめくったときにすぐに内容を思い出すことができます。

　12色の色鉛筆を用意してください。指示どおりに色を塗ればきれいに仕上がります。

塗りかた

　構造式の炭素（C）、酸素（O）、窒素（N）などの原子は、円周の線の色と同じ色でマルの中を塗りつぶしてください。体の中で化合物が変化する際に、反応前後の炭素や酸素がどのように対応しているかがひと目でわかるようになります。色を手がかりとして化合物の変化を理解することも重要です。

　NADHや塩基、アミノ酸など、四角で囲ってある場合も同様で、四辺の線の色と同じ色で中を塗りつぶしてください。その他、いろいろな図形が登場しますが、線で囲まれている部分を線の色と同じ色で塗りつぶせば完成するようになっています。似たような性質を持つ化合物が同じ色で示されたり、複雑な反応が色つきの模式図となって、理解しやすくなり、また印象深くなります。

演習問題

　ところどころに演習問題があり、答えの数字を四角の中に書き込むようになっています。グラフをつくる演習問題ではグラフ用紙だけが描いてありますから、ここにグラフを書き入れてください。解答は143～148ページに載せてあります。

化学の知識

　生化学を理解するために必要な化学の知識は、最後に附章としてまとめてあります。高校で化学を勉強した人も、勉強しなかった人も、この章は必要に応じて参考にしてください。もちろん最初に読んでもかまいません。体の中の化学反応を生化学的に説明するにはどうしても数式が登場します。結論だけを覚えてもかまいませんが、附章に載せた非共有結合に関する箇所を読めば基本から理解できるようになります。基本が理解できれば生化学に登場するほとんどの化学反応の数式は理解できるようになります。

はじめに iii
本書の使いかた iv

第1章 生きるために必要な物質 1

1.1 炭水化物 2
- 1.1.1 単糖類 2
- 1.1.2 グルコースだけからなる多糖類 4
- 1.1.3 少糖類 6
- 1.1.4 その他の多糖類 8

1.2 タンパク質 10
- 1.2.1 アミノ酸の共通構造 10
- 1.2.2 ペプチド結合 10
- 1.2.3 20種類のアミノ酸 12
- 1.2.4 タンパク質の高次構造 14
- 1.2.5 複合タンパク質 16

1.3 脂質 18
- 1.3.1 脂肪酸 18
- 1.3.2 単純脂質 20
- 1.3.3 複合脂質 22
- 1.3.4 脂質二重層 24
- 1.3.5 血漿リポタンパク質 24

1.4 核酸 26
- 1.4.1 DNAとRNA 26
- 1.4.2 塩基とヌクレオシド 26
- 1.4.3 塩基の相補性 28
- 1.4.4 ヌクレオチド 28

1.5 ビタミン 30
- 1.5.1 脂溶性ビタミン 30
- 1.5.2 水溶性ビタミン 32

1.6 ミネラル 34

第2章 体の中の化学反応 ... 37

2.1 酵素のはたらきかた ... 38
2.2 酵素の分類 ... 40
- 2.2.1 酵素の分類と命名法 ... 40
- 2.2.2 逸脱酵素 ... 42
- 2.2.3 アイソザイム ... 42

2.3 補因子 ... 44
- 2.3.1 補酵素 ... 44
- 2.3.2 補欠分子族 ... 44

2.4 酵素の反応速度 ... 46
- 2.4.1 反応速度に影響する要因 ... 46
- 2.4.2 反応速度式 ... 48
- 2.4.3 酵素阻害剤 ... 50

第3章 タンパク質と遺伝子の関係 ... 53

3.1 遺伝情報の発現 ... 54
- 3.1.1 転写 ... 54
- 3.1.2 転写後修飾 ... 56
- 3.1.3 翻訳 ... 58
- 3.1.4 翻訳後修飾 ... 60

3.2 遺伝情報の複製 ... 62
- 3.2.1 DNA複製 ... 62
- 3.2.2 ヌクレオチド合成 ... 64
- 3.2.3 DNAの複製の間違い ... 66
- 3.2.4 遺伝子の異常 ... 68

3.3 遺伝子工学 ... 70
- 3.3.1 遺伝子の増幅 ... 70
- 3.3.2 制限酵素の利用 ... 72

第4章 エネルギーを得るしくみ 75

4.1 消化と吸収 76
- 4.1.1 炭水化物の消化と吸収 76
- 4.1.2 タンパク質の消化と吸収 78
- 4.1.3 脂質の消化と吸収 78
- 4.1.4 核酸の消化と吸収 78

4.2 糖質代謝 80
- 4.2.1 解糖系 80
- 4.2.2 ピルビン酸酸化 82
- 4.2.3 クエン酸回路 82
- 4.2.4 酸化的リン酸化 84
- 4.2.5 ペントースリン酸回路 86

4.3 脂質代謝 88
- 4.3.1 β酸化 88
- 4.3.2 ケトン体産生 90
- 4.3.3 脂肪酸合成 90

4.4 アミノ酸代謝 92
- 4.4.1 糖原性アミノ酸 92
- 4.4.2 ケト原性アミノ酸 92

第5章 恒常性の維持 95

5.1 ホルモン 96
- 5.1.1 ホルモンの産生 96
- 5.1.2 ホルモンの作用機構 98

5.2 神経 100
- 5.2.1 静止膜電位 100
- 5.2.2 活動電位 100
- 5.2.3 神経伝達物質 102

5.3 生体防御 ... 104
- 5.3.1 血液凝固反応 ... 104
- 5.3.2 免疫反応 ... 104
- 5.3.3 免疫グロブリンの遺伝子 ... 106

5.4 窒素排泄 ... 108
- 5.4.1 尿素回路 ... 108
- 5.4.2 尿と原尿 ... 110
- 5.4.3 ポルフィリン代謝 ... 112

附章　知って得する化学の知識 ... 115

A.1 物質の構成 ... 116
- A.1.1 原子と元素 ... 116
- A.1.2 電子殻 ... 118
- A.1.3 イオン ... 118
- A.1.4 分子 ... 118
- A.1.5 原子量と分子量 ... 120
- A.1.6 溶液の濃度 ... 122

A.2 化学のことば ... 124
- A.2.1 単位の接頭辞 ... 124
- A.2.2 化合物の名前 ... 126
- A.2.3 官能基のいろいろ ... 128

A.3 非共有結合の強さ ... 130
- A.3.1 ホルモンと受容体の結合 ... 132
- A.3.2 酸素とヘモグロビンの結合 ... 134

A.4 酸性とアルカリ性 ... 136
- A.4.1 pH ... 136
- A.4.2 緩衝作用 ... 138
- A.4.3 血液の緩衝作用 ... 140

演習問題解答および図の完成形 ... 143
索引 ... 149

第 1 章

生きるために必要な物質

　わたしたち動物は、他の生き物を食べることで生きるために必要な物質を得ています。他の生き物を食べるということは、その生き物の体を構成している成分を自らの体内に取り込むということです。しかし、食べたものがそのままの形で体の構成成分になるわけではありません。

　下の円グラフは、動物の体（左）と植物の体（右）の構成成分を比較したものです。どちらも、単一の成分として圧倒的に多いのは水です。水以外の成分を化学構造で分類すると、タンパク質、脂質、炭水化物、核酸、ミネラルとなります。動物の体にはタンパク質と脂質が多く含まれ、いっぽう、植物の体には炭水化物が多く含まれています。植物を食べているのに、なぜ動物の体には炭水化物が少ないのでしょうか。それは、炭水化物を体の中で他の物質につくり変えて利用しているからです。食べ物として摂取したタンパク質や脂質も、体の中でつくり変えて利用しています。

　食べ物として摂取する物質を機能面から分類すると、タンパク質、脂質、炭水化物、ビタミン、ミネラルとなり、これらを五大栄養素といいます。五大栄養素は化学構造による分類ではありません。タンパク質、脂質、炭水化物、ミネラルの分類は、構造と機能でたまたま一致していますが、ビタミンは食べ物として摂取しなければならない微量な有機物のグループで、化学構造から見るとさまざまな物質が含まれています。核酸は遺伝に関係する重要な生体構成成分ですが、食べ物として摂取する必要はないので、五大栄養素には含まれません。

　この章では、生きるために必要な物質や生き物の体を構成している成分について説明します。

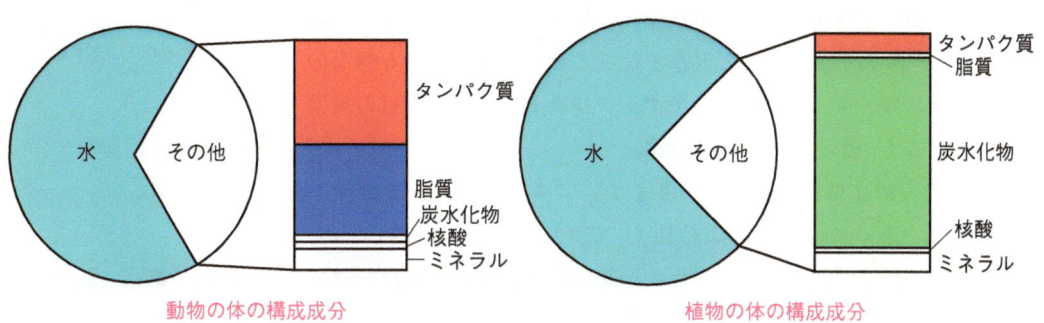

動物の体の構成成分　　　　　植物の体の構成成分

1.1 炭水化物

どこの国の人でも主食は炭水化物、おもにデンプンで、人間はこれをエネルギー源としています。デンプンはたくさんのグルコースがつながったものです。デンプンを消化して得られるグルコースは単糖類で、単糖類がたくさんつながった化合物を多糖類といいます。

1.1.1 単糖類

生き物にとって、最も重要な単糖はグルコース（ブドウ糖）です。水に溶かしたグルコースは図Aのように、直鎖状構造、もしくはα型かβ型の環状構造をとります。各構造の割合は、α型が36％、β型が64％、直鎖状が0.1％ですが、1つの分子に注目すると、時々刻々これら3種類の構造の間で変化しています。100分間のうちα型となっている時間が36分、β型が64分、そして直鎖状が6秒間だと考えてください。図Aで3つの構造の間に描かれた両矢印は、相互に自由に変換することを示しており、もしα型だけが急に少なくなったとしても、すぐにβ型が直鎖状構造を経てα型に変化し、α型はいつでも36％となります。このように、個々の分子は変化しているものの全体として見ると変化がないような状態を「平衡が保たれている」といいます。

図Bはフルクトース（果糖）です。果物やハチミツに含まれ、糖類の中では最大の甘味を示します。水に溶かすと2番と5番の炭素がつながって五角形のフラノースになったり、2番と6番がつながって六角形のピラノースになったり、さらにそれぞれにα型とβ型ができます。常温（20℃）では、β型ピラノース70％、β型フラノース23％、α型ピラノース2％、α型フラノース5％の割合です。

単糖の分類

直鎖状の構造になったときにアルデヒド基を含む単糖をアルドース、ケトン基を含む単糖をケトースと呼びます。また炭素数の違いでペントース（五炭糖）やヘキソース（六炭糖）に分類します。グルコースの1番の炭素は直鎖状ではアルデヒド基となっており、炭素数は6個なので、グルコースはアルドヘキソースです。フルクトースは2番目の炭素がケトン基なので、ケトヘキソースです。

右の表に代表的な単糖を載せてあります。アルドヘキソースのマンノースやガラクトースの分子式は$C_6H_{12}O_6$でグルコースと同じですが、2番や4番の炭素についているヒドロキシ基の向きが違い、それだけで違った性質を持つようになります。

D形とL形
糖にはD形とL形があります。L形はD形を鏡に映したような、または左手と右手のような関係です。天然に存在する糖はすべてD形です。

果物の甘さ
フルクトースがとる4種類の環状構造のうちもっとも甘いのはβ型フラノースですが、その割合は温度によって異なり、低温にすると多くなります。果物を冷やすとおいしくなるのはこのせいです。

アルデヒド基 ➡ 129ページ

糖の名前
糖には -ose（オース）で終わる名前がつけられています。

ケトン基 ➡ 129ページ

ヒドロキシ基 ➡ 129ページ

図A ● グルコース

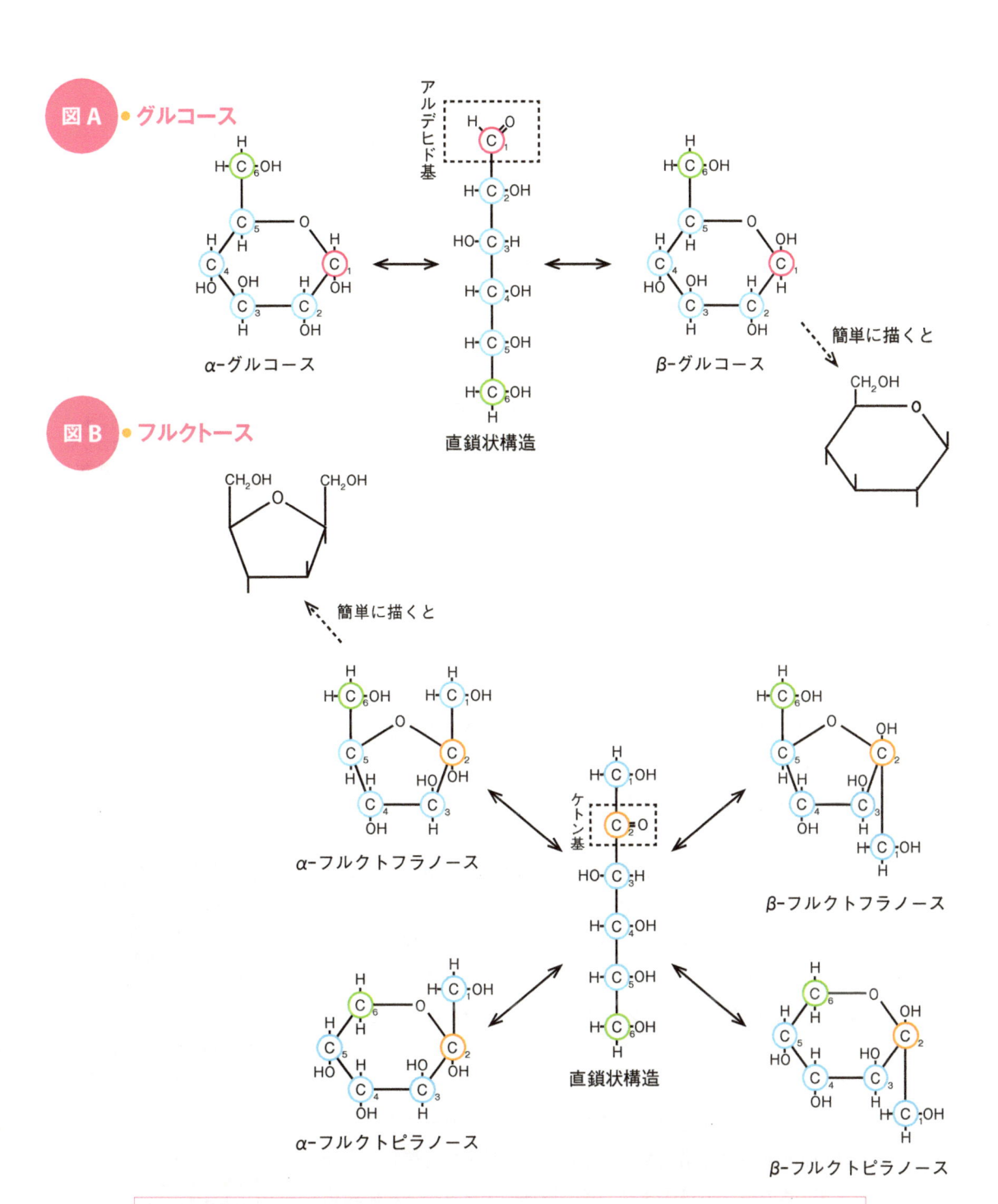

アルデヒド基

α-グルコース　　直鎖状構造　　β-グルコース

簡単に描くと

図B ● フルクトース

簡単に描くと

ケトン基

α-フルクトフラノース　　　　　　　　　　　　　　β-フルクトフラノース

直鎖状構造

α-フルクトピラノース　　　　　　　　　　　　　　β-フルクトピラノース

	アルドース	ケトース
ペントース (五炭糖)	リボース　　　　　($C_5H_{10}O_5$) デオキシリボース（$C_5H_{10}O_4$）	
ヘキソース (六炭糖)	グルコース　　（$C_6H_{12}O_6$、略号：Glc） マンノース　　（$C_6H_{12}O_6$、略号：Man） ガラクトース　（$C_6H_{12}O_6$、略号：Gal） フコース　　　（$C_6H_{12}O_5$、略号：Fuc）	フルクトース（$C_6H_{12}O_6$、略号：Fru）

1.1 ● 炭水化物

1.1.2　グルコースだけからなる多糖類

デンプン

　デンプンは均一な物質ではなく、アミロースとアミロペクチンの混合物です。

　アミロースは、たくさんのグルコースが直鎖状につながったものです。図Aにアミロースの模式図（上）とその一部を拡大した構造式（下）を示しました。構造式を見ると、グルコースの1番の炭素と隣のグルコースの4番の炭素が、酸素を介してつながっていることがわかります。このような結合のしかたをα(1→4)グリコシド結合といいます。結合に使われる酸素は、左側のグルコースの1番の炭素についていたものです。

　アミロペクチンもたくさんのグルコースでできていますが、直鎖のところどころに枝分かれがあります（図B）。枝分かれ部分では、グルコースの1番の炭素と隣のグルコースの6番の炭素が酸素を介してつながっており、これはα(1→6)グリコシド結合です。枝の部分からさらに枝分かれすることもあります。

グリコーゲン

　デンプンは植物が体内に貯蔵している糖ですが、動物の貯蔵糖はグリコーゲンで、肝臓と筋肉に含まれています。グリコーゲンはアミロペクチンと同じような構造をしていますが、アミロペクチンよりも枝分かれが多い点が異なります。

　アミロペクチンやグリコーゲンの鎖の一端（右端）のグルコースは1番の炭素がグリコシド結合に使われていないので、直鎖状構造に戻ることができます。この端を還元末端といいます。もう一端（左端）のグルコースを非還元末端といい、アミロースでは1つしかありませんが（図A）、アミロペクチンやグリコーゲンでは枝分かれの分だけたくさんあります。

セルロース

　グルコースだけからなる多糖類としてもう一つ、セルロースを紹介します。これは植物の細胞壁を構成する多糖類で、地球上の有機物の半分以上を占めます。セルロースはアミロースと同様、グルコースが直鎖状にたくさんつながったものです。アミロースと違う点は、グルコースどうしの結合のしかたです。図Cの構造式のように、1番の炭素から出る線が上向きになって4番の炭素とつながっており、この結合をβ(1→4)グリコシド結合といいます。

モチとウルチ

　私たちがふだん食べているウルチ米のデンプンは、アミロースが20％、アミロペクチンが80％です。いっぽう、モチ米はアミロペクチン100％です。モチとウルチの違いはアミロースの含有率の違いです。

　モチとウルチの区別は米だけではなく、トウモロコシや小麦など、いろいろな作物にあります。

還元末端

　鎖の右端のグルコースは1番の炭素を結合に使っていないので、直鎖状構造をとることができます。直鎖状になったときのアルデヒド基は「フェーリング試薬を還元する」ので、右端の糖を還元末端といいます。

セルロースの消化

　人間はデンプンのα(1→4)グリコシド結合を切断する消化酵素を持っているので、デンプンを消化して得られるグルコースをエネルギー源として利用することができます。しかし、β(1→4)グリコシド結合を切断する酵素を持っていないので、セルロースを消化することはできません。

炭水化物か、糖質か

　デンプンもセルロースも基本単位はグルコースなのでどちらも糖質ですが、栄養表示基準では、エネルギー源として利用できるものを糖質とし、消化できない食物繊維と区別しています。

　加工食品の包装に書かれている成分表では、「炭水化物＝糖質＋食物繊維」という関係になっています。

図A ● アミロース

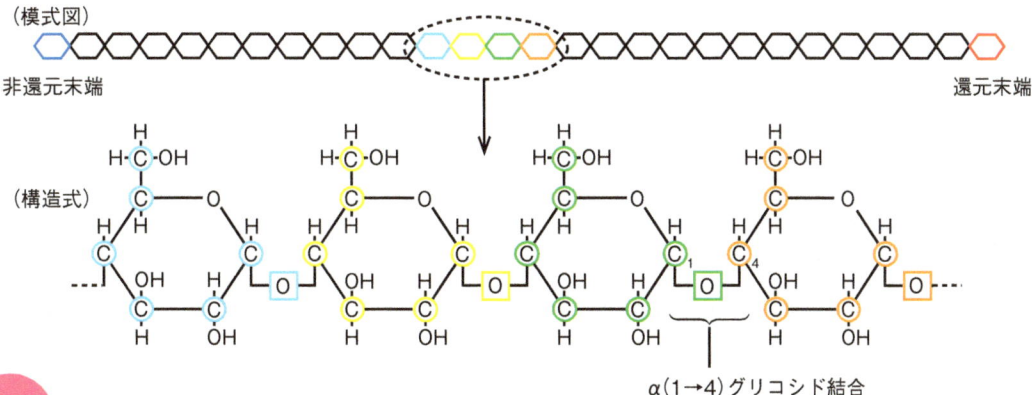

図B ● アミロペクチンとグリコーゲン

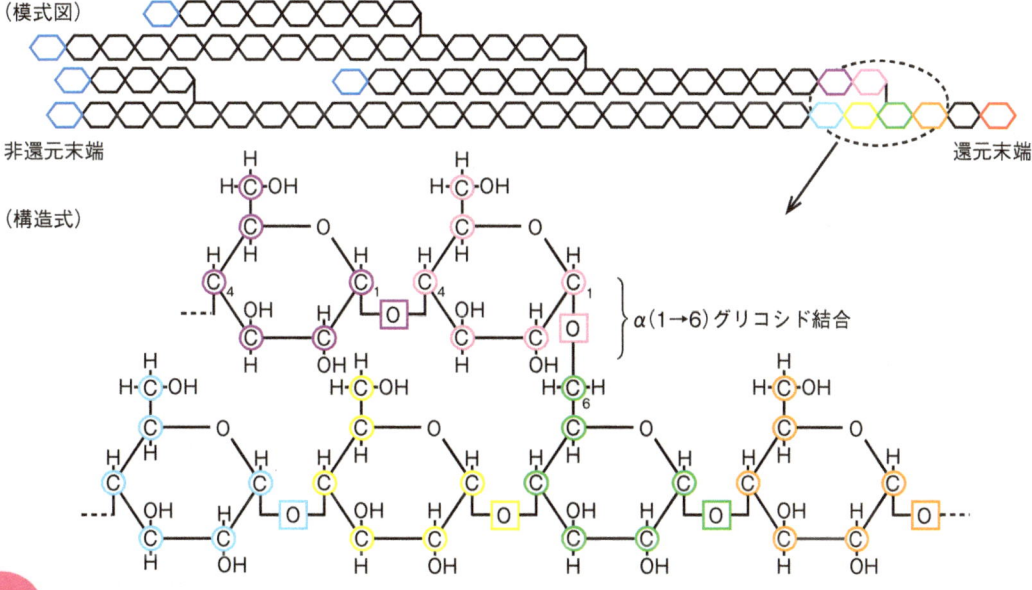

図C ● セルロース

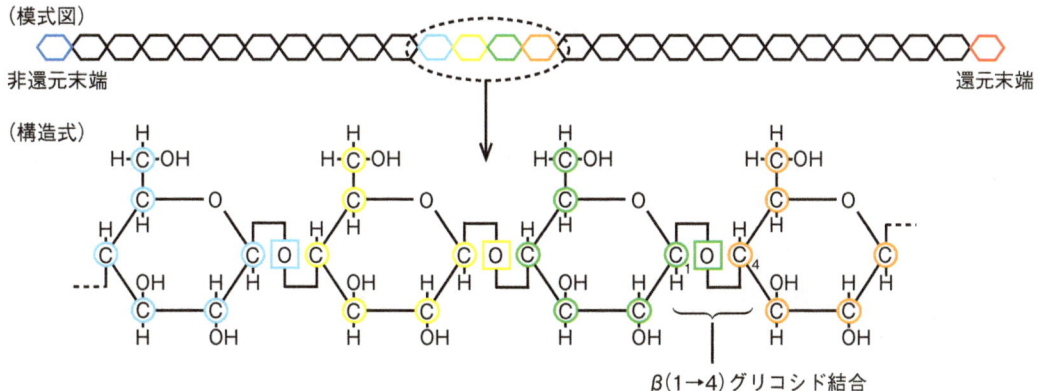

1.1.3 少糖類

単糖が2～10個くらいつながったものを少糖類といいます。構成する単糖の数によって二糖類、三糖類、四糖類のように分類することもあります。この項では、代表的な少糖類を取り上げて説明します。

マルトース

図Aはマルトース（麦芽糖）の構造ですが、2つのグルコースが$\alpha(1\rightarrow4)$グリコシド結合でつながっています。マルトースはデンプンを消化する途中でできます。アミロペクチンの枝分かれの部分からは、図Bのように2つのグルコースが$\alpha(1\rightarrow6)$グリコシド結合でつながったイソマルトースができます。

イソ ➡ 42ページ

ラクトース

図Cはラクトース（乳糖）です。哺乳類の母乳に含まれる糖で、ガラクトースとグルコースが$\beta(1\rightarrow4)$グリコシド結合でつながったものです。ガラクトースの構造はグルコースと似ていますが、4番の炭素についているヒドロキシ基が上を向いている点が違います。

ラクトースもマルトースも右側のグルコースは還元末端で、α型やβ型の環状構造や直鎖状構造をとることができます。ヒドロキシ基は上向きにも下向きにもなるので、図では「～」で示しています。

スクロース

図Dはスクロース（しょ糖）で、グルコースとフルクトースが$\alpha1\rightarrow\beta2$グリコシド結合でつながったものです。フルクトースの2番の炭素を結合に使ってしまったので、もう直鎖状構造には戻れません。ケトン基ができないので還元末端ではありません。

トレハロース

図Eはトレハロースで、マルトースと似ていますが、2分子のグルコースが$\alpha(1\rightarrow1)$グリコシド結合でつながっています。

オリゴ糖

10個程度の糖がつながった少糖類をオリゴ糖と呼びます。フラクトオリゴ糖やガラクトオリゴ糖は、ビフィズス菌のような健康にいい腸内細菌の餌になることがわかり、健康食品として注目されています。図Fはフルクトースがいくつもつながったフラクトオリゴ糖です。フラクトオリゴ糖の一端（図の下側）はスクロースで、そのフルクトースの1番の炭素と別のフルクトースの2番の炭素が$\alpha(1\rightarrow2)$グリコシド結合でつながって、その先も同じようにフルクトースどうしが結合しています。フルクトースが10個以上になると、フラクトオリゴ糖ではなくイヌリンといいます。

砂糖

砂糖という名前の化合物はありません。砂糖はサトウキビやてん菜からつくる調味料の名前で、おもな成分はスクロースです。

転化糖

スクロースを加水分解して得られるグルコースとフルクトース1：1の混合物を転化糖といいます。転化糖になるとスクロースより甘みが増し、腸から吸収されやすくなります。

トレハロースの普及

トレハロースは自然界では希少でたいへん高価でしたが、日本の企業が大量生産に成功し、食品添加物、化粧品、医薬品などの広い用途に使われています。

図A ● マルトース

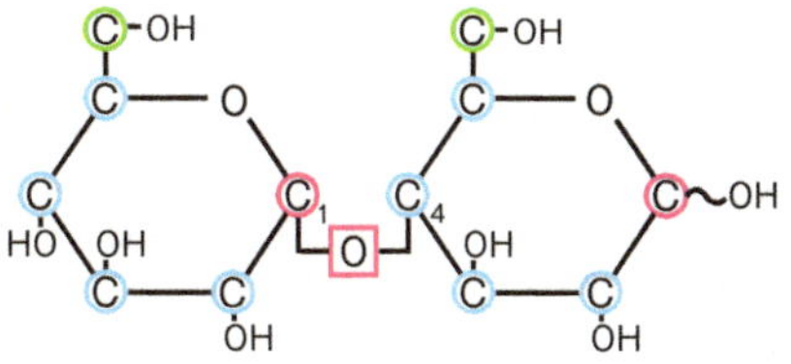

図C ● ラクトース

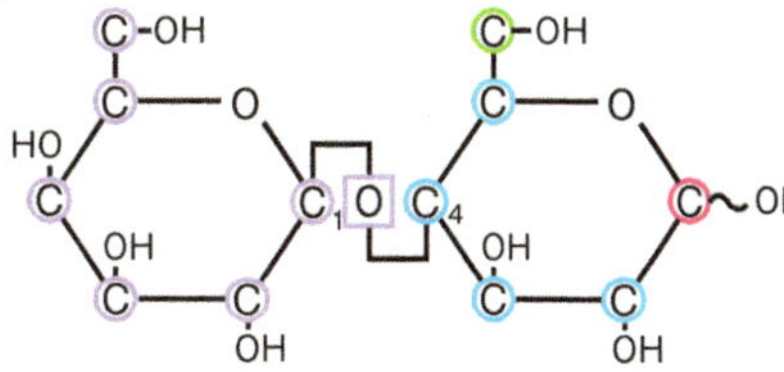

図B ● イソマルトース

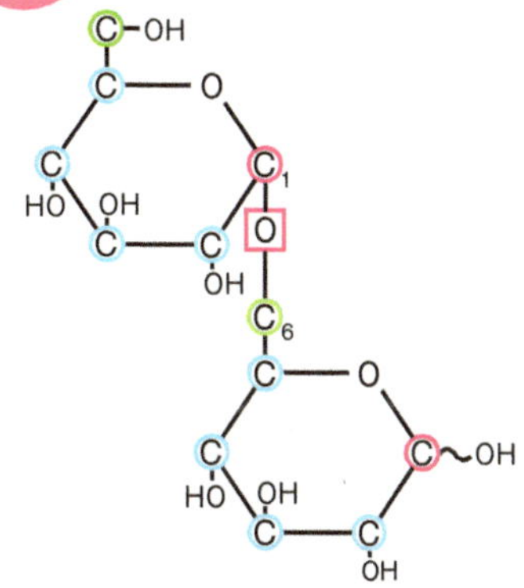

図E ● トレハロース

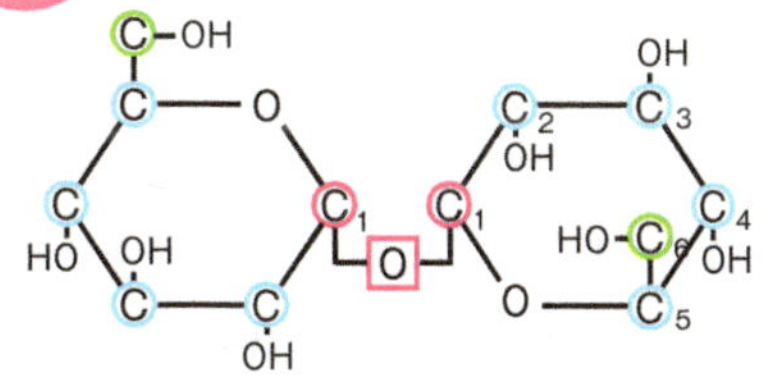

図D ● スクロース

図F ● フラクトオリゴ糖

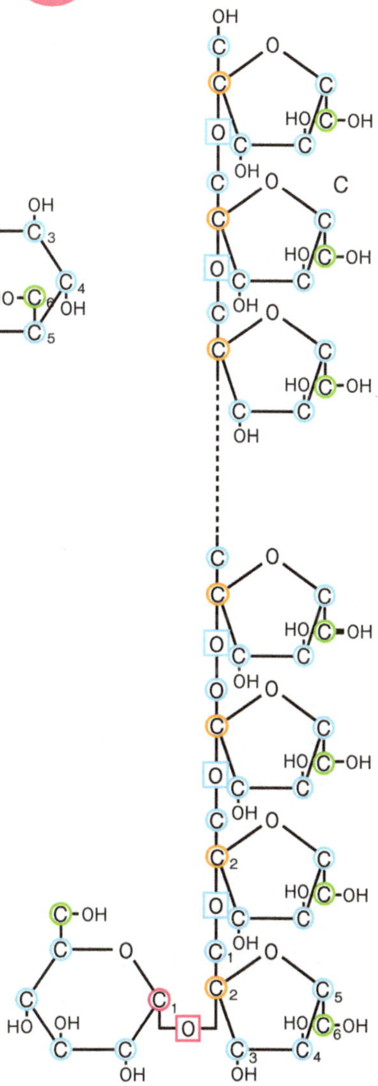

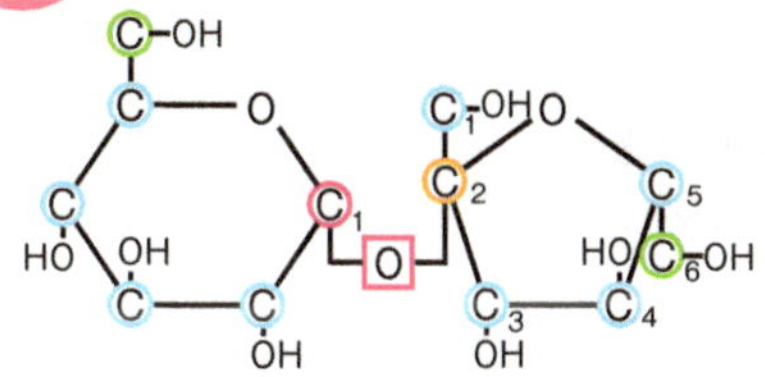

名称	構成単位	結合
マルトース	Glc + Glc	α(1 → 4)
イソマルトース	Glc + Glc	α(1 → 6)
トレハロース	Glc + Glc	α(1 → 1)
ラクトース	Gal + Glc	β(1 → 4)
スクロース	Glc + Fru	α1 → β2

1.1 ● 炭水化物

1.1.4 その他の多糖類

デンプンやグリコーゲンのように同じ種類の単糖がいくつもつながった多糖類をホモ多糖類、2種類以上の異なる単糖がつながった多糖類をヘテロ多糖類といいます。右の表には、食べ物や動物の体内に含まれている代表的な多糖類を載せています。多糖類は単糖または単糖の一部が変化した単糖誘導体がいくつもつながっていますが、つながっている数は決まっていません。

キチン

キチンは地球上でセルロースの次に大量にある有機物で、昆虫やエビ、カニの殻の成分となっています。グルコースの2番の炭素についているヒドロキシ基が－NHCOCH$_3$になったN-アセチルグルコサミン（GlcNAc）が、β(1→4)グリコシド結合でたくさんつながったホモ多糖類です（図A）。

グルコマンナン

グルコマンナンはコンニャクの主成分なので、コンニャクマンナンともいいます。グルコースとマンノースがβ(1→4)グリコシド結合で交互につながったヘテロ多糖類で（図B）、人間はこの結合を切断する消化酵素を持っていないので、エネルギー源として利用することはできません。

ヒアルロン酸・コンドロイチン硫酸

ヒアルロン酸（図C）は、GlcNAcとグルクロン酸（GlcUA）がβ(1→4)グリコシド結合でつながった二糖類が繰り返しの単位となって、これがβ(1→3)グリコシド結合でつながったヘテロ多糖類です。GlcUAとGlcNAcがβ(1→3)グリコシド結合でつながった二糖類が繰り返しの単位となって、β(1→4)グリコシド結合でつながっていると見ることもできます。

コンドロイチン硫酸（図D）はヒアルロン酸のGlcNAcのかわりにN-アセチルガラクトサミン硫酸（GalNS）が結合したものです。

ヒアルロン酸とコンドロイチン硫酸はどちらも細胞外マトリックスの成分で、関節が滑らかに動くために重要です。関節炎の治療薬として患部に直接注入することがありますが、経口摂取した場合は、消化されずに腸管を素通りしてしまうか、単糖にまで分解されてしまうので、効果は期待できないと考えられています。

ホモとヘテロ
ホモ（homo）は同質とか均一という意味で、ヘテロ（hetero）は異質という意味です。

コンニャク
コンニャクはコンニャク芋からつくられる食材で、東南アジアで食べられています。英語のKonjacは日本語に由来します。

分類	名称	構成単位	結合
ホモ多糖類	アミロース	Glc	直鎖状 α(1→4)
	アミロペクチン	Glc	α(1→4)の直鎖部とα(1→6)の枝分かれ
	グリコーゲン	Glc	α(1→4)の直鎖部とα(1→6)の枝分かれ
	セルロース	Glc	直鎖状 β(1→4)
	キチン	GlcNAc	直鎖状 β(1→4)
ヘテロ多糖類	グルコマンナン	Glc β(1→4)Man	直鎖状 β(1→4)
	ヒアルロン酸	GlcNAc β(1→4)GlcUA	直鎖状 β(1→3)
	コンドロイチン硫酸	GalNS β(1→4)GlcUA	直鎖状 β(1→3)

図A ● キチン

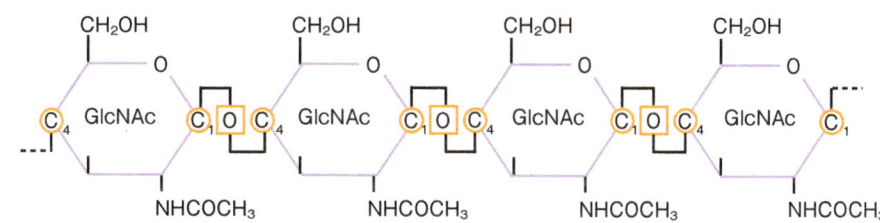

図B ● グルコマンナン

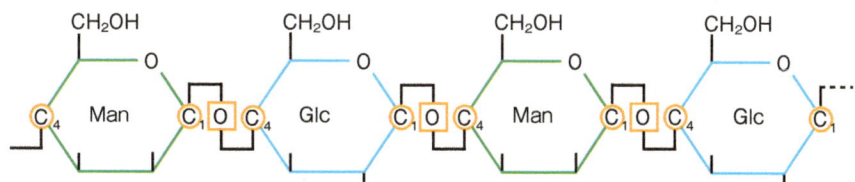

図C ● ヒアルロン酸

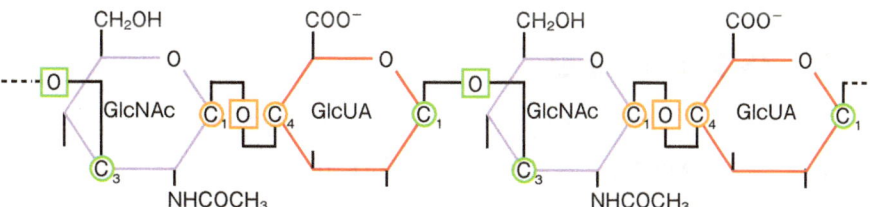

図D ● コンドロイチン硫酸

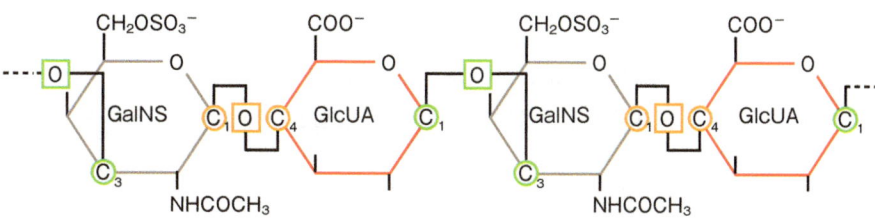

1.2 タンパク質

　タンパク質は、体内における化学反応を進める酵素としてのはたらきや、体の構造を維持するはたらきなど、生命活動に重要な役割を担っています。ヒトの体には、およそ10万種類のタンパク質があるといわれていますが、それらを構成する基本単位がアミノ酸です。タンパク質はアミノ酸がいろいろな順番でたくさんつながった大きな分子で、アミロペクチンやグリコーゲンのような枝分かれ構造はありません。

　アミノ酸は側鎖の構造によって500種類以上もありますが、タンパク質の材料として使われるのはたった20種類です。まずは、タンパク質を構成するアミノ酸について学びましょう。

1.2.1 アミノ酸の共通構造

　アミノ酸は、図Aのように、1個の炭素から出ている4本の腕に、水素、アミノ基、カルボキシ基、そしていろいろな構造の側鎖がついた分子です。アミノ酸の中心の炭素をα炭素と呼びます。アミノ酸の中にはアミノ基やカルボキシ基を側鎖として持つものもあるので、α炭素についているアミノ基をαアミノ基、カルボキシ基をαカルボキシ基と区別して呼びます。

　中性溶液中では、アミノ酸のアミノ基とカルボキシ基は両方ともイオン化しています（図B中央）。1つの分子に陽イオン（$-NH_3^+$）と陰イオン（$-COO^-$）を持つので、このような分子を両性イオン（ツイッターイオン）といいます。酸性溶液中では、アミノ基だけがイオン化している分子（図B左）が多くなり、またアルカリ性溶液中では、カルボキシ基だけがイオン化している分子（図B右）が多くなります。

アミノ基 ➡ 129ページ
カルボキシ基 ➡ 129ページ

> **L形アミノ酸**
> 　アミノ酸には、側鎖のつく方向によってL形とD形の2種類がありますが、生物が使うアミノ酸はL-アミノ酸だけです。ただし、グリシンは側鎖がないので、L形ともD形ともいいません。

> **ツイッターイオン**
> 　Zwitterというのはドイツ語です。簡易投稿サイトのツイッターは英語のtwitter、さえずるという意味です。

1.2.2 ペプチド結合

　タンパク質をつくるアミノ酸同士の結合をペプチド結合といいます。隣り合ったアミノ酸のアミノ基とカルボキシ基からHとOHがとれて、$-CONH-$というようにつながります（図C）。ペプチド結合をするとアミノ基やカルボキシ基がなくなってしまうので、タンパク質を構成しているアミノ酸はアミノ酸とはいわず、アミノ酸残基といいます。アミノ酸残基がどんなにたくさんつながっていても、タンパク質の鎖の一端にはアミノ基が1つ、反対側の端にはカルボキシ基が1つあります。アミノ基側の鎖の端をN末端、カルボキシ基側をC末端といいます。

図A ● アミノ酸

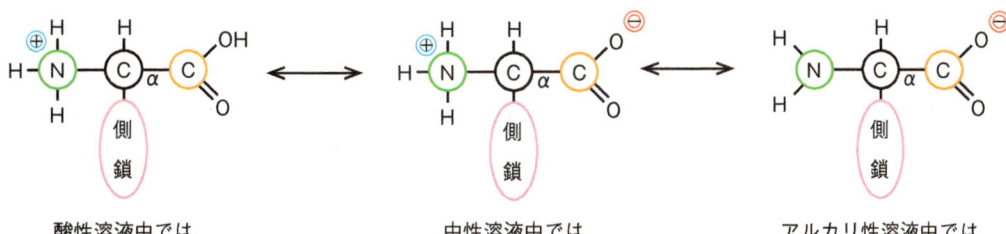

図B ● イオン化の割合

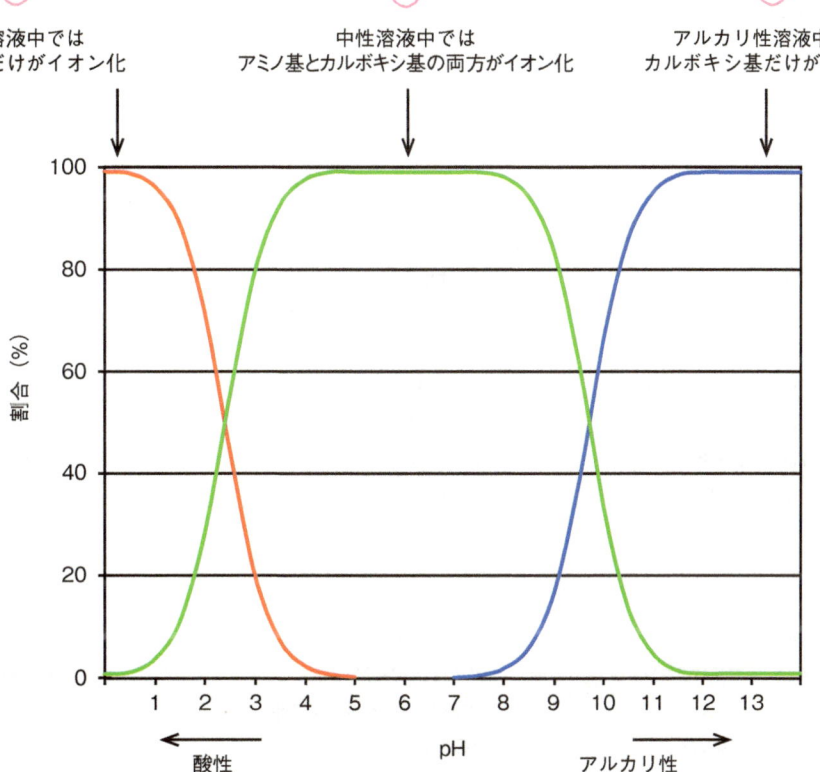

図C ● アミノ酸のペプチド結合

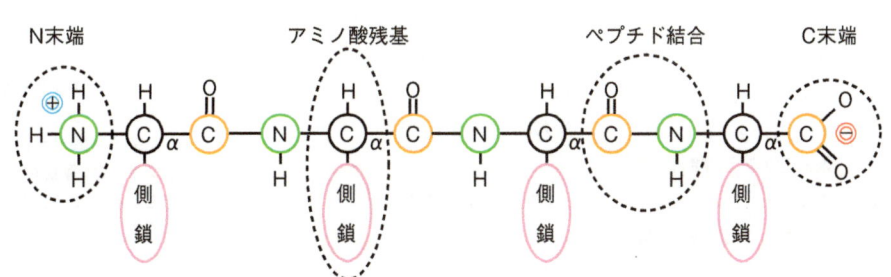

1.2.3 20種類のアミノ酸

　図Aに20種類のアミノ酸の構造を載せてあります。アミノ酸は、側鎖が水になじむか、水をはじくかによって、親水性アミノ酸と疎水性アミノ酸に分けることができます。図の左の列は親水性アミノ酸、右の列は疎水性アミノ酸です。親水性アミノ酸は、マイナスの荷電を示す側鎖を持つ酸性アミノ酸、プラスの荷電を示す側鎖を持つ塩基性アミノ酸、そして中性アミノ酸に分類されます。

アミノ酸の表記方法

　アミノ酸には1文字表記法と3文字表記法がありますが、タンパク質を構成しているアミノ酸の順番を表記する際には、データベースで扱いやすい1文字表記が一般的です。同じアルファベットで始まるアミノ酸もいくつかあるので、1文字表記法は覚えやすいように工夫されています。

表記方法		名称	覚えかた
1文字	3文字		
A	Ala	アラニン	そのままA
B	Asx	アスパラギン／アスパラギン酸	
C	Cys	システイン	そのままC
D	Asp	アスパラギン酸	Aspartic acidの最後のD
E	Glu	グルタミン酸	Dより側鎖が1個長いので、Dの次
F	Phe	フェニルアラニン	PheはFeと同じ発音
G	Gly	グリシン	そのままG
H	His	ヒスチジン	そのままH
I	Ile	イソロイシン	そのままI
J			
K	Lys	リシン	Lの前のK
L	Leu	ロイシン	そのままL
M	Met	メチオニン	そのままM
N	Asn	アスパラギン	アスパラギンのン
O			ゼロと間違いやすいので使わない
P	Pro	プロリン	そのままP
Q	Gln	グルタミン	理由は不明
R	Arg	アルギニン	アールジニンと発音する
S	Ser	セリン	そのままS
T	Thr	トレオニン	スレオニンともいう
U	Sec	セレノシステイン	21番目のアルファベット
V	Val	バリン	そのままV
W	Trp	トリプトファン	ダブル（W）リングです
X		未決定のアミノ酸	
Y	Tyr	チロシン	タイロシンと発音する
Z	Glx	グルタミン／グルタミン酸	

必須アミノ酸
　20種類のアミノ酸のうち食べ物から摂取しなければならないものを必須アミノ酸といい、大人には9種類、子どもには10種類あります。それ以外のアミノ酸は体内で合成することができるので、非必須アミノ酸といいます。

子どもの必須アミノ酸
　乳幼児の必須アミノ酸は、「雨降りバス、とろい日」と覚えます。
　ア：アルギニン
　メ：メチオニン
　フ：フェニルアラニン
　リ：リシン
　バ：バリン
　ス：スレオニン
　ト：トリプトファン
　ロ：ロイシン
　イ：イソロイシン
　ヒ：ヒスチジン

大人の必須アミノ酸
　大人の必須アミノ酸は、「バスト振り色目、エッチ」と覚えます。大人のほうがちょっとエッチです。
　バ：バリン
　ス：スレオニン
　ト：トリプトファン
　フ：フェニルアラニン
　リ：リシン
　イ：イソロイシン
　ロ：ロイシン
　メ：メチオニン
　H：ヒスチジン

セレノシステイン
　システインの硫黄（S）がセレン（Se）に置き換わったアミノ酸がセレノシステインで、21番目のアミノ酸ともいわれています。

図A ● 20種類のアミノ酸の側鎖

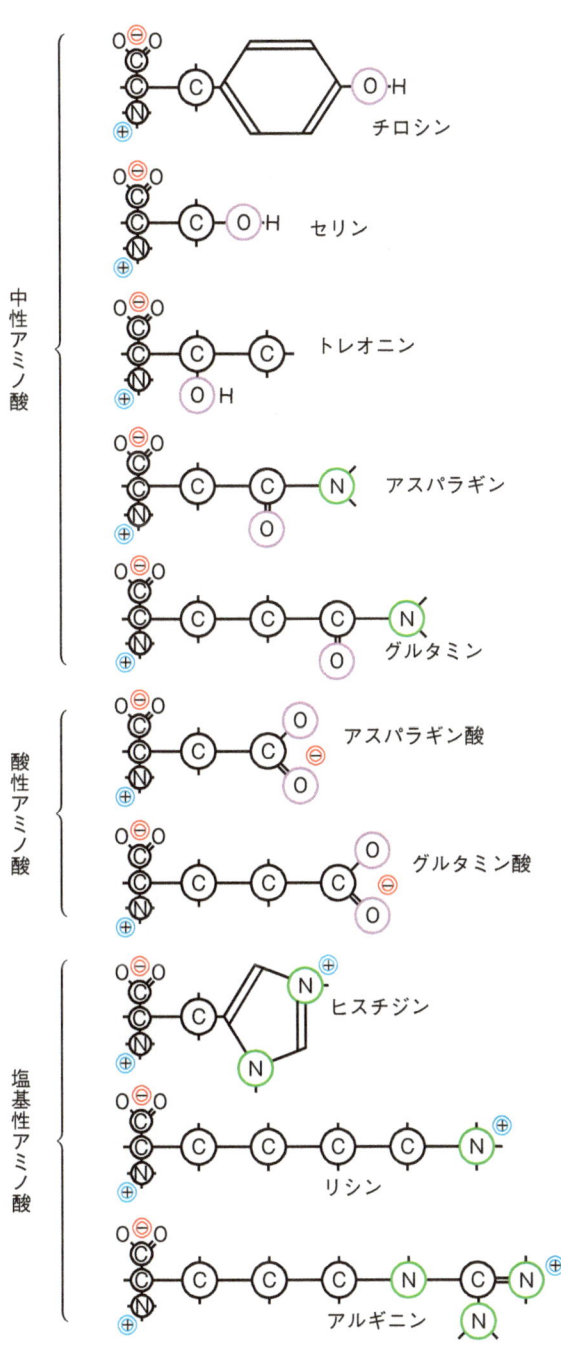
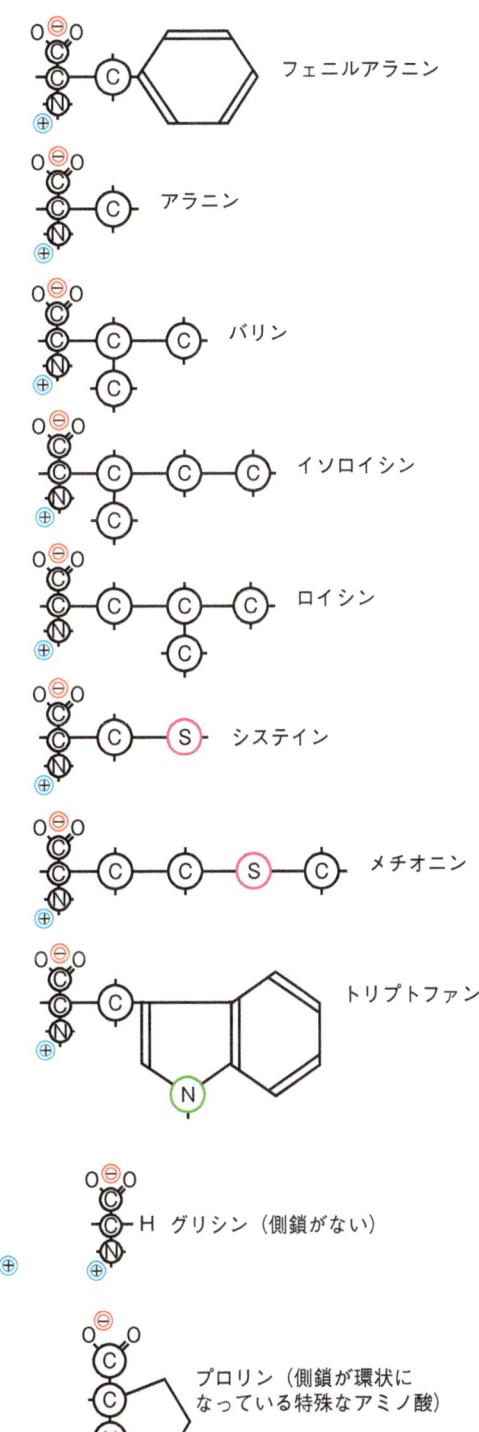

疎水性か親水性かはっきり分けられないアミノ酸もあります。このページではシステインやグリシンを疎水性アミノ酸に分類しましたが、親水性の中性アミノ酸とすることもあります。

1.2.4 タンパク質の高次構造

　タンパク質のアミノ酸残基の結合の順番をアミノ酸配列、またはタンパク質の一次構造といいます。タンパク質の性質を考えるうえでは、アミノ酸配列だけでなく、分子全体としての立体構造や、タンパク質どうしが集まってつくる構造が重要です。

立体構造

　タンパク質は側鎖の性質にしたがって長い鎖が折りたたまれ、複雑な立体構造をとるようになります（図A）。水に溶けるタンパク質の場合、おおざっぱにいうと、疎水性アミノ酸は分子の中心部分、親水性アミノ酸は分子の表面に位置するような形になり、また、塩基性アミノ酸（プラス荷電）と酸性アミノ酸（マイナス荷電）は引き寄せあって近づきます。アミノ酸配列が違うと立体構造も違ったものとなりますが、アミノ酸配列が同じなら同一の立体構造をとります。つまり、アミノ酸配列がタンパク質の立体構造を一意的に決めているということです。

　タンパク質の立体構造のことを三次構造ともいいますが、この中にはらせん状の構造（αヘリックス：図B）や平面状の構造（βシート：図CとD）をとっている部分があり、このような特徴のある部分構造をタンパク質の二次構造といいます。二次構造は、ペプチド結合に使われているCOとNHが一定の間隔で水素結合をつくることによって形成されます。

　水素結合は温度の影響を受けるので、高温になると二次構造や三次構造が変化します。これをタンパク質の熱変成といいます。

四次構造

　同じ種類のタンパク質、または違う種類のタンパク質がいくつか集まることによってはじめて機能できるようになるタンパク質もあります。このような構造をタンパク質の四次構造といい、それぞれのタンパク質をサブユニットといいます。

　たとえば、赤血球に含まれているヘモグロビンは酸素運搬に重要なタンパク質で、αグロビンとβグロビンというよく似た構造の2種類のタンパク質がそれぞれ2本ずつ集まって、合計4本のサブユニットからできています。この場合4本のサブユニットなので四量体といいます。

フォールディング病
　タンパク質が正しい立体構造をとるように折りたたまれることをフォールディングといいます。アルツハイマー病や狂牛病（BSE）のように間違って折りたたまれたことが原因となる病気もあり、これをフォールディング病と総称します。

水素結合 ➡ 28ページ

ゆで卵と豚足
　ゆで卵はタンパク質の熱変性を利用した調理法です。冷やしてももとには戻らないので不可逆的熱変性です。豚足や牛のしっぽのスープは、じっくり煮込むと柔らかくなります。これもタンパク質の熱変性ですが、冷やすと固くなるので可逆的熱変性です。

図C ● 逆向きに並んだβシート

C=Oの酸素とN-Hの水素で水素結合が形成されます。ペアとなる炭素と窒素に同じ色を塗りましょう。

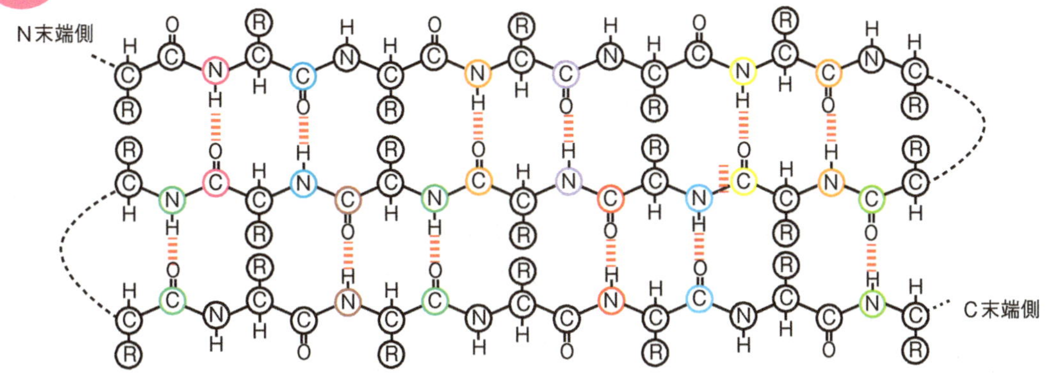

図A ● 立体構造をとったタンパク質

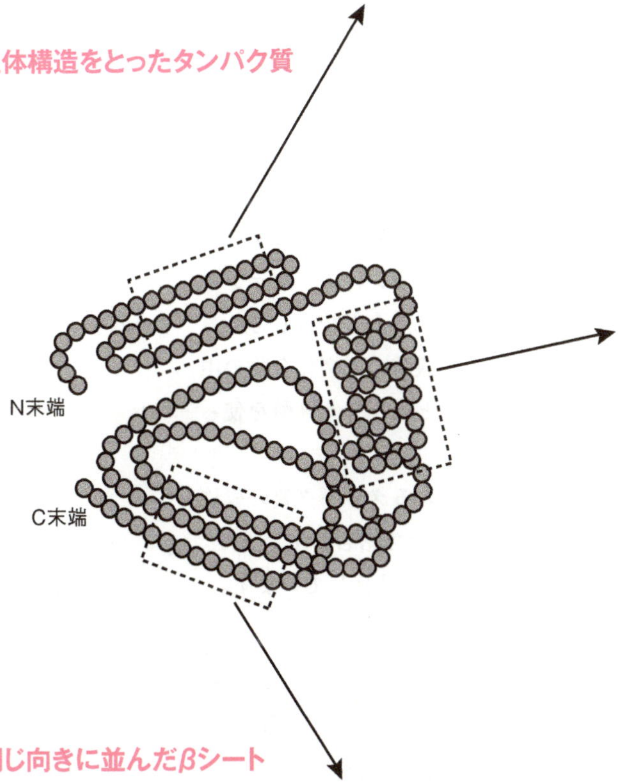

図B ● αヘリックス

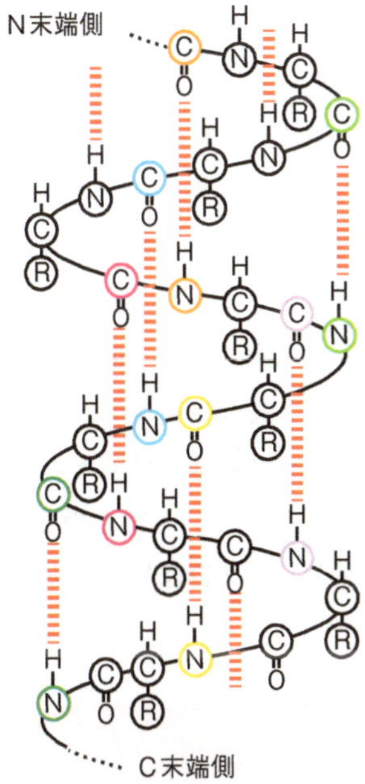

図D ● 同じ向きに並んだβシート

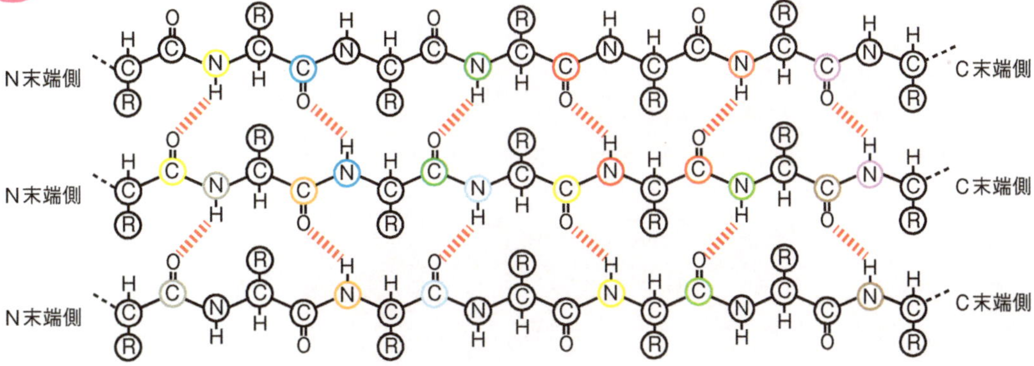

1.2 ● タンパク質

1.2.5 複合タンパク質

　12ページで紹介した20種類のアミノ酸だけでできているタンパク質を単純タンパク質といいます。体の中で機能しているタンパク質の多くはアミノ酸が修飾されていたり、アミノ酸以外の成分を含んでおり、これらを複合タンパク質といいます。

　アミノ酸に糖鎖が結合したタンパク質を糖タンパク質といいます。糖鎖には、アスパラギンの側鎖の窒素に結合するN結合糖鎖とセリンやトレオニンのヒドロキシ基の酸素に結合するO結合糖鎖があります。糖鎖の構造や結合するアミノ酸残基の位置はタンパク質の種類によってさまざまで、たいへん複雑です。図Aや図Bに描いてあるのはほんの一例です。

　特定のアミノ酸がリン酸化されたタンパク質をリンタンパク質といいます。リン酸化はセリン、トレオニン、チロシンのヒドロキシ基に起こりますが、タンパク質の種類によってリン酸化されるアミノ酸残基の位置は決まっています。リン酸化されると機能できるようになるタンパク質や、逆にリン酸化されると機能が停止するタンパク質があります。

　金属タンパク質には、亜鉛、マグネシウム、マンガン、モリブデンなどの金属イオンが単独で結合しているものの他に、ヘムと結合しているものがあります。ヘムは、ポルフィリンという円盤状の有機化合物の中心に鉄が挿入されたものです。セレノシステインというアミノ酸を使ったタンパク質も金属タンパク質の一種です。

> ヘム ➡ 112ページ

　核タンパク質は、核酸と非共有結合で結合しているタンパク質の総称です。リポタンパク質も脂質（lipid）と非共有結合で結合しています。フラボタンパク質は補因子としてのFMNやFADと結合しています。

> FMN ➡ 32ページ
> FAD ➡ 32ページ

ポリペプチド

　たくさんのアミノ酸がペプチド結合でつながった分子を、ポリペプチドと呼ぶことがあります。「ポリペプチド」と「タンパク質」は同じ意味で使われることもありますが、ポリペプチドはアミノ酸だけでできた単純タンパク質を指し、複合タンパク質のようにアミノ酸以外の成分が含まれている場合にはポリペプチドとはいいません。

　アミノ酸の数が少ないポリペプチドはオリゴペプチドともいいます。オリゴというのは少ないという意味で、ポリというのは多いという意味ですが、両者の使い分けは厳密ではありません。構成しているアミノ酸の数がとても多くて数える気が起こらない場合はポリペプチド、数えてみようと思える場合はオリゴペプチド、というくらいのいい加減な使い分けです。これは少糖類（オリゴサッカライド）と多糖類（ポリサッカライド）や、オリゴヌクレオチドとポリヌクレオチドの場合も同様です。

図A ● N結合糖鎖の一例

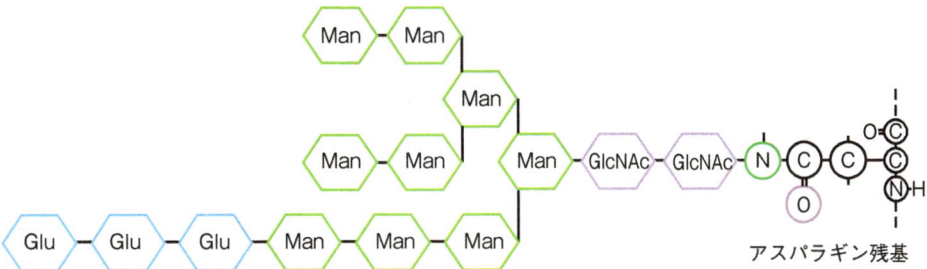

アスパラギン残基

図B ● O結合糖鎖の一例

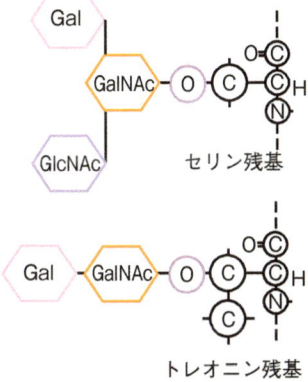

セリン残基

トレオニン残基

図C ● リンタンパク質

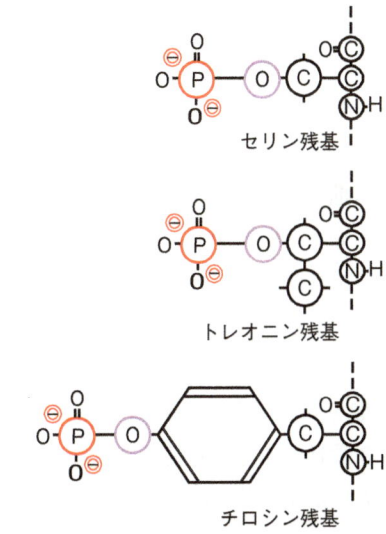

セリン残基

トレオニン残基

チロシン残基

大分類	中分類	小分類	
複合タンパク質	アミノ酸の修飾を受けたタンパク質	糖タンパク質	アスパラギン残基に糖が結合
			セリン/トレオニン残基に糖が結合
		リンタンパク質	チロシン残基のリン酸化
			セリン/トレオニン残基のリン酸化
		金属タンパク質	セレノシステインを含んだタンパク質
	他の物質と結合したタンパク質	金属タンパク質	金属イオンと結合
			ヘムと結合
		核タンパク質	DNAと結合
			RNAと結合
		リポタンパク質	脂質と結合
		フラボタンパク質	リボフラビンの誘導体と結合

1.3 脂質

脂質は、生体を構成する有機物のうち、水に溶けにくい性質を持った化合物の総称です。脂肪酸とアルコールだけでできた脂質を単純脂質、単純脂質にリン酸や糖がついた脂質を複合脂質といいます。どちらも、脂肪酸にアルコールがエステル結合してできているので、まずは基本となる脂肪酸について説明します。

1.3.1 脂肪酸

脂肪酸は、炭化水素鎖の一端にカルボキシ基が1つついた化合物の総称です。何百種類もありますが、炭素数は必ず偶数で、鎖に枝分かれはありません。脂肪酸は、炭化水素鎖に二重結合がない飽和脂肪酸と二重結合がある不飽和脂肪酸に分けられます。ステアリン酸（図A）は飽和脂肪酸で、常温では固体です。

不飽和脂肪酸に含まれる二重結合には、鎖がほぼまっすぐのトランス型と、鎖が折れ曲がるシス型があります（図D）。天然の不飽和脂肪酸の二重結合はオレイン酸（図B）やリノレン酸（図C）のようにすべてシス型で、鎖に折れ曲がりができるため融点が低くなります。炭素数が同じ脂肪酸では、二重結合の数が増えるほど融点が低くなり、液体になりやすくなります。

不飽和脂肪酸をω-3系とω-6系に分類することもあります。ω-3系は、最後から3番目と4番目の炭素の間に二重結合がある脂肪酸の総称です。これはカルボキシ基の隣の炭素をα、次をβとするような数えかたで、炭素の数がいくつであっても最後のメチル基の炭素をωとします（図E）。ωというのが最後のギリシャ文字だからです。

> **油脂**
> 食品関係では油脂という言葉を使いますが、これは常温で液体の油（oil）と常温で固体の脂肪（fat）の総称です。

> **飽和**
> 飽和とは、炭素の4本の腕のうち隣の炭素との結合に使われていない2本の腕が、水素で「飽和されている」という意味です。

> **トランス脂肪酸**
> 植物油は不飽和脂肪酸が多いので液体です。水素を添加して飽和脂肪酸にすると融点が高くなり、マーガリンのような固体となります。このとき、シス型の二重結合の一部がトランス型になってしまうことがあり、このような脂肪酸をトランス脂肪酸といいます。トランス脂肪酸の摂りすぎは心臓疾患のリスクを高めるといわれています。

炭素数：二重結合の数	名称	融点（℃）	カルボキシ基からの二重結合の位置	メチル基からの最初の二重結合の位置
14	ミリスチン酸	54		
16	パルミチン酸	63		
16：1	パルミトレイン酸	5	Δ^9	
18	ステアリン酸	70		
18：1	オレイン酸	13	Δ^9	
18：2	リノール酸	−5	$\Delta^{9,12}$	ω-6
18：3	α-リノレン酸	−11	$\Delta^{9,12,15}$	ω-3
18：3	γ-リノレン酸		$\Delta^{6,9,12}$	ω-6
20：4	アラキドン酸	−50	$\Delta^{5,8,11,14}$	ω-6
20：5	エイコサペンタエン酸	−54	$\Delta^{5,8,11,14,17}$	ω-3
22：6	ドコサヘキサエン酸	−44	$\Delta^{4,7,10,13,16,19}$	ω-3

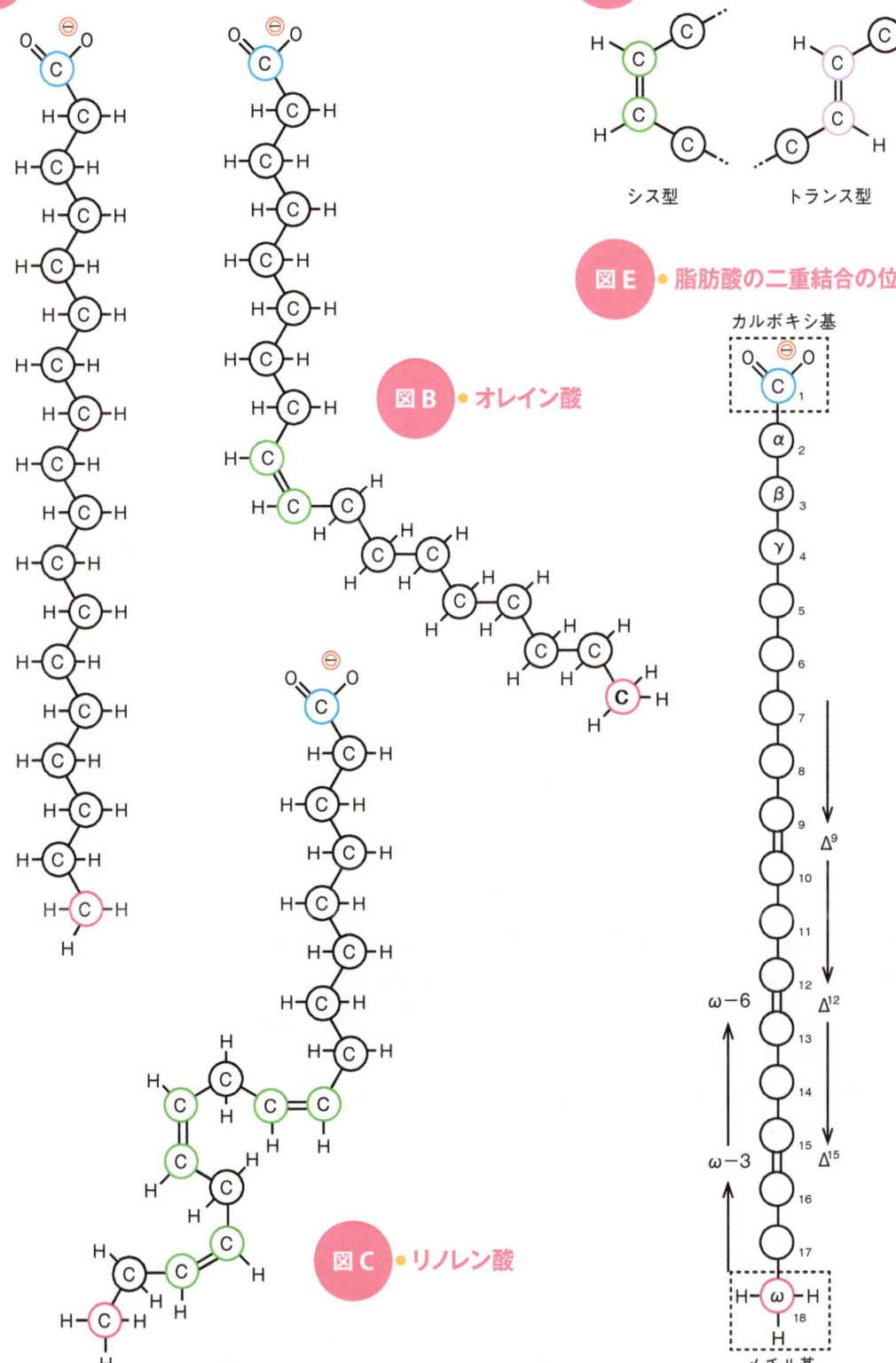

1.3 ● 脂質

1.3.2 単純脂質

　単純脂質はアルコールがグリセロールかそれ以外の高級アルコールかによって分類され、グリセロールの場合はアシルグリセロール（または脂肪）、高級アルコールの場合はロウといいます。グリセロールはグリセリンとも呼ばれ、構造は図Aのとおりで、3つの炭素すべてに1つずつヒドロキシ基がついた3価のアルコールです。

アシルグリセロールの分類

　アシルグリセロールはグリセロールに脂肪酸がいくつ結合しているかによって大きく分類できます。

　グリセロールの3つの炭素すべてに脂肪酸が結合したものをトリアシルグリセロールといいます。トリアシルグリセロールというのはグループ名で、その中には、3つの脂肪酸がすべて同じものやバラバラなものが含まれます。たとえば、図Eはトリアシルグリセロールの一種ですが、グリセロールの1番の炭素に結合している脂肪酸はパルミトレイン酸（図B）、2番はリノール酸（図C）、3番はステアリン酸（図D）です。図Eの化合物としての正式な名称は1-パルミトレオイル-2-リノレオイル-3-ステアロイルグリセロールです。

　グリセロールの2つの炭素に脂肪酸が結合したものをジアシルグリセロールといいます。脂肪酸が結合するのはグリセロールの1番と2番の炭素で、1番と3番に結合したものは天然には存在しません。グリセロールの1つの炭素に脂肪酸が結合したものはモノアシルグリセロールといいます。これは、体内でトリアシルグリセロールを消化する際にできます。

中性脂肪

　脂肪酸の末端にあるカルボキシ基は、中性溶液中では－COO⁻となるため、脂肪酸は酸です。脂肪酸がアシルグリセロールとなる際、脂肪酸のカルボキシ基はグリセロールとのエステル結合に使われるので、酸性ではなくなります。そのため、アシルグリセロールを「中性脂肪」と呼ぶこともあります。天然に存在するアシルグリセロールの大部分はトリアシルグリセロールなので、トリアシルグリセロールを中性脂肪と呼んでもかまいません。

高級アルコール
　炭化水素にヒドロキシ基がついたものがアルコールですが、高級アルコールというのは炭素数の多いアルコールのことで、たとえばハチの巣のロウでは炭素数30のアルコールが使われています。
　同じように炭素数の多い脂肪酸を高級脂肪酸といいます。どちらも値段とは関係ありません。

アシル → 129ページ

トリグリセリド
　トリアシルグリセロールのことをトリグリセリドと呼ぶこともあります。しかし、グリセリドとは脂肪酸が結合したグリセロールという意味なので、トリグリセリドというとグリセロールが3つあると誤解される呼びかたで、好ましくありません。1つのグリセロールにアシル基が3つついているという意味で、トリアシルグリセロールのほうが適切です。

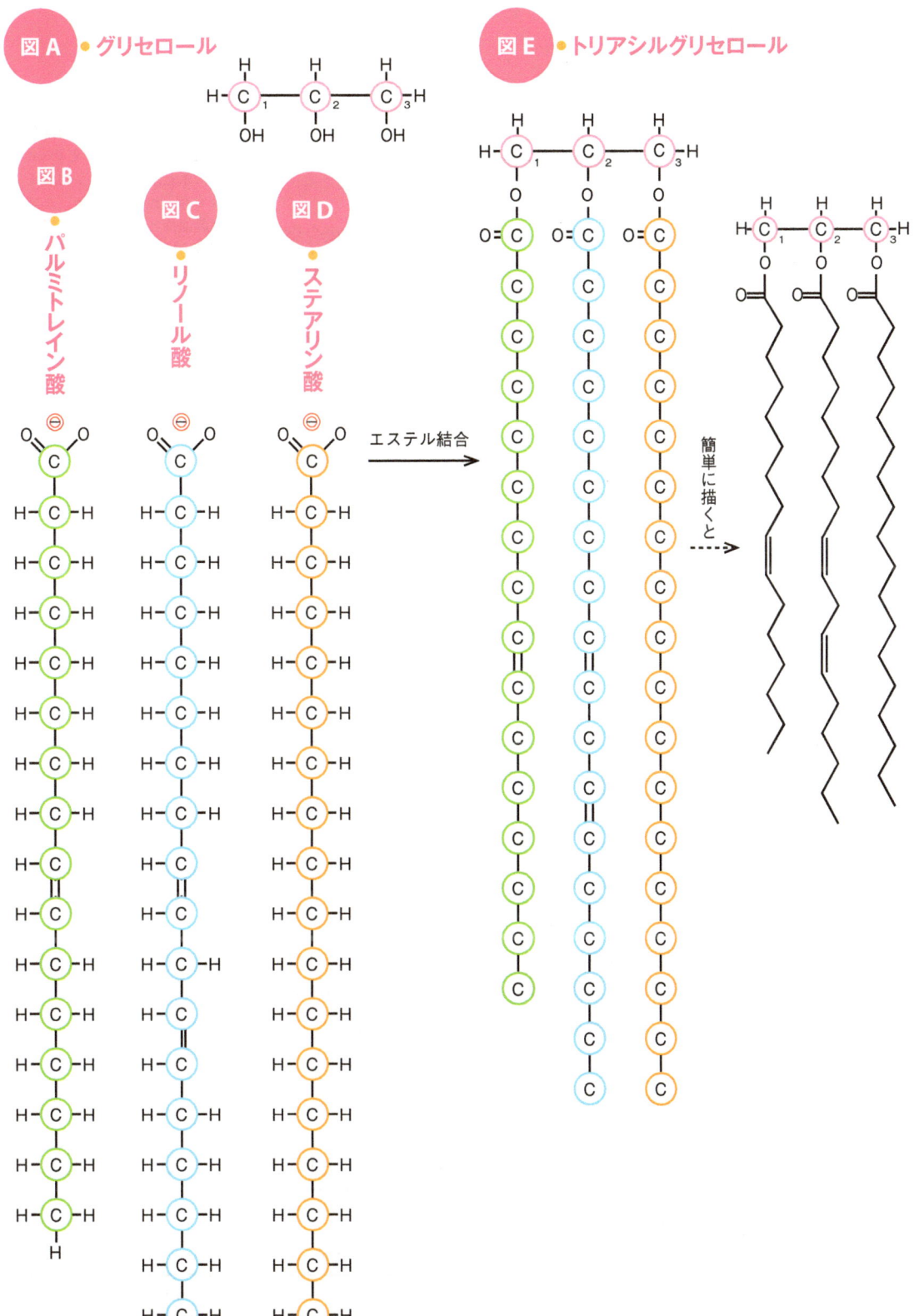

1.3.3 複合脂質

アルコールと脂肪酸の他にリン酸や糖を含んだ脂質を複合脂質といいます。脂肪酸は油に溶けやすく、リン酸や糖は水に溶けやすいので、複合脂質は1つの分子に疎水性と親水性の部分をあわせ持っています。このような分子を両親媒性分子といいます。

アルコール部分がグリセロールかスフィンゴシンかによって、複合脂質はグリセロ脂質とスフィンゴ脂質に分類され、脂肪酸以外にリン酸を含むか糖を含むかによってリン脂質と糖脂質に分類されます。それらの組み合わせによって、グリセロリン脂質、スフィンゴリン脂質、グリセロ糖脂質、スフィンゴ糖脂質の4種類に大きくグループ分けできます。

ホスファチジルコリン

ホスファチジルコリン（図C）は代表的なグリセロリン脂質で、別名レシチンといい、細胞膜の主成分です。この物質はホスファチジン酸（図B）にコリン（図A）が結合したものです。ホスファチジン酸はグリセロールの1番の炭素に飽和脂肪酸、2番の炭素に不飽和脂肪酸、3番の炭素にリン酸が結合したものです。

細胞膜には、この他にホスファチジルエタノールアミン、ホスファチジルセリン、ホスファチジルイノシトールなどのグリセロリン脂質があります。

スフィンゴミエリン

代表的なスフィンゴリン脂質であるスフィンゴミエリン（図E）は、スフィンゴシンのアミノ基に1本の脂肪酸が結合したセラミドに、リン酸とコリンが結合しています（下図）。スフィンゴシンは炭素数18で、脂肪酸に似ていますがカルボキシ基を含まないので脂肪酸ではありません（図D）。長鎖アミノアルコールの一種です。スフィンゴミエリンは細胞膜の二重層のうち外側の層にのみ存在し、脳や神経に多く含まれています。神経の軸索を覆って絶縁体の役割をしているミエリン鞘の成分としても知られています。分解産物であるセラミドは情報伝達物質としての機能を持っています。

> **両親媒性**
> 水と混ざりやすい性質を親水性（hydrophilic）といい、逆に水と混ざりにくい性質を疎水性（hydrophobic）または親油性といいます。分子内に疎水性の部分と親水性の部分の両方を持つ物質を両親媒性（amphiphilic）といいます。

> **スフィンゴシン**
> ギリシャ語で謎という意味のスフィンクスが語源です。

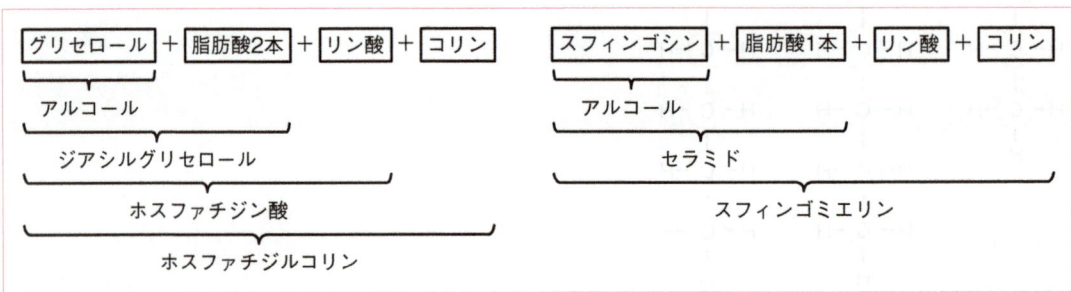

図A ● コリン

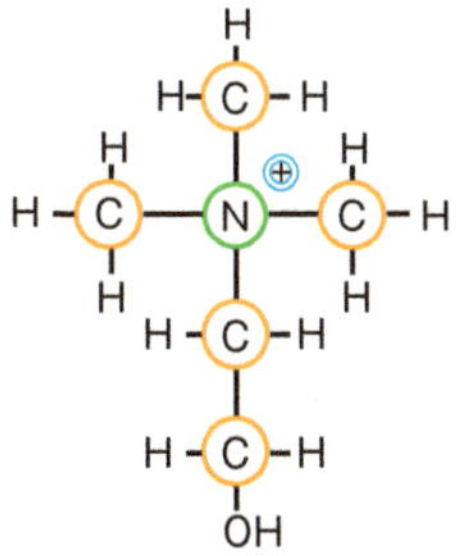

図B ● ホスファチジン酸

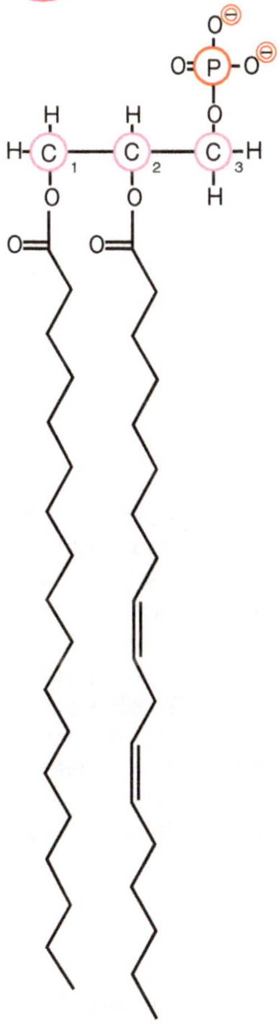

図C ● ホスファチジルコリン

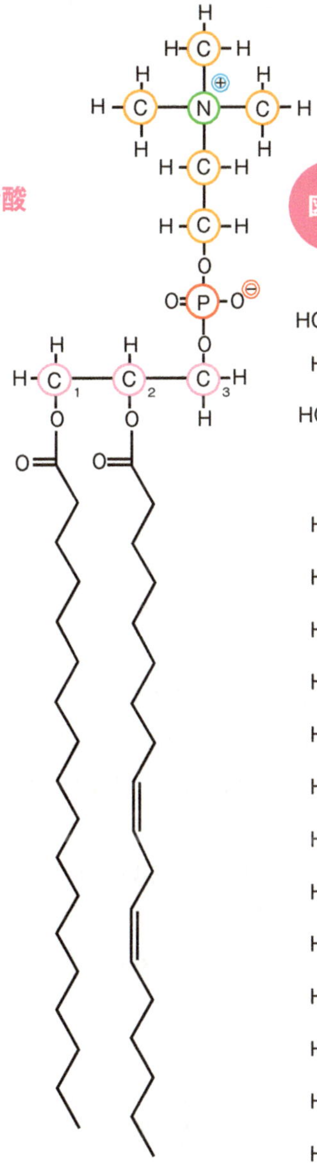

図D ● スフィンゴシン

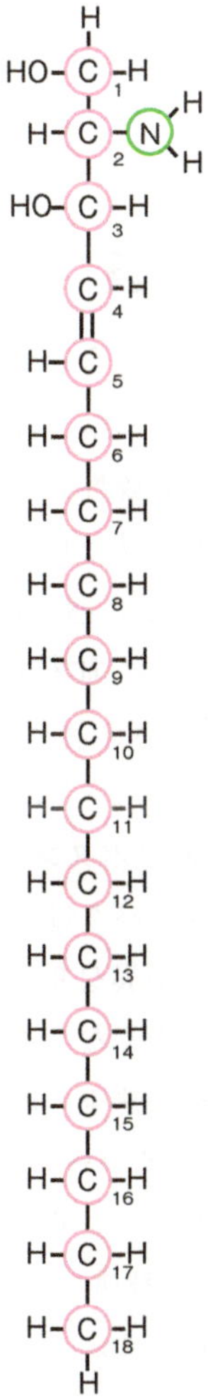

図E ● スフィンゴミエリン

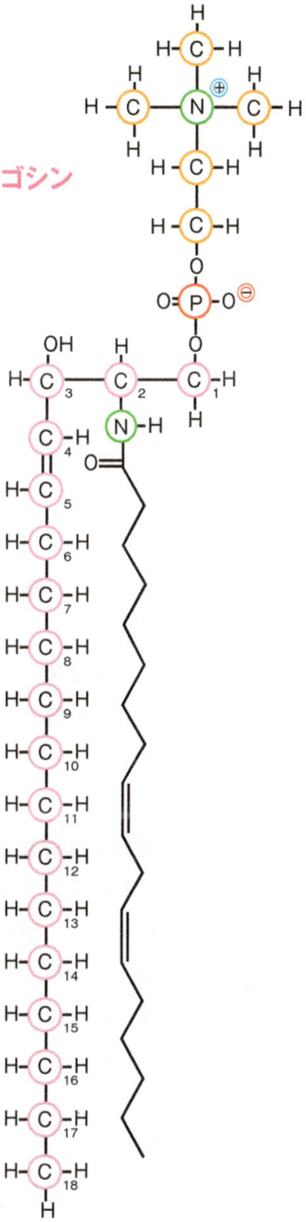

1.3 ● 脂質

1.3.4 脂質二重層

両親媒性の複合脂質を水に落とすと、図Aのように親水性の部分が水に接し、疎水性の部分が水に触れないよう水面に膜状に広がります。脂質の種類によっては、水中で疎水性の部分が内側に集まって、図Bのような小さな塊となります。このような集合体をミセルといいます。衣服についた汚れを落とす場合、水に溶ける汚れは水で洗えば落ちますが、汚れの多くは人間の皮膚から出た脂です。そこで、両親媒性の洗剤を使って脂を包み込んで衣服から取り除きます。図Cはその模式図です。

脂質の種類によっては、図Dのように、疎水性の部分どうしが内側に向き合って二重層を形成します。細胞膜はこのような状態になっている脂質二重層です。隣り合った脂質どうしはしっかりと固定されているわけではなく、非常に流動的で、隣どうしが入れ替わったりもします。実際にはコレステロールやタンパク質で補強されていますが、シャボン玉のように壊れやすい構造だと考えてください。

コレステロール ➡ 97 ページ

1.3.5 血漿リポタンパク質

血漿中の脂質は、タンパク質にゆるく結合しているか、リポタンパク質の一部になっています。リポタンパク質は、複合タンパク質の一種に分類されてはいますが、実際には、両親媒性のリン脂質とコレステロールからなる1層の皮膜が、トリアシルグリセロールとコレステロールエステルを包んだミセルです。図Cの洗剤に囲まれた脂のような状態で、表面をアポタンパク質が補強しています。血漿リポタンパク質には、図Eのようにキロミクロン、超低密度リポタンパク質（VLDL）、低密度リポタンパク質（LDL）、高密度リポタンパク質（HDL）の4種類がありますが、それぞれには種類の異なるアポタンパク質がついています。4種類の血漿リポタンパク質はアポタンパク質、トリアシルグリセロール、コレステロール、リン脂質の割合が異なり、アポタンパク質の割合が多いほど高密度、すなわち比重が大きくなります（図E）。

血中コレステロールには「善玉」や「悪玉」のようなあだ名がついていますが、HDLに含まれているコレステロールもLDLに含まれているコレステロールも構造はまったく同じです。リポタンパク質の役割が正反対で、HDLはたくさんあったほうが健康にいいので善玉、LDLは少ないほうがいいので悪玉と呼ばれています。

コレステロールエステル
コレステロールのヒドロキシ基に脂肪酸がエステル結合したものがコレステロールエステルです。

アポタンパク質
タンパク質と補因子の複合体のことをホロタンパク質といい、タンパク質部分をアポタンパク質といいます。
リポタンパク質というのはタンパク質と脂質の複合体のことで、脂質は補因子ではないので本当はアポタンパク質ではないのですが、慣習的にアポタンパク質またはアポリポタンパク質と呼んでいます。

キロミクロン
英語では chylomicron で、「カイロミクロン」と発音します。

図A ● 水の表面に広がる脂質
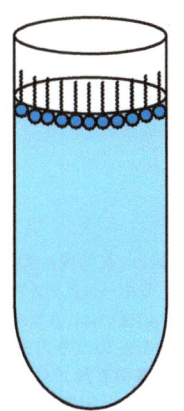

図B ● ミセル
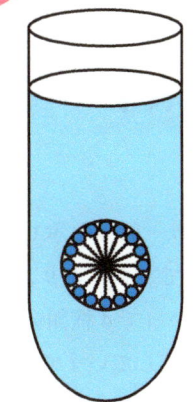

図C ● 洗剤に囲まれた脂
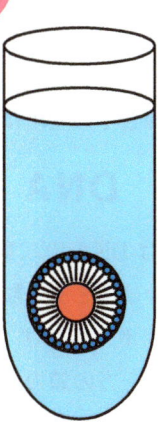

図D ● 細胞膜のような脂質二重層
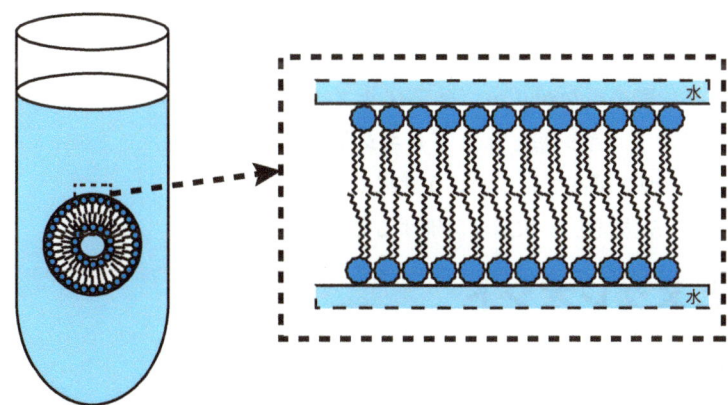

図E ● リポタンパク質の組成

円グラフの組成を色分けしてください。
1 タンパク質：赤色　　2 リン脂質：黄色
3 コレステロール：水色　　4 トリアシルグリセロール：緑色

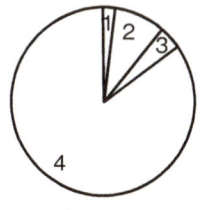 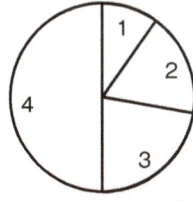 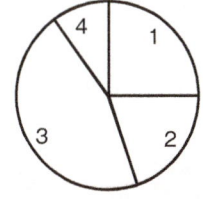 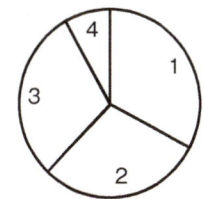

	キロミクロン	VLDL	LDL （悪玉コレステロール）	HDL （善玉コレステロール）
比重(g/mL)	～0.95	～1.006	1.019～1.063	1.063～1.210
直径(nm)	75～1200	30～80	18～25	5～12
役割	小腸から末梢への 食事由来の脂質の運搬	肝臓から末梢への 内因性脂質の運搬	肝臓から末梢への コレステロールの運搬	末梢から肝臓への コレステロールの運搬

1.4 核酸

核酸には、DNA（デオキシリボ核酸）とRNA（リボ核酸）があり、遺伝情報とその発現に重要な役割を演じています。

1.4.1 DNAとRNA

図AはDNAの二重らせん構造の鎖の一部分を示しています。鎖の骨格部分は糖とリン酸の交互の繰り返しでできており、糖は五炭糖のデオキシリボースです。糖から内側に向かって4種類の塩基がつき出して、もう一方の鎖の塩基と水素結合を形成しています。

図BはRNAの鎖の一部で、糖がリボースとなっている以外にはDNAと大きな違いはありませんが、RNAは2本鎖とはならずに1本鎖のままです。

デオキシリボースやリボースの炭素には、他の糖の場合と同じように1から5までの番号をつけますが、塩基につけられた番号と区別するため、糖のほうは1'から5'というように「'」（プライム）をつけます。鎖の骨格部分の糖とリン酸のつながりかたを5'-3'ホスホジエステル結合といいます。糖の5'ヒドロキシ基と3'ヒドロキシ基がリン酸を介して2つのエステル結合でつながっているという意味です。

鎖には方向性があり、5'末端と3'末端は区別することができます。

> **DNAとRNAの違い**
> リボースとデオキシリボースの違いは、5つあるヒドロキシ基のうちの2'ヒドロキシ基の有無だけです。しかし、5'と3'のヒドロキシ基が結合に使われ、1'ヒドロキシ基に塩基がつくと、2'ヒドロキシ基が唯一のヒドロキシ基となり、これの有無で核酸の性質は大きく変わります。

1.4.2 塩基とヌクレオシド

塩基にはプリン塩基とピリミジン塩基があります。プリン塩基はアデニン（A）とグアニン（G）の2種類です。ピリミジン塩基にはシトシン（C）、チミン（T）、ウラシル（U）の3種類がありますが、DNAではCとT、RNAではCとUが使われます。

DNAやRNAの構成単位である塩基と糖の部分をヌクレオシドといい、下表のように特別な名前がついています。たとえばシトシンという塩基にリボースがつくとシチジンという名前のヌクレオシドになり、デオキシリボースがつくとデオキシシチジンという名前になります。

> **チミジン**
> チミンにデオキシリボースがついたヌクレオシドをデオキシチミジンとは呼ばずに、たんにチミジンと呼ぶことがあります。チミンはDNAにしかない塩基で、デオキシリボースしかつかないので「デオキシ」は省略できるのです。

塩基		ヌクレオシド	
種類	名前（略号）	リボースがつくと	デオキシリボースがつくと
プリン	アデニン（A）	アデノシン	デオキシアデノシン
	グアニン（G）	グアノシン	デオキシグアノシン
ピリミジン	シトシン（C）	シチジン	デオキシシチジン
	チミン（T）	—	（デオキシ）チミジン
	ウラシル（U）	ウリジン	—

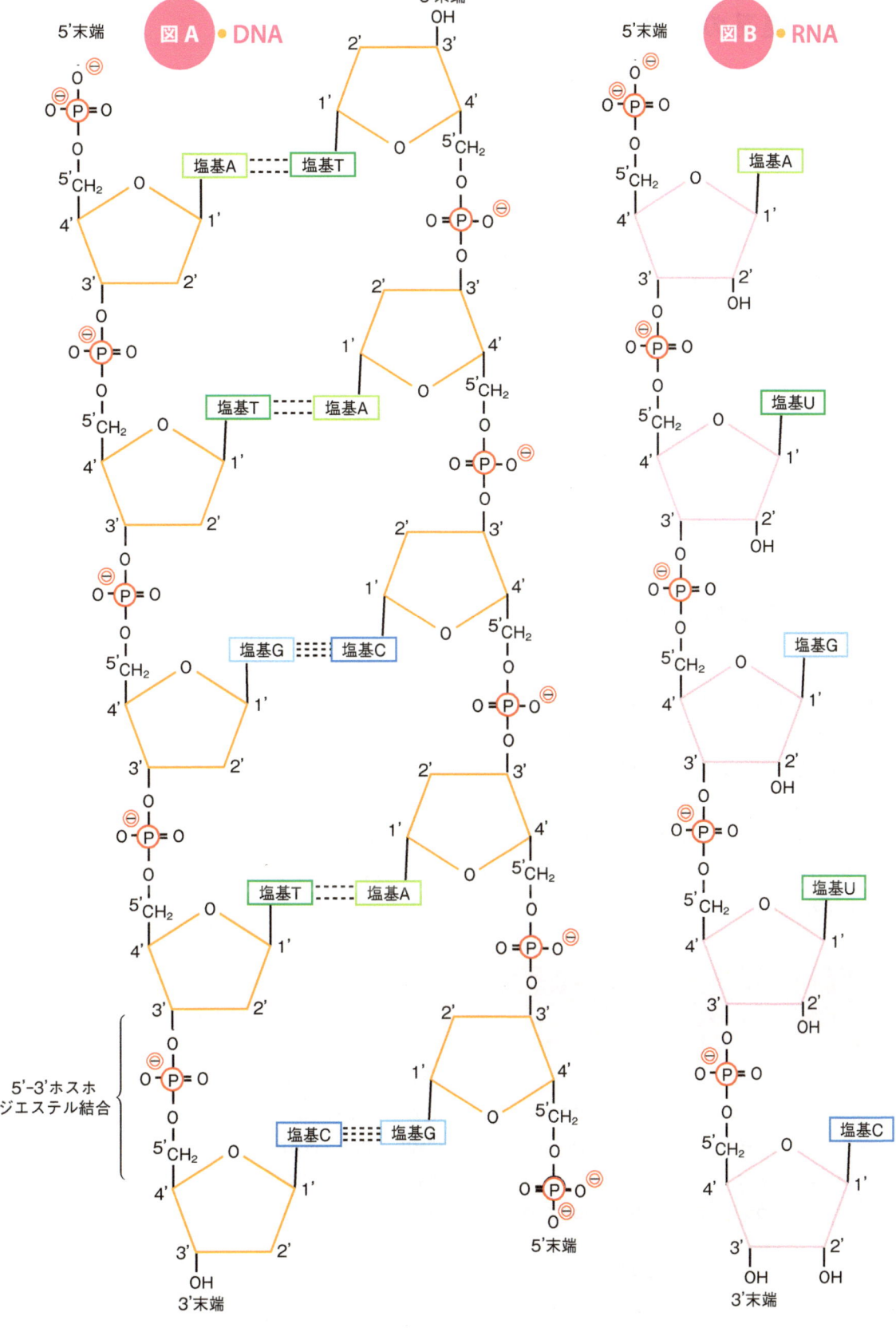

1.4 ● 核酸

1.4.3 塩基の相補性

アデニン（A）とグアニン（G）はプリン塩基で、六員環と五員環からできています。シトシン（C）、チミン（T）、ウラシル（U）はピリミジン塩基で六員環からできています。

DNAの2本の鎖を結びつけているのは、塩基がつくる水素結合です。水素結合というのは、窒素や酸素が水素の電子を引っ張り合うためにできる弱い結合で、GはCと、またAはTと水素結合をつくります。GとCの間の水素結合は3カ所（図A）、AとTの間では2カ所（図B）です。このGとC、AとTという組み合わせはたがいに相補的で、これを塩基の相補性といいます。

RNAではTの代わりにUが塩基として使われています。この2つの塩基は、水素結合に関係する部分の構造に違いはありません。したがって、RNAがDNAと対になる際、AはUと水素結合をつくります（図C）。ちなみに、TとUとの違いは5番の炭素にメチル基がついているかいないかの差なので、チミンのことを5-メチルウラシルと呼ぶこともできます。

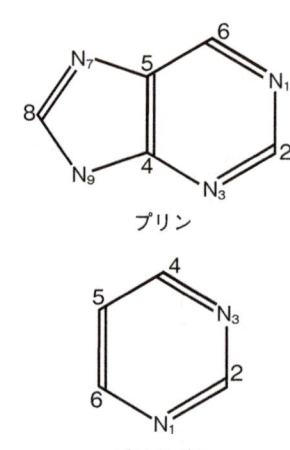

プリン

ピリミジン

1.4.4 ヌクレオチド

ヌクレオシドにリン酸がついたものをヌクレオチドといいます。リン酸は3つまでつきますが、その数によってヌクレオチドの名前は変わります。たとえばアデノシンにリン酸が1つつくとアデノシン一リン酸、2つつくとアデノシン二リン酸、3つつくとアデノシン三リン酸というような名前になります。ふつうはAMP、ADP、ATPといった略号で呼んでいます。ヌクレオチドは核酸の部品となるだけではありません。ATP/ADPは体の中でエネルギーの授受に使われている重要な化合物です（図D）。

塩基		ヌクレオチド	
		リボースとリン酸がつくと	デオキシリボースとリン酸がつくと
種類	名前（略号）	リボヌクレオチド	デオキシリボヌクレオチド
プリン	アデニン（A）	AMP / ADP / ATP	dAMP / dADP / dATP
	グアニン（G）	GMP / GDP / GTP	dGMP / dGDP / dGTP
ピリミジン	シトシン（C）	CMP / CDP / CTP	dCMP / dCDP / dCTP
	チミン（T）	――	dTMP / dTDP / dTTP
	ウラシル（U）	UMP / UDP / UTP	――

図A ● GとCの水素結合

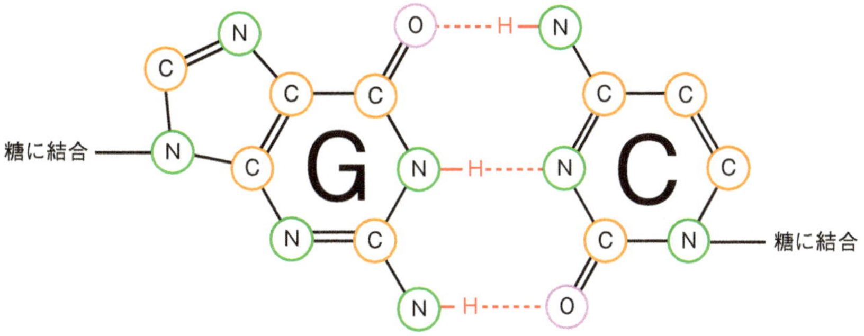

糖に結合 — G ⋯ C — 糖に結合

図B ● AとTの水素結合

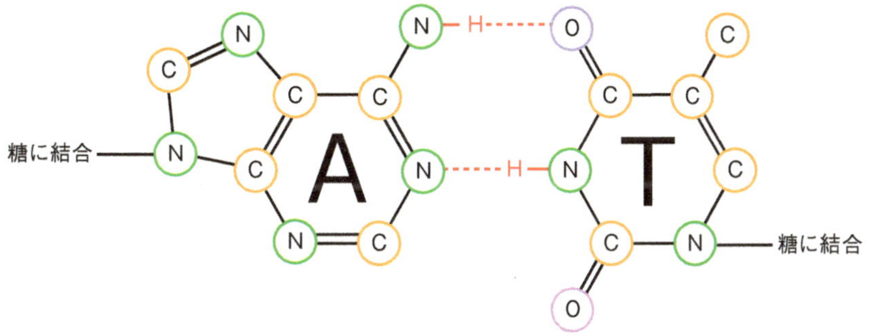

糖に結合 — A ⋯ T — 糖に結合

図C ● DNAのAとRNAのUの水素結合

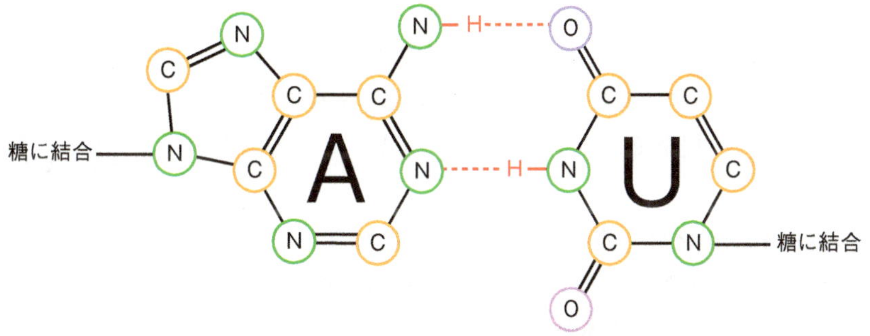

糖に結合 — A ⋯ U — 糖に結合

図D ● アデノシン三リン酸（ATP）

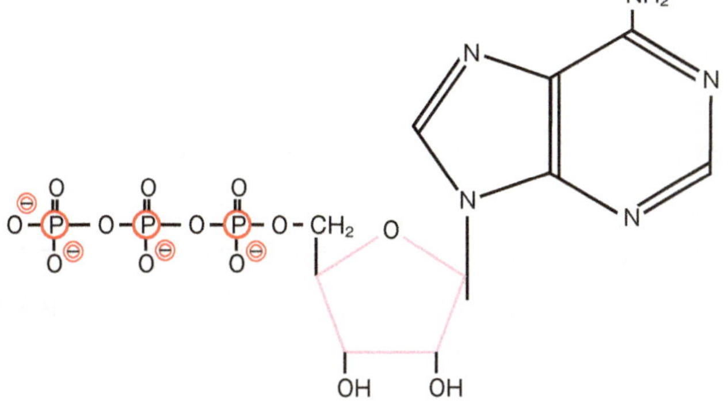

1.4 ● 核酸

1.5 ビタミン

ビタミンは、体の機能を正常に維持するために必要な微量栄養素です。ビタミンには共通した構造はありませんが、便宜上、脂溶性か水溶性かで大きく分けて取り扱います。

1.5.1 脂溶性ビタミン

脂溶性ビタミンにはA、D、E、Kの4種類があります。脂溶性ビタミンの役割は千差万別ですが、不足すると欠乏症になり、摂りすぎると過剰症になります。体内で変換されて活性型となって機能する場合、活性型をビタミンといい、前駆体はプロビタミンと呼びます。

ビタミンA

βカロテンがプロビタミンAで、βカロテン1分子は小腸の細胞でレチノール2分子となり、これがビタミンAの本体です（図A）。

全トランス型のレチノールは眼の網膜で11-シス型のレチナールとなってロドプシンを形成します。ロドプシンに光が当たると、11-シス型のレチナールは全トランス型となり、この化学変化が視神経によって脳に伝わり、視覚となります。全トランスのレチナールは酵素作用によってレチノールに戻ります。網膜のレチナールは血液中のレチノールから補給されますが、不足すると夜盲症（トリ目）になります。

ビタミンD

プロビタミンである7-デヒドロコレステロールに紫外線が当たると、ビタミンD_3になります。これは肝臓で25位の水酸化、腎臓で1位の水酸化を受けて、本当の活性型である1,25-ジヒドロキシビタミンD_3となります（図B）。

ビタミンDには血中カルシウム濃度を上昇させるはたらきがあり、不足すると骨の形成に支障をきたします。ビタミンDの活性化には日光が重要なので、「日光ビタミン」とも呼ばれています。

ビタミンE

化学名はα-トコフェロールで、活性酸素を除去する抗酸化作用があります。老化やガンを予防するといわれています。

ビタミンK

血液凝固に関係する酵素の補因子となります。ふつうは腸内細菌が産生するので欠乏症にはなりにくいのですが、新生児では産生量が少なく、母乳にも十分量が含まれていないため、欠乏症である出血性疾患が起こりやすいです。

ビタミン（vitamin）
20世紀初め、脂溶性の微量栄養素を因子A、水溶性を因子Bと呼んでいました。最初に分析された因子Bは、活力のある（vital）アミノ基を含む物質（amine）ということで「vitamine」と名づけられましたが、その後アミノ基を含まないビタミンも発見されたので「e」をとって「vitamin」と綴ることになりました。

脂溶性ビタミン
テレビのサスペンスドラマに出てくる刑事の顔を思い浮かべながら、「脂ぎったDEKA（デカ）」と覚えます。

カロテンとカロチン
カロテンもカロチンもどちらも英語ではcaroteneです。日本食品標準成分表で2000年からカロテンと表記することになりました。

シスとトランス ▶19ページ

ビタミンD_2とD_3
D_2とD_3は構造が少し違いますが、どちらも同じはたらきをします。人間の場合、D_3のほうが活性が強いです。

活性酸素 ▶52ページ

抗酸化作用
抗酸化作用を持つビタミンはビタミンE以外にビタミンCとビタミンAがあり、「ビタミンACE（エース）」と覚えます。

血液凝固 ▶104ページ

補因子 ▶44ページ

図A ● ビタミンA

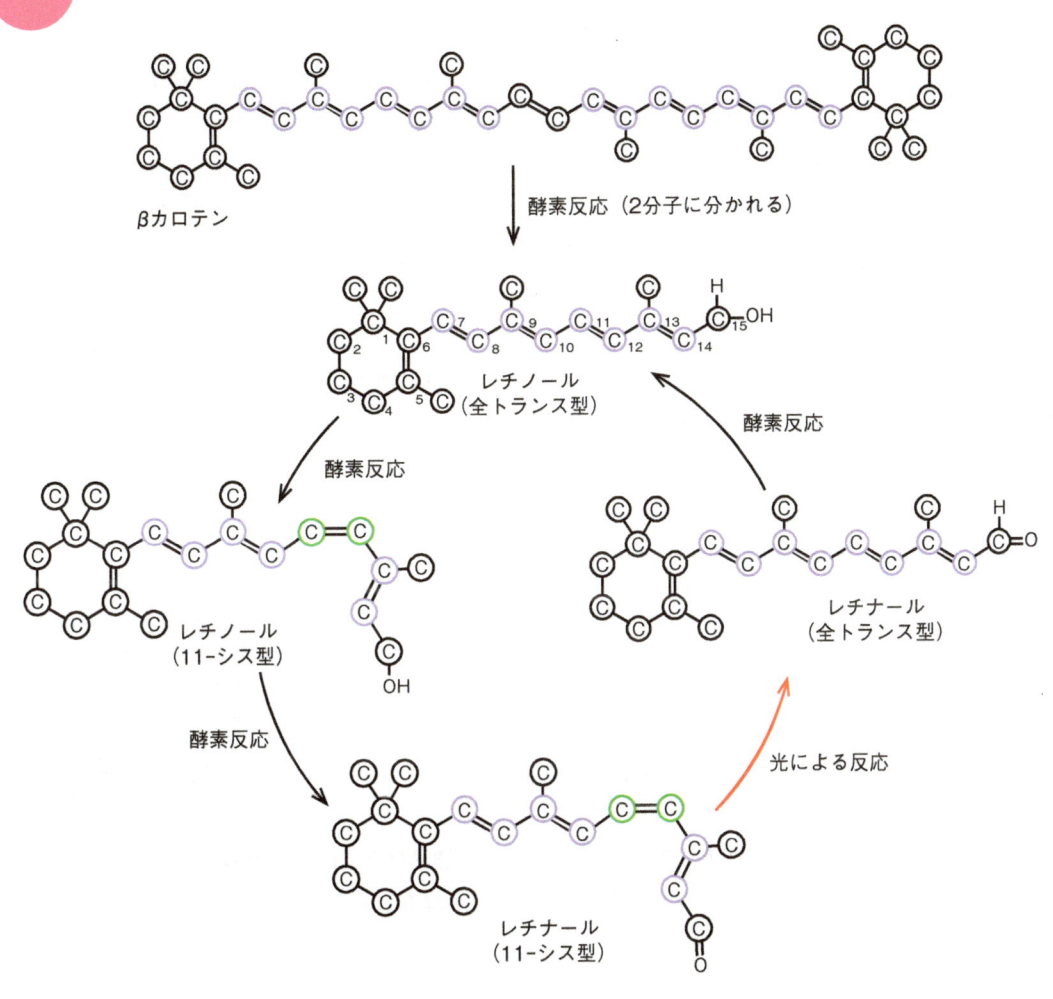

βカロテン

↓ 酵素反応（2分子に分かれる）

レチノール（全トランス型）

↓ 酵素反応

レチノール（11-シス型）

↓ 酵素反応

レチナール（11-シス型）

光による反応 →

レチナール（全トランス型）

← 酵素反応

図B ● ビタミンD

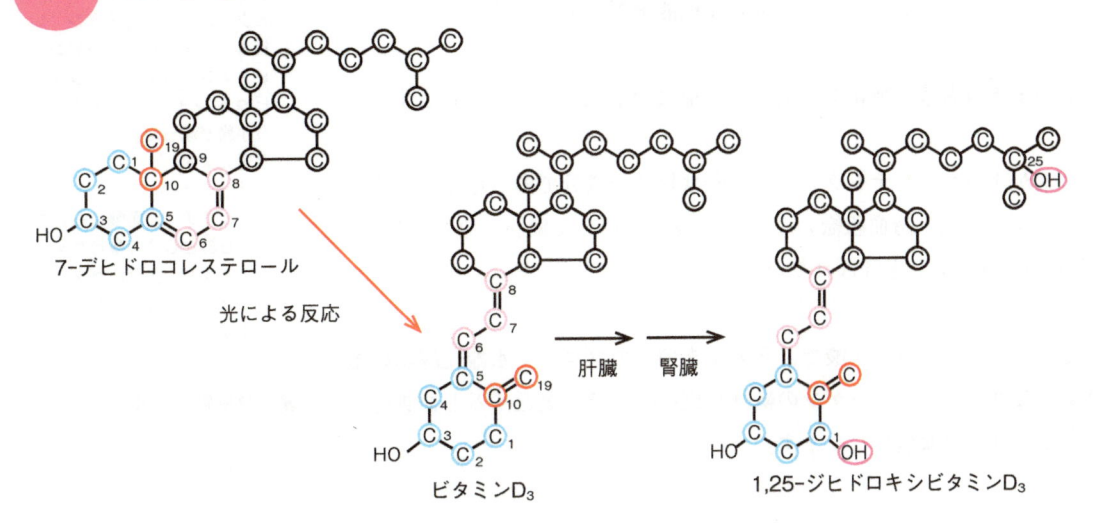

7-デヒドロコレステロール

光による反応 →

ビタミンD_3

→ 肝臓 → 腎臓 →

1,25-ジヒドロキシビタミンD_3

1.5 ● ビタミン 31

1.5.2 水溶性ビタミン

ビタミンB群8種類とビタミンCの合計9種類が水溶性ビタミンです。体内で変換されて補因子として機能します。水溶性ビタミンは不足すると欠乏症になりますが、過剰に摂取しても尿中に排泄されてしまうので、過剰症はありません。

ビタミン B_1

化学名はチアミンで、補酵素となったTPPはピルビン酸からアセチルCoAの反応に必要です。

ビタミン B_2

化学名はリボフラビンで、補酵素となったFMNとFADはエネルギー産生にかかわる酸化還元反応に重要で、「発育のビタミン」とも呼ばれています。

ビタミン B_6

化学名ピリドキシンやピリドキサールの総称で、補酵素となったPLPはアミノ酸代謝に必要です。

ビタミン B_{12}

化学名はコバラミンで、「赤いビタミン」と呼ばれています。コバルトを含んでおり、非常に複雑な構造で、最後に見つかったビタミンです。補酵素はアミノ酸代謝や葉酸代謝に関係します。

ナイアシン

ナイアシンはニコチン酸とニコチンアミドの総称で、補酵素はNADとNADPです。NADはおもにエネルギー代謝、NADPはおもに脂質代謝に必要です。

パントテン酸

補酵素Aの材料となりますが、補酵素Aは補酵素というよりも、エネルギー運搬体としてたいへん重要な機能を担っています。

ビオチン

そのままの構造で糖新生に関係する補欠分子族として機能します。

葉酸

水素が4つついたテトラヒドロ葉酸は核酸の成分である塩基の合成に必要です。骨髄の造血組織のように分裂がさかんな細胞で重要となり、「造血のビタミン」と呼ばれています。

ビタミンC

化学名はアスコルビン酸で、そのままの形でプロリン水酸化酵素の補酵素となります。コラーゲンの繊維形成に必要で、欠乏すると血管壁がもろくなり、壊血病になります。

補因子／補酵素 ➡ 44ページ

日本人の発見
米ぬかで脚気(かっけ)が予防できることを最初に示したのは、海軍軍医だった高木兼寛です。その有効成分を分析したのは鈴木梅太郎で、1910年にオリザニンと命名しました。ポーランドのフンクが同じ化合物をビタミンと名づけたのは1912年です。

ビタミンとプロビタミン
脂溶性ビタミンの場合、前駆体をプロビタミンと呼びますが、水溶性ビタミンの場合、活性型には補酵素としての名前があるので、前駆体をプロビタミンとは呼ばずに、ビタミンと呼んでいます。

NAD ➡ 45ページ

ビタミンBの化学名
ビタミン B_1：いちアミン
ビタミン B_2：にボフラビン
ビタミン B_6：ピリろきシン
ビタミン B_{12}：「12時過ぎたら小腹が減った」
と覚えます。

ナイアシン、パントテン酸、ビオチン、葉酸にもビタミンB群としての番号があったのですが、欠乏症がまれなので化学名で呼ぶことにしています。

補欠分子族 ➡ 44ページ

図A ● 補酵素となって機能する水溶性ビタミン

ビタミン名	構造式	補酵素の名称と簡単な構造
B_1	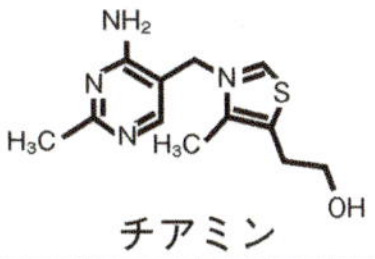 チアミン	TPP（thiamine pyrophosphate） チアミン ＋ リン酸 ＋ リン酸
B_2	リボフラビン	FMN（flavin mononucleotide） リボフラビン ＋ リン酸 FAD（flavin adenine dinucleotide） リボフラビン ＋ リン酸 ＋ リン酸 ＋ リボース ＋ アデニン
B_6	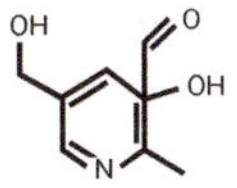 ピリドキサール	PLP（pyridoxal phosphate） ピリドキサール ＋ リン酸
ナイアシン	ニコチンアミド	NAD（nicotinamide adenine dinucleotide） ニコチンアミド ＋ リボース ＋ リン酸 ＋ リン酸 ＋ リボース ＋ アデニン NADP（nicotinamide adenine dinucleotide phosphate） ニコチンアミド ＋ リボース ＋ リン酸 ＋ リン酸 ＋ リン酸 ＋ リボース ＋ アデニン
パントテン酸	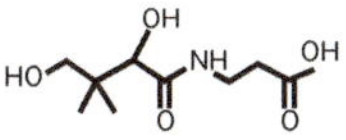 パントテン酸	補酵素A（coenzyme A） チオエタノールアミン ＋ パントテン酸 ＋ リン酸 ＋ リン酸 ＋ リン酸 ＋ リボース ＋ アデニン
B_{12}	分子式は$C_{63}H_{88}O_{14}N_{14}PCo$で、非常に複雑な構造をしています。 コバラミン	デオキシアデノシルコバラミン コバラミン ＋ デオキシリボース ＋ アデニン メチルコバラミン コバラミン ＋ メチル基

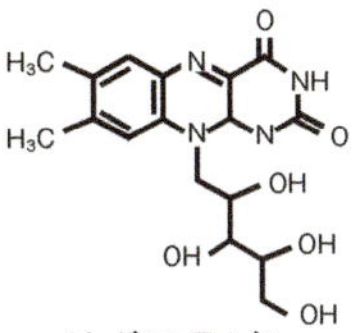

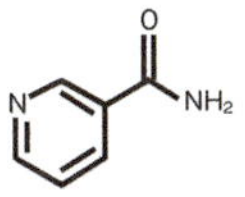

図B ● そのままの形で機能する水溶性ビタミン

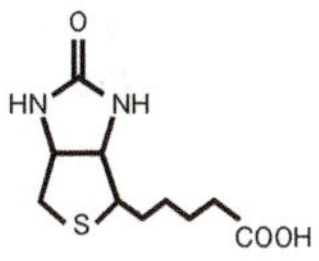

ビオチン 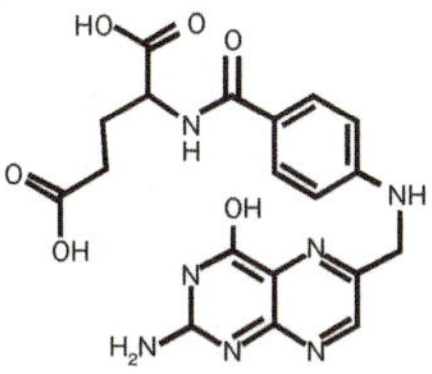　　　　葉酸 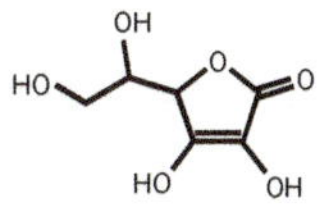　　　　アスコルビン酸

1.5 ● ビタミン

1.6 ミネラル

　ミネラルは、炭素、酸素、水素、窒素以外で、体外から摂取しなければならない元素を指します。炭素（C）、水素（H）、酸素（O）、窒素（N）を主要元素といい、ミネラルのうち比較的多量に必要なものを準主要元素、ごくわずかで足りるものを微量元素と呼びます。

　準主要元素としては、カルシウム（Ca）、リン（P）、カリウム（K）、硫黄（S）、ナトリウム（Na）、塩素（Cl）、マグネシウム（Mg）の7種類。微量元素としては、鉄（Fe）、亜鉛（Zn）、マンガン（Mn）、銅（Cu）、クロム（Cr）、コバルト（Co）、セレン（Se）、ヨウ素（I）、モリブデン（Mo）の9種類です。フッ素（F）、ケイ素（Si）、バナジウム（V）、ニッケル（Ni）、ホウ素（B）なども微量元素としてミネラルに含めることがありますが、これらは食べ物や飲料水の中にいつでも微量に含まれているために欠乏症がなく、本当に必要かどうか、明らかではありません。

　ミネラルには以下のような役割があります。

硬組織の成分

　カルシウムは体の中で最も大量に存在するミネラルで、リンとともに骨や歯の構成成分になっています。骨や歯は水酸リン灰石とも呼ばれているヒドロキシアパタイト（$Ca_{10}(PO_4)_6(OH)_2$）の六角柱状の結晶です。

浸透圧調節

　ナトリウム、カリウム、リン、塩素は体液のpHや浸透圧の調節に重要です。

金属タンパク質

　マグネシウム、鉄、亜鉛、マンガン、銅、コバルト、セレン、モリブデンなどは金属タンパク質の部品となります。ヘモグロビンのFe^{2+}は酸素の運搬体として機能しており、錆びることなく酸素を結合したり離したりできます。

ホルモン

　ヨウ素は甲状腺ホルモンであるチロキシンやトリヨードチロニンの材料となります。甲状腺ホルモンは、チログロブリンというタンパク質のチロシン残基のヨード化から始まります。図Aのように2つのジヨードチロシンからチロキシンができ、ジヨードチロシンとモノヨードチロシンからトリヨードチロニンができます。

NaとK

　元素記号Naはナトリウムですが、これはドイツ語で、英語ではsodium（ソディウム）です。化合物名に「ソーダ」がついている場合、Naが含まれていることを示し、漢字では「曹達（ソーダ）」をあてます。

　同様にKはドイツ語のカリウムで、英語ではpotassium（ポタシウム）です。漢字をあてる場合は「加里（カリ）」です。

チロキシンとサイロキシン

　チロキシンはthyroxinと綴るので、サイロキシンとも呼びます。

演習問題

下の表は元素の周期表ですが、主要元素の箱を赤色、準主要元素の箱を紫色、微量元素の箱を青色に塗ってください。元素記号の下の数字は、体重60kgの人の体内に含まれる各元素のおよその重さで、単位は主要元素ではkg、準主要元素ではg、微量元素ではmgです。

1族	2族	3族	4族	5族	6族	7族	8族	9族	10族	11族	12族	13族	14族	15族	16族	ハロゲン	希ガス
H 6																	He
Li	Be											B	C 11	N 2	O 39	F	Ne
Na 100	Mg 50											Al	Si	P 600	S 150	Cl 100	Ar
K 200	Ca 900	Sc	Ti	V	Cr 2	Mn 100	Fe 3000	Co 1	Ni	Cu 50	Zn 1500	Ga	Ge	As	Se 10	Br	Kr
Rb	Sr	Y	Zr	Nb	Mo 10	Tc	Ru	Rh	Pb	Ag	Cd	In	Sn	Sb	Te	I 10	Xe
Cs	Ba	ラ	Hf	Ta	W	Re	Os	Ir	Pt	Au	Hg	Tl	Pb	Bi	Po	At	Rn
Fr	Ra	ア	Rf	Db	Sg	Bh	Hs	Mt	Ds	Rg							

※ラ：ランタノイド、ア：アクチノイド

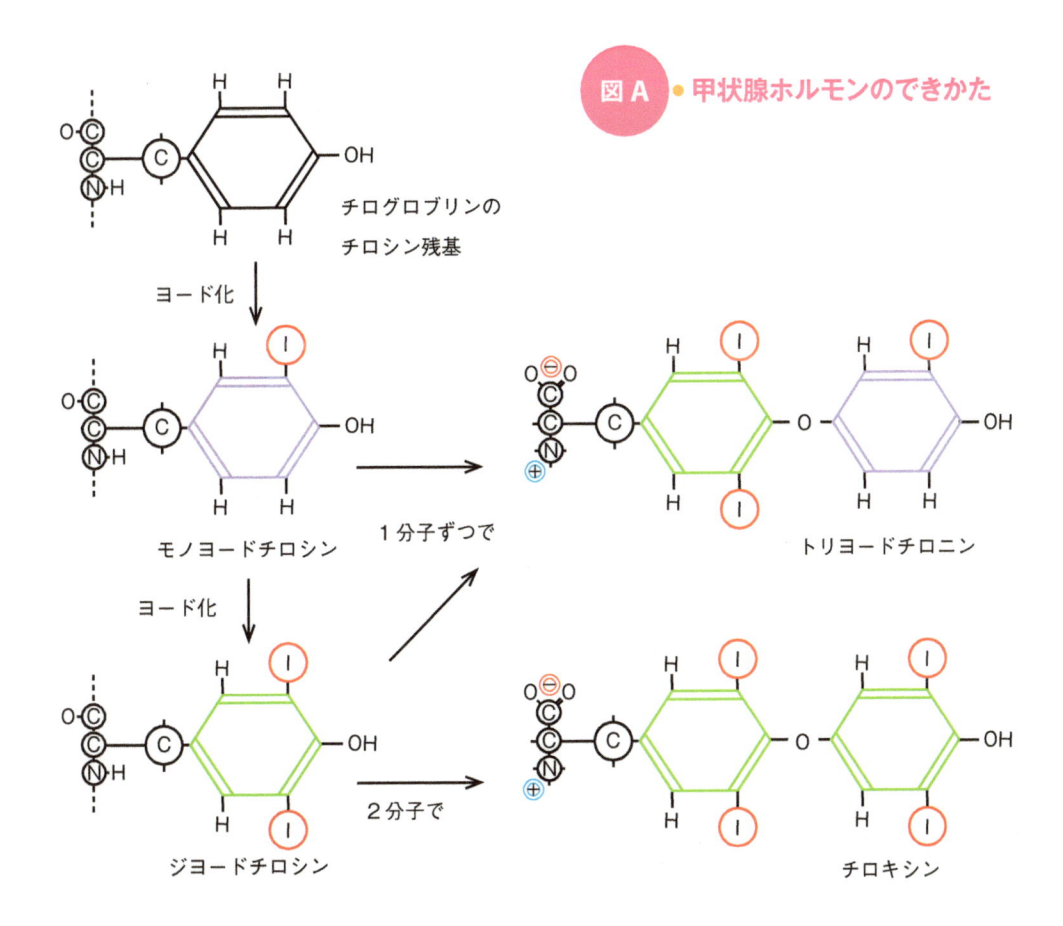

図A ● **甲状腺ホルモンのできかた**

チログロブリンのチロシン残基

↓ ヨード化

モノヨードチロシン

↓ ヨード化

ジヨードチロシン

1分子ずつで → トリヨードチロニン

2分子で → チロキシン

1.6 ● ミネラル

放射性ヨウ素と甲状腺

　ヨウ素は甲状腺ホルモンの合成にしか必要とされないので、体内に取り込まれたヨウ素のほとんどは甲状腺に集まります。安定同位元素は原子量 127 ですが、放射性同位元素の ^{131}I も同じように甲状腺に集まります。そのため、^{131}I を多く含んだ大気を吸い込んでしまった場合、甲状腺の細胞にガンができる可能性が高まります。あらかじめ安定同位元素である ^{127}I を摂取することにより甲状腺に放射性同位元素が蓄積される割合を低下させることができ、「安定ヨウ素剤」として使われています。

　甲状腺を検査する際の甲状腺シンチグラフィーでは、造影剤として放射性同位元素の ^{123}I が使われています。^{131}I の半減期は 8 日間ですが、^{123}I の半減期は 13 時間なので放射線を浴びている時間を短縮できます。

第2章

体の中の化学反応

　体の中で起こる化学反応のことを代謝といいます。代謝は化合物の構造が変化することであり、共有結合が切られたり、つなげ変えられたりして、新しい化合物ができることを指します。

　代謝は、同化と異化に分けられます。同化というのは、いくつかの小さな化合物から大きな化合物を合成する反応で、エネルギーを必要とします。異化というのは、大きな化合物を小さく分解する反応で、エネルギーを取り出すことができます。代謝を物質代謝とエネルギー代謝に分けることもあります。これは、同じ現象を物質の変化としてとらえるか、エネルギーの収支としてとらえるかの違いです。

　体の中の化学反応は自動的に起こるのではなく、酵素というタンパク質によって起こります。化合物の共有結合は頑丈で簡単には変化しません。体の中で化合物の共有結合をつなぎ変える化学反応が、酵素反応です。

　「酵素は体の中の化学反応を促進するための触媒です」と説明している教科書があります。促進とか触媒という言葉を使うと、たとえ酵素がなくても反応はゆっくりと進むと誤解されそうですが、それは大きな間違いです。体の中の化学反応は酵素がなければ進みません。

　わたしたちの体は、いろいろな化合物がうまく機能することによって正常に維持されています。必要な化合物が足りなかったり、いらない化合物が余分にあったりすると病気になってしまいます。すべての化合物をつくり変えているのが酵素なので、酵素反応は体の機能維持の出発点といえます。

　人間の体の中では何千種類もの酵素がはたらいています。この章ではたくさんの種類の酵素に共通した性質を整理しながら解説します。

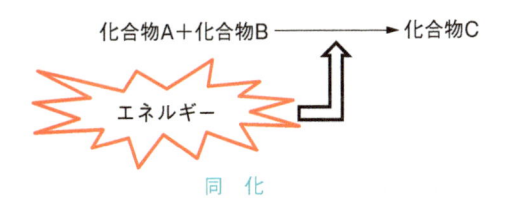

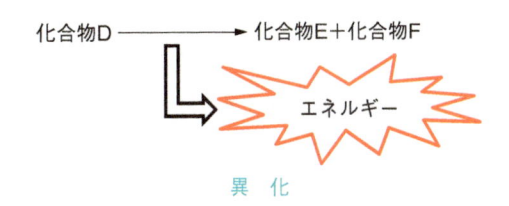

化合物A＋化合物B ──→ 化合物C
　　　エネルギー

同化

化合物D ──→ 化合物E＋化合物F
　　　　　　　エネルギー

異化

2.1 酵素のはたらきかた

　酵素がはたらく際、まず基質と結合して酵素・基質複合体を形成します。酵素となるタンパク質には基質がすっぽりと収まるくぼみがあり、これを酵素の活性中心といいます。活性中心に結合した基質は、生成物に変化すると酵素から離れます。空になった活性中心には新たな基質が結合し、再び酵素反応が起こります。このように、酵素は何回でも反応を繰り返すことができます（図A）。ここでは、酵素のはたらきかたについて、グルコース6-リン酸の代謝を例に説明します（図B）。

基質特異性

　酵素は、活性中心のくぼみに収まる形の基質としか結合できません。これを酵素の基質特異性といいます。厳密に1種類の基質としか結合しない酵素もあれば、似たような構造を持つ複数の基質と結合できる酵素もあります。血液から細胞内に入ったグルコースは、ヘキソキナーゼ（図Bの①）の作用でグルコース6-リン酸になります。この酵素はグルコースだけではなく、マンノースやフルクトースのようなヘキソースをリン酸化します。基質はグルコースだけではないので「基質特異性が低い」とか「基質特異性の幅が広い」と表現します。

反応特異性

　酵素は、特定の1つの反応しか起こしません。これを酵素の反応特異性といいます。

　図Bに示したとおり、グルコース6-リン酸に酵素②が作用するとグリコーゲン合成の材料となります。酵素③が作用すると解糖系へ進みます。酵素④が作用するとペントースリン酸回路に進みます。酵素⑤が作用すると、グルコースに戻ります。グルコース6-リン酸の運命はどの酵素がはたらくかによって決まりますが、②〜⑤の4種類の酵素はすべての細胞に備わっているわけではありません。たとえば酵素②は肝臓と筋肉の細胞にしかないので、肝臓と筋肉だけがグリコーゲンをつくることができます。

可逆性

　酵素の種類によっては、生成物を基質に戻す逆反応をおこなうことができます。逆反応をおこなえることを酵素の可逆性といいます。

　②③④につけられた両矢印は可逆反応であることを示しています。①の一方向の矢印は不可逆反応を示しています。グルコース6-リン酸をグルコースに戻すには、別の酵素⑤が必要となりますが、これは肝臓だけにあります。肝臓は余分なグルコースをグリコーゲンとして貯蔵し、他の細胞がグルコースを必要とする際に放出しなければならないからです。

グリコーゲン合成 ● 98ページ
解糖系 ● 80ページ
ペントースリン酸回路
　　　　● 86ページ

図A ● 酵素反応

E: 酵素（Enzyme）
S: 基質（Substrate）
P: 生成物（Product）

基質の結合 / 酵素反応 / 生成物の解離

図B ● グルコース6-リン酸の代謝

グルコース

① ⑤

グルコース1-リン酸　← ② →　グルコース6-リン酸　← ④ →　6-ホスホグルコノラクトン

↓ グリコーゲン合成へ

③ ↕

フルクトース6-リン酸

↓ 解糖系へ

↓ ペントースリン酸回路へ

① ヘキソキナーゼ
② ホスホグルコムターゼ
③ グルコース-6-リン酸イソメラーゼ
④ グルコース-6-リン酸脱水素酵素
⑤ グルコース-6-ホスファターゼ

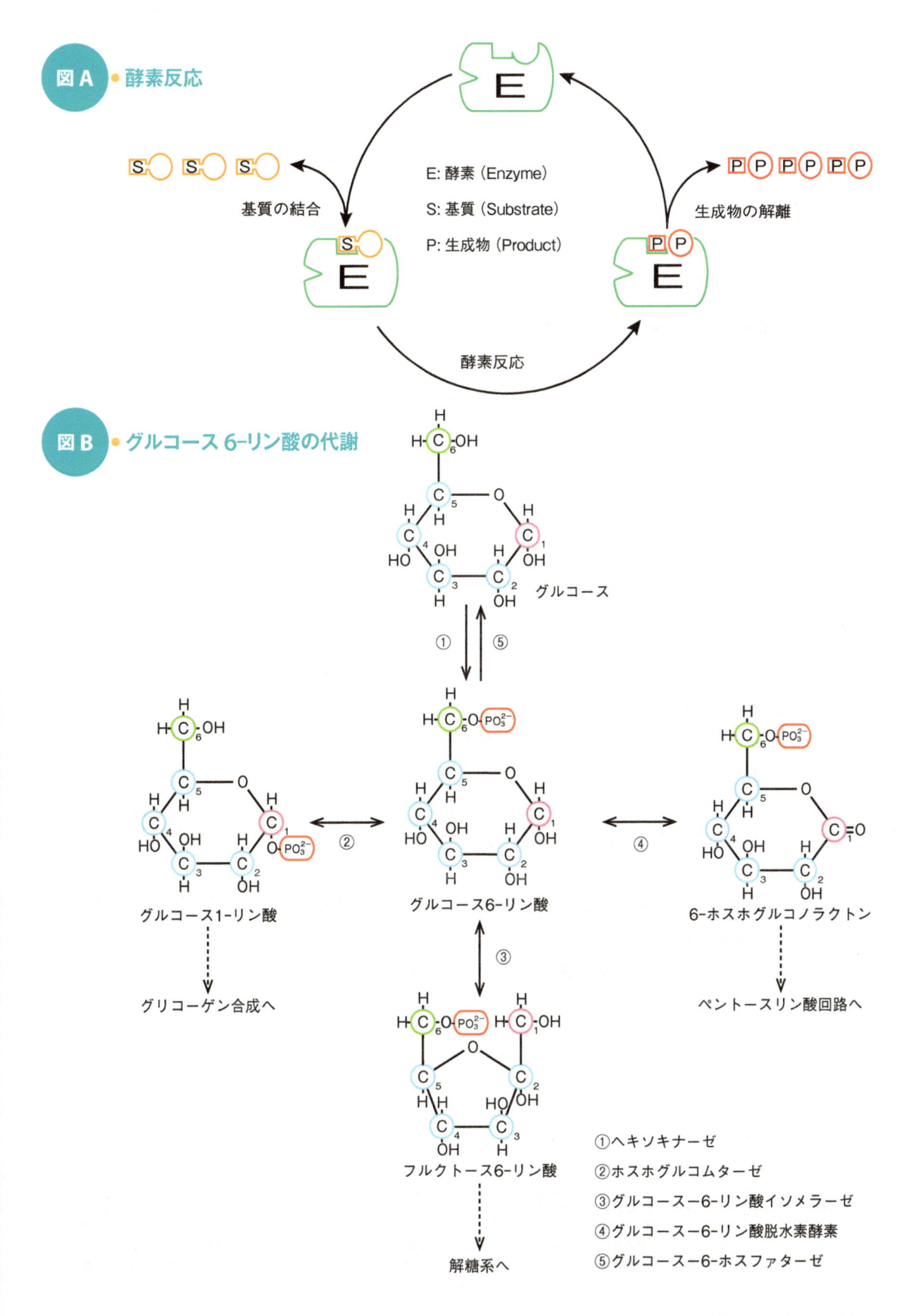

2.2 酵素の分類

人間の体の中ではたらく酵素は何千種類もあります。植物や微生物だけが持つものも加えると、地球上にはその何倍もの酵素が存在することになります。1つひとつの酵素にペプシンとかトリプシンといった名前をつけていたのではキリがないので、それぞれの酵素を系統立てて分類し、役割がすぐにわかるような名前がつけられるようになりました。

2.2.1 酵素の分類と命名法

酵素名は前後2つの部分からなり、前の部分は基質、後の部分は酵素反応を示しています。たとえば、乳酸から水素を離脱する反応を触媒する酵素には、乳酸脱水素酵素という名前がつけられています。

酵素反応は大きく6群に分類されています（図A）。1種類のタンパク質が1種類の酵素反応を触媒すると考えられていた時代のなごりで、この表は酵素の分類表ともなっています。しかし1種類のタンパク質が複数の酵素反応を触媒する例が見つかり、酵素タンパク質の名前と酵素反応の名前を区別する必要が出てきました。

たとえば脂肪酸合成酵素のように、脂肪酸合成に必要な数段階の酵素反応を1種類のタンパク質が触媒している酵素があります。脂肪酸合成酵素という酵素名ですが、第6群の合成酵素ではなく、第1群の酸化還元酵素と第2群の転移酵素と第3群の加水分解酵素と第4群の除去付加酵素の役割をあわせ持った"スーパー酵素"です。この場合、脂肪酸合成酵素という名前は酵素タンパク質の名前ということになります。

アスパラギン酸アミノ基転移酵素（AST）はアスパラギン酸のアミノ基をαケトグルタル酸に転移する役割を持つ酵素です。可逆反応なのでグルタミン酸オキサロ酢酸トランスアミナーゼ（GOT）とも呼ばれていますが、1種類の酵素タンパク質です（下左）。同じようにアラニンアミノ基転移酵素（ALT）はグルタミン酸ピルビン酸トランスアミナーゼ（GPT）とも呼ばれています（下右）。

> **アーゼとエース**
> 酵素には-aseで終わる名前がつけられています。ドイツ語読みでは「〜アーゼ」、英語読みでは「〜エース」。どちらも同じものを指します。

脂肪酸合成 ➡ 90ページ

> **リン酸化酵素**
> ATPのリン酸基でタンパク質をリン酸化する酵素は第2群に属しますが、キナーゼと呼びます。細胞内にはリン酸化されると機能できるようになるタンパク質がたくさんあり、リン酸化酵素というとリン酸化活性を持っている酵素のことを指すのか、リン酸化を受けた酵素という意味か、紛らわしいからです。

図 A ● 酵素の分類

大分類	酵素反応の一般式と例	
第1群 酸化還元酵素 oxidoreductase	一般式：A-電子 ＋ B ⟷ A ＋ B-電子　　　酸化還元反応	
	例：乳酸脱水素酵素 　　CH_3-CH(OH)-COO^- ＋ NAD^+ ⟷ CH_3-CO-COO^- ＋ NADH ＋ H^+ 　　　　　乳酸　　　　　　　　　　　　　　　ピルビン酸	
第2群 転移酵素 transferase	一般式：A-X ＋ B ⟷ A ＋ B-X　　　官能基を分子間で移動させる反応	
	例：アラニンアミノ基転移酵素 　　CH_3-CH(NH_3^+)-COO^- ＋ COO^--CH_2-CH_2-CO-COO^- 　　　　　アラニン　　　　　　　　　　　αケトグルタル酸 　　⟷ CH_3-CO-COO^- ＋ COO^--CH_2-CH_2-CH(NH_3^+)-COO^- 　　　　ピルビン酸　　　　　　　　グルタミン酸	
第3群 加水分解酵素 hydrolase	一般式：A-B ＋ H_2O → A-OH ＋ B-H　　　水を加えて共有結合を切断する反応	
	例：アセチルコリンエステラーゼ 　　CH_3-COO-CH_2-CH_2-$N^+(CH_3)_3$ ＋ H_2O → CH_3-COO^- ＋ HO-CH_2-CH_2-$N^+(CH_3)_3$ 　　　　　アセチルコリン　　　　　　　　　　　　　　　酢酸　　　　　　　コリン	
第4群 除去付加酵素 lyase	一般式：A-B ⟷ A ＋ B	加水分解や酸化還元によらない脱離反応（逆方向に注目する場合には synthase といいますが、ATP を使わない点が第6群の synthetase とは違います。）
	例：ピルビン酸デカルボキシラーゼ 　　CH_3-CO-COO^- ⟷ CH_3-CHO ＋ CO_2 　　　ピルビン酸　　　　アセトアルデヒド	
第5群 異性化酵素 isomerase	一般式：A ⟷ A′　　　分子内の構造変換	
	例：グルコース-6-リン酸イソメラーゼ 　　CHO-CH(OH)-CH(OH)-CH(OH)-CH(OH)-$CH_2OPO_3^{2-}$ 　　　　　　　　グルコース6-リン酸 　　⟷ CH_2OH-CO-CH(OH)-CH(OH)-CH(OH)-$CH_2OPO_3^{2-}$ 　　　　　　　　　　　　　　　　　　　　フルクトース6-リン酸	
第6群 合成酵素 ligase	一般式：A ＋ B ＋ ATP 　　　→ A-B ＋ ADP ＋ Pi	ATPのエネルギーを使った2分子の結合（synthetase ともいいます。）
	例：ピルビン酸カルボキシラーゼ 　　CH_3-CO-COO^- ＋ CO_2 ＋ ATP → COO^--CH_2-CO-COO^- ＋ ADP ＋ Pi 　　　ピルビン酸　　　　　　　　　　　　　　オキサロ酢酸	

図 B ● 第1群酸化還元酵素の分類

中分類	小分類	酵素反応の一般式
脱水素酵素 dehydrogenase		一般式：A-H_2 ＋ NAD^+ ⟷ A ＋ NADH ＋ H^+
		基質から水素を奪って NAD^+ のような補酵素に渡し、NADH ができる反応を触媒します。逆反応のほうが重要な場合には、還元酵素（reductase）と呼びます。
酸化酵素 oxidase		一般式：A-H_2 ＋ $1/2O_2$ → A ＋ H_2O
		脱水素酵素と同じようなはたらきをしますが、基質から奪った水素を酸素に渡し、その結果として水ができます。
酸素添加酵素 oxygenase	モノオキシゲナーゼ monooxygenase	一般式：A ＋ O_2 ＋ NADPH ＋ H^+ → A-O ＋ H_2O ＋ $NADP^+$
		分子状酸素のうちの1つの酸素原子を基質につけ、もう1つの酸素原子と NADPH の H から水ができる反応です。H は省略するというルールがあるため、A が A-O に酸化されるように書いてありますが、実際には AH が A-OH に変化しているので、水酸化酵素（hydroxylase）です。
	ジオキシゲナーゼ dioxygenase	A ＋ O_2 → A-O_2 酸素原子2つを基質に結合させます。

2.2.2 逸脱酵素

臓器に不具合が起こると、細胞が壊れて、細胞内ではたらいていた酵素が血液中に漏れ出てくることがあります。細胞から漏れ出した酵素を逸脱酵素といいます。血液中に逸脱酵素が検出されると、どの臓器の細胞が壊れているかを推定することができます。たとえば、アラニンアミノトランスフェラーゼ（ALT）は肝臓に含まれる酵素なので、これが血液中に漏れ出ていれば肝臓の障害が考えられます。

2.2.3 アイソザイム

同一の反応を触媒するものの、臓器によってあるいは細胞内局在によってアミノ酸配列が異なる酵素があります。これらをアイソザイムといいます。複数の臓器ではたらいている酵素が血液中に逸脱した場合、不具合の起こっている臓器を特定できませんが、臓器によってアミノ酸配列の異なるアイソザイムを分析すれば特定が可能になります。

アイソザイム分析には電気泳動という方法を使います。分析する血液（血清）を板状に固めた寒天の中央にたらし、両側に電極を刺して電気を流します。するとプラスに荷電されたアミノ酸を多く含むタンパク質はマイナス電極のほうに引き寄せられ、マイナスに荷電されたアミノ酸を多く含むタンパク質はプラス電極のほうに引き寄せられます。これを染色すると図Bのようなパターンとなり、どのアイソザイムが多いか、つまりどの組織が壊れているのかを診断できるというわけです。

たとえば乳酸脱水素酵素（LDH）は、アミノ酸配列の異なる2種類のサブユニット（H型とM型）が4本組み合わさって機能する四量体の酵素です。H型はアミノ酸残基334個、M型はアミノ酸残基274個で、アミノ酸配列はそれぞれ図Aのとおりです。はたらく臓器によって4本のサブユニットの組み合わせが異なり、心臓ではH型4本、肝臓や筋肉ではM型4本です。LDHが逸脱酵素として検出された場合、その型がわかれば、障害が起こっている臓器を特定できます。

アスパラギン酸アミノ基転移酵素（AST）には、細胞質基質とミトコンドリアでアミノ酸配列が異なる2種類のアイソザイムがあります。肝臓や心臓に軽度の不具合がある場合には、細胞質基質の酵素が血液中に出てきますが、重度になるとミトコンドリアの酵素も出てくるので、障害の程度がわかります。

γGTP

γGTPはアルコールによる肝障害の診断に使われる逸脱酵素で、γグルタミルトランスペプチダーゼの頭文字です。この酵素だけ略号にγをつけているのは、GTP（グアノシン三リン酸）との混同を避けるためです。

イソ

アイソザイム（isozyme）のisoはイソロイシンなどのイソと同様に「同じような」という意味です。zymeは酵素（enzyme）のこと。日本語に訳すとイソ酵素となります。

図A ● 乳酸脱水素酵素（LDH）のアイソザイムの比較

LDH-M型のアミノ酸配列

```
MATLKDQLIYNLLKEEQTP-QNKITVVGV
GAVGMACAISILMKDLADELALVDVIEDK
LKGEMMDLQHGSLFLRTPKIVSGKVDILT
YVAWKISGFPKNRVIGSGCNLDSARFRYL
MGERLGVHPLSCHGWVLGEHGDSSVPVWS
GMNVAGVSLKTLHPDLGTDKDKEQWKEVH
KQVVESAYEVIKLKGYTSWAIGLSVADLA
ESIMKNLRRVHPVSTMIKGLYGIKDDVFL
SVPCILGQNGISDLVKVTLTSEEEARLKK
SADTLWGIQKELQF
```

LDH-H型のアミノ酸配列

```
MATLKEKLIAPVAEEEATVPNNKITVVGV
GQVGMACAISILGKSLADELALVDVLEDK
LKGEMMDLQHGSLFLQTPKIVADKDYSVT
ANSKIVVVTAGVRQQEGESRLNLVQRNVN
VFKFIIPQIVKYSPDCIIIVVSNPVDILT
YVTWKLSGLPKHRVIGSGCNLDSARFRYL
MAEKLGIHPSSCHGWILGEHGDSSVAVWS
GVNVAGVSLQELNPEMGTDNDSENWKEVH
KMVVESAYEVIKLKGYTNWAIGLSVADLI
ESMLKNLSRIHPVSTMVKGMYGIENEVFL
SLPCILNARGLTSVINQKLKDDEVAQLKK
SADTLWDIQKDLKDL
```

演習問題

図Aのアミノ酸配列からM型とH型の酸性アミノ酸と塩基性アミノ酸の数をかぞえ、四量体になった場合のそれぞれの数を書き入れてください。

	LDH-M型		LDH-H型
全アミノ酸残基数	274	全アミノ酸残基数	334
酸性アミノ酸の数	☐	酸性アミノ酸の数	☐
塩基性アミノ酸の数	☐	塩基性アミノ酸の数	☐

四量体の組み合わせ：MMMM、MMMH、MMHH、MHHH、HHHH

四量体の酸性アミノ酸数の合計：☐ ☐ ☐ ☐ ☐

四量体の塩基性アミノ酸数の合計：☐ ☐ ☐ ☐ ☐

図B ● 乳酸脱水素酵素の電気泳動

正常／心臓の病気／肝臓の病気 （－電極／＋電極）

2.2 ● 酵素の分類

2.3 補因子

多くの酵素は、酵素タンパク質だけでは機能を発揮できません。補因子（cofactor）と呼ばれる低分子物質を必要とします。補因子を必要とする酵素の場合、タンパク質の部分をアポ酵素といい、補因子とまとめてホロ酵素と呼びます。

　　　ホロ酵素＝アポ酵素＋補因子

補因子は補酵素と補欠分子族に大きく分類することができます。両者の違いはアポ酵素との結合の強さです。

> **ホロとアポ**
> ホロ（holo）は全体という意味です。アポ（apo）は全体から一部分を離したものを指します。

2.3.1 補酵素

補酵素（coenzyme）はアポ酵素と可逆的に弱く結合しており、酵素反応のときには必要ですが、酵素反応が終わればアポ酵素から離れてしまいます。たとえば、NADH や NADPH は酸化還元酵素の補酵素ですが、酵素反応によって電子を奪われ（＝酸化され）NAD^+ や $NADP^+$ になると、酵素から離れます。NAD^+ や $NADP^+$ は別の酵素反応で電子を受け取り（＝還元され）、NADH や NADPH に戻ります。このようにいろいろな酵素が補酵素を使い回すことによって、体の中の酵素反応はスムーズに進むのです。使い回されているうちに徐々に減っていきますが、水溶性ビタミンが材料となって補給されます。水溶性ビタミンが不足すると、補酵素の欠乏で酵素反応がうまく進まなくなってしまいます。

酸化還元反応は酸化と還元がいつでも一体となっており、何かを還元するためには、必ず酸化されるものが必要となります。生き物は体の中ではたらいている重要な化合物をむやみに酸化しないよう、補酵素という小道具で一時的に電子を保管していると考えることもできます。

2.3.2 補欠分子族

補欠分子族はアポ酵素と共有結合で強く結びつき、解離することはありません。補酵素と同じように電子の授受をおこなう化合物です。補酵素と違うのは、電子の授受が酵素反応の途中だけで起こり、反応が終わればもとの状態に戻るという点です。

亜鉛、マグネシウム、モリブデンなどのミネラルは補欠分子族として酵素活性を支えています。鉄も補欠分子族ですが、単独ではなくポルフィリンに囲まれてヘムという有機物となってはたらきます。FAD や FMN も酵素と強く結合しているので補欠分子族です。

> **補欠**
> 補欠というのは足りなくなったときの予備の選手というような意味もありますが、補欠分子族は酵素反応に必要不可欠です。

ヘム ➡ 112ページ

図A ● 補酵素による電子の受け渡し

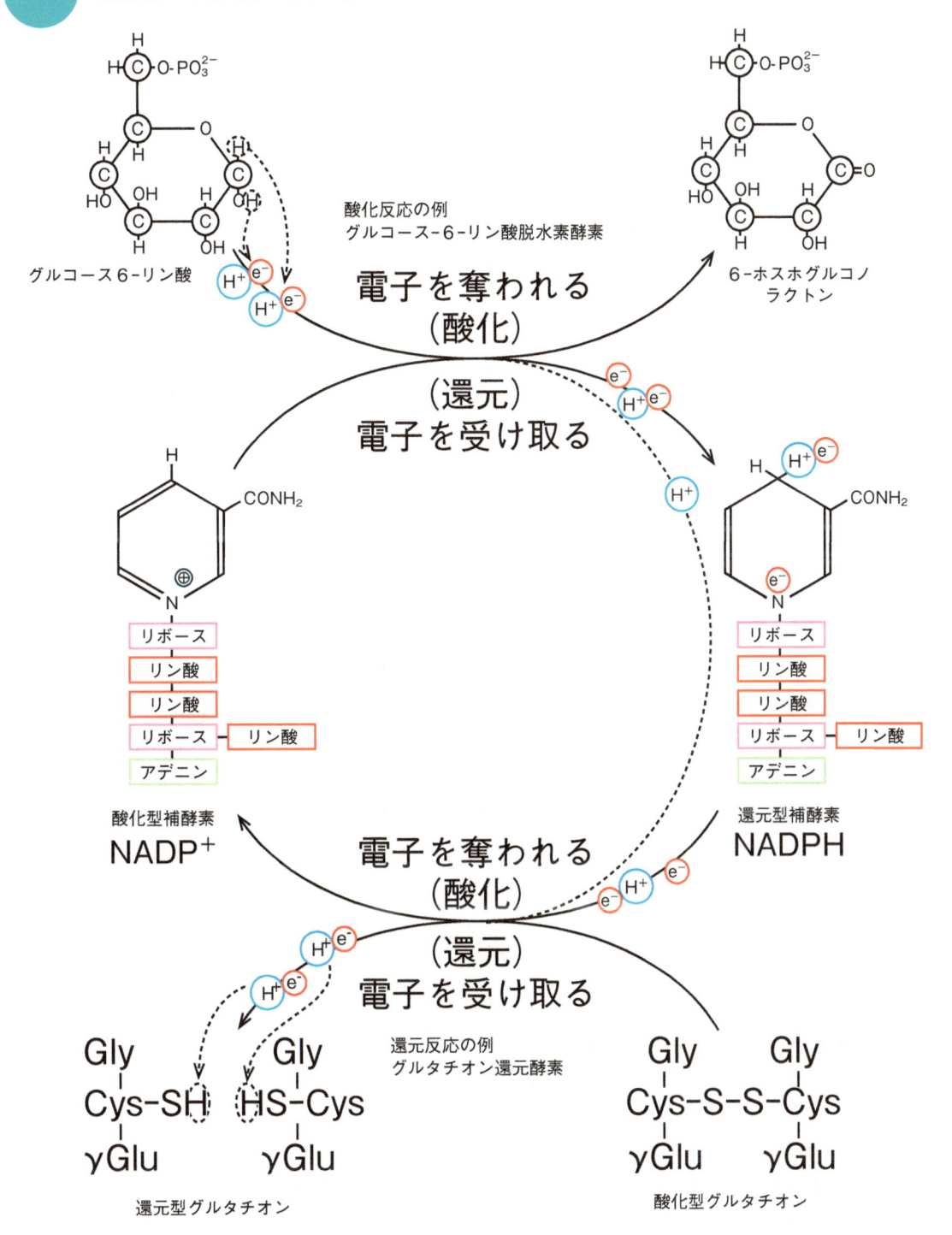

グルコース6-リン酸

酸化反応の例
グルコース-6-リン酸脱水素酵素

電子を奪われる
（酸化）

（還元）
電子を受け取る

6-ホスホグルコノラクトン

酸化型補酵素
NADP$^+$

リボース
リン酸
リン酸
リボース — リン酸
アデニン

還元型補酵素
NADPH

リボース
リン酸
リン酸
リボース — リン酸
アデニン

電子を奪われる
（酸化）

（還元）
電子を受け取る

還元反応の例
グルタチオン還元酵素

Gly
|
Cys-SH
|
γGlu

Gly
|
HS-Cys
|
γGlu

還元型グルタチオン

Gly   Gly
| |
Cys-S-S-Cys
| |
γGlu   γGlu

酸化型グルタチオン

2.4 酵素の反応速度

　酵素と基質と補因子があれば、酵素反応が起こり生成物ができます。ただし、酵素反応の速度はさまざまな要因で変化します。本節では、酵素の反応速度に影響する要因を紹介し、次に基質濃度と反応速度の関係を示す式について解説し、最後に酵素反応の速度を低下させる阻害剤について述べます。

2.4.1 反応速度に影響する要因

　酵素反応の効率は、温度、pH、基質濃度などの影響を受けます。酵素は体の中で効率よく酵素反応をおこなえるよう、これらの要素に適した性質を備えています。それぞれ詳しく見ていきましょう。

温度

　酵素の反応速度は温度によって変わります。低い温度では反応速度は小さく、高いと大きくなりますが、タンパク質が熱変成してしまうほどの高温でははたらかなくなってしまいます。哺乳類のような恒温動物の酵素は、ほとんどの場合、体温付近で反応速度が最大になります。酵素反応の速度が最大となる温度を最適温度といいます。

pH

　酵素の反応速度はpHの影響も受けます。酵素反応の速度が最大となるpHの値を最適pHといいます。人間の体液のpHは7.4付近の中性で、多くの酵素の最適pHも7.4付近にあります。ただし胃の中は酸性なので、胃液に含まれるペプシンという消化酵素の最適pHは1.5〜2、弱アルカリ性の十二指腸ではたらく膵液のトリプシンという消化酵素の最適pHは約8で、それぞれの酵素がはたらく場所のpHとほぼ一致する値となっています。

基質濃度

　最適温度と最適pHの条件下で補因子が十分にあっても、基質がなければ酵素反応は進みません。しかし、基質が多くあればあるほど反応が進むというわけでもありません。酵素の処理能力には限界があり、ある量以上に基質があっても反応速度は大きくならないのです。酵素の反応速度 (v) は1秒間につくられる生成物の量、または使われる基質のモル濃度で表しますが、最大限にはたらいているときの反応速度を最大速度 (V_{max}) といいます。

シャムネコの毛色

　シャムネコは耳や鼻や足の先が褐色で、他の部分は白い毛並みをしています。これはメラニン色素をつくるチロシナーゼという酵素の異常によるものです。本来は全身にメラニン色素ができて褐色のはずなのですが、シャムネコのチロシナーゼの最適温度は体温より低くなっています。体温付近ではうまくはたらかず、耳の先のように体温が低い部位にしかメラニン色素ができません。

図 A ● 最適温度

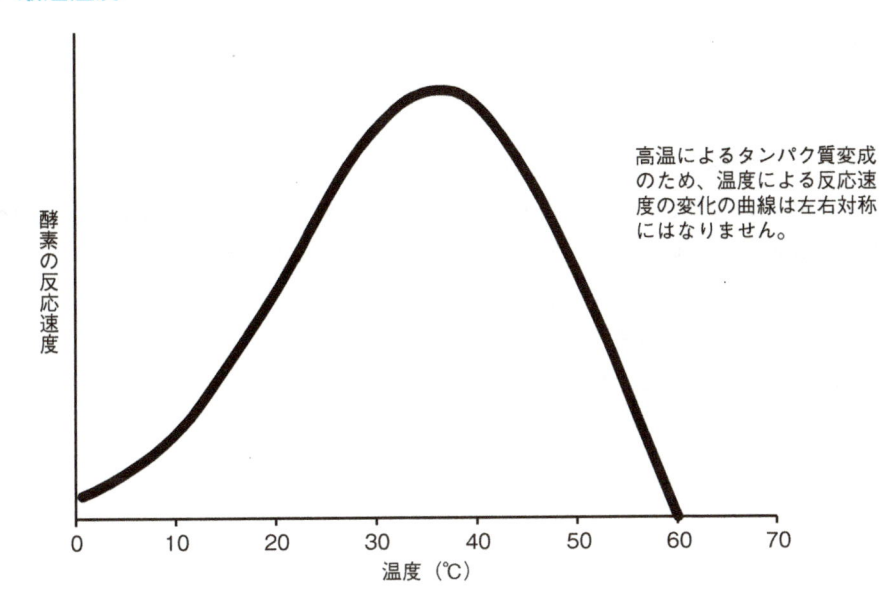

縦軸：酵素の反応速度
横軸：温度（℃）

高温によるタンパク質変成のため、温度による反応速度の変化の曲線は左右対称にはなりません。

図 B ● 最適 pH

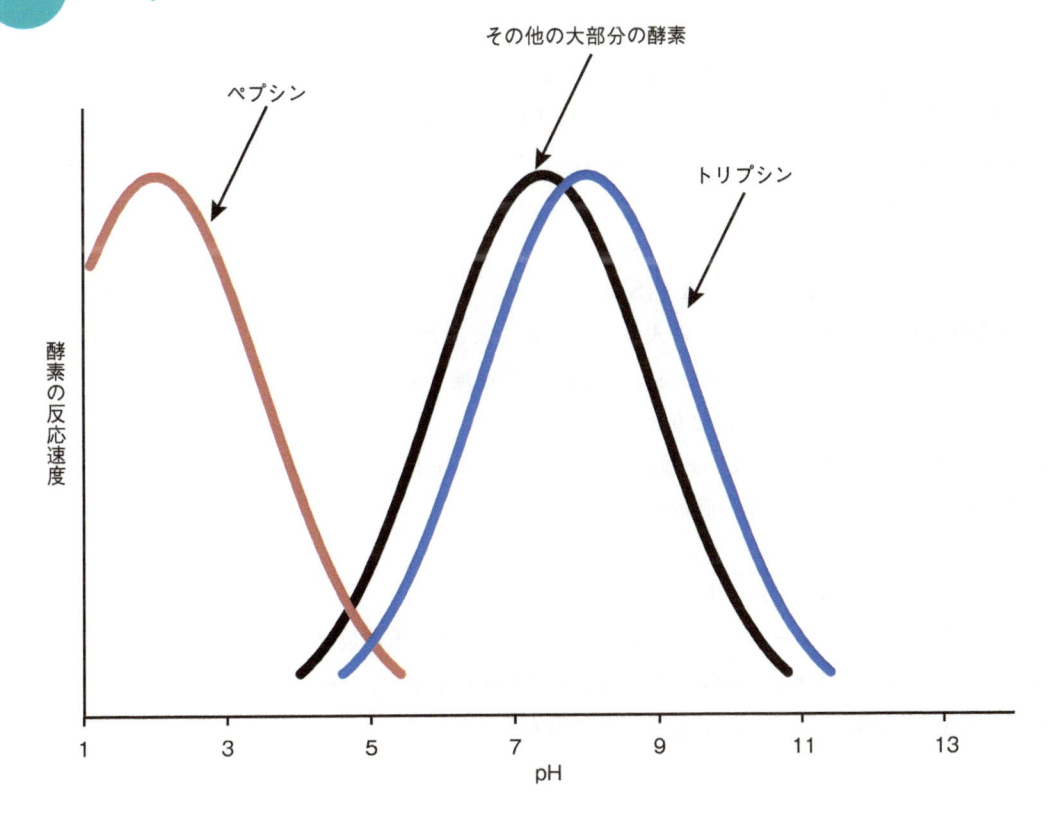

ペプシン
その他の大部分の酵素
トリプシン

縦軸：酵素の反応速度
横軸：pH

2.4 ● 酵素の反応速度　47

2.4.2 反応速度式

酵素反応を式で表現すると次のようになります。

$$E + S \underset{k_{-1}}{\overset{k_{+1}}{\rightleftarrows}} ES \overset{k_{cat}}{\longrightarrow} E + P \qquad ①$$

酵素（E）とその基質（S）は $k_{+1}[E][S]$ の速度で結合してES複合体をつくり、$k_{-1}[ES]$ の速度でEとSに戻ります。非共有結合と違うのは、$k_{cat}[ES]$ の速度で生成物（P）ができる点です。ESが増える速度とESが減る速度は釣り合いますから、次のようになります。

非共有結合 ➡ 130ページ

$$k_{+1}[E][S] = k_{-1}[ES] + k_{cat}[ES]$$

非共有結合の場合と同じように、K を使って表すと次のようになります。

$$\frac{[E][S]}{[ES]} = \frac{k_{-1} + k_{cat}}{k_{+1}} = K \qquad ②$$

酵素の全量を $[E_T]$ とすると、$[E_T] = [ES] + [E]$ ですから、式②は次のように書くことができます。

$$\frac{[S]\{[E_T] - [ES]\}}{[ES]} = K \qquad ②'$$

これを変形すると、次のようになります。

$$[ES] = \frac{[S][E_T]}{K + [S]}$$

酵素の反応速度（v）とは1秒間に生成されるPの濃度で、これはES複合体の濃度と k_{cat} の積で決まります。k_{cat} は1秒間に酵素1分子が処理する基質のモル数で、k_{cat} に酵素の全量 $[E_T]$ をかけると最大の反応速度 V_{max} になります。

$$v = k_{cat}[ES] = \frac{k_{cat}[S][E_T]}{K + [S]} = \frac{V_{max}[S]}{K + [S]} \qquad ③$$

この式をミカエリス・メンテンの式といい、K をミカエリス定数（K_m）といいます。x 軸に基質濃度 $[S]$、y 軸に反応速度 v をとると、演習問題Aの解答のような曲線になります。

式③の分子と分母を逆にして、x 軸に $1/[S]$、y 軸に $1/v$ をとると、演習問題Bの解答のように1本の直線が得られます。

$$\frac{1}{v} = \frac{K_m + [S]}{V_{max}[S]} = \frac{K_m}{V_{max}[S]} + \frac{1}{V_{max}}$$

このグラフはラインウィーバー・バークプロット、または二重逆数プロットとも呼ばれています。このグラフでは、y 軸切片が $1/V_{max}$、x 軸切片が $-1/K_m$ となり、V_{max} と K_m の値を同時に求めることができます。

演習問題 A

基質濃度を6段階に変えて酵素の反応速度を測定したら、次のような結果になりました。横軸に基質濃度、縦軸に反応速度をとってグラフをつくりましょう。基質濃度の単位は nM、反応速度の単位は nM/秒です。このグラフから酵素の最大速度 $V_{\max}$ は 8 nM/秒以上だということはわかりますが、正確な値を求めることはできません。

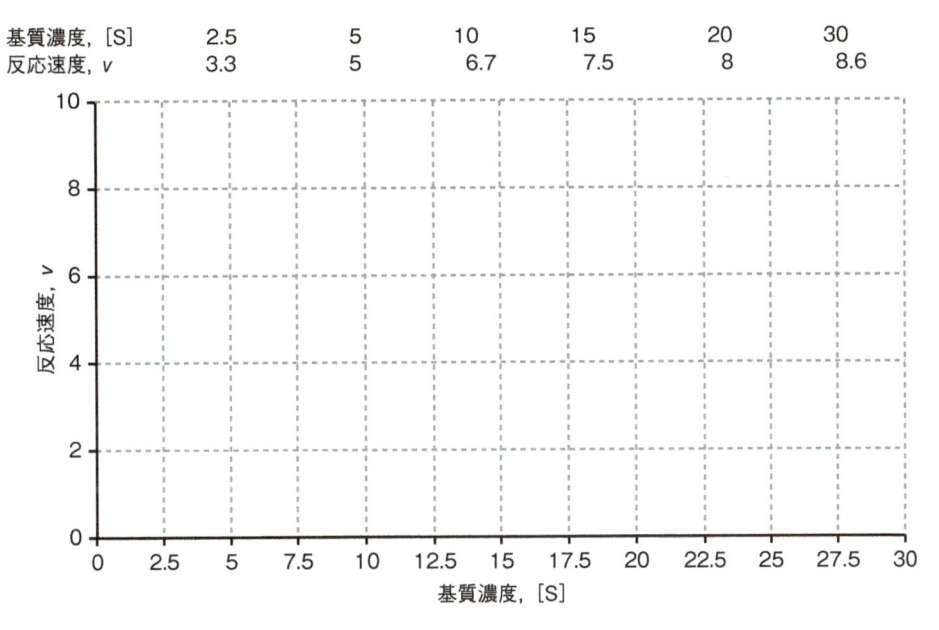

基質濃度, [S]	2.5	5	10	15	20	30
反応速度, v	3.3	5	6.7	7.5	8	8.6

演習問題 B

正確な $V_{\max}$ と K_{m} を求めるために、演習問題 A の6点の結果から下の空欄に数字を入れてラインウィーバー・バークプロットのグラフをつくりましょう。y 軸切片と x 軸切片を読み取り、$V_{\max}$ と K_{m} の値を計算しましょう。

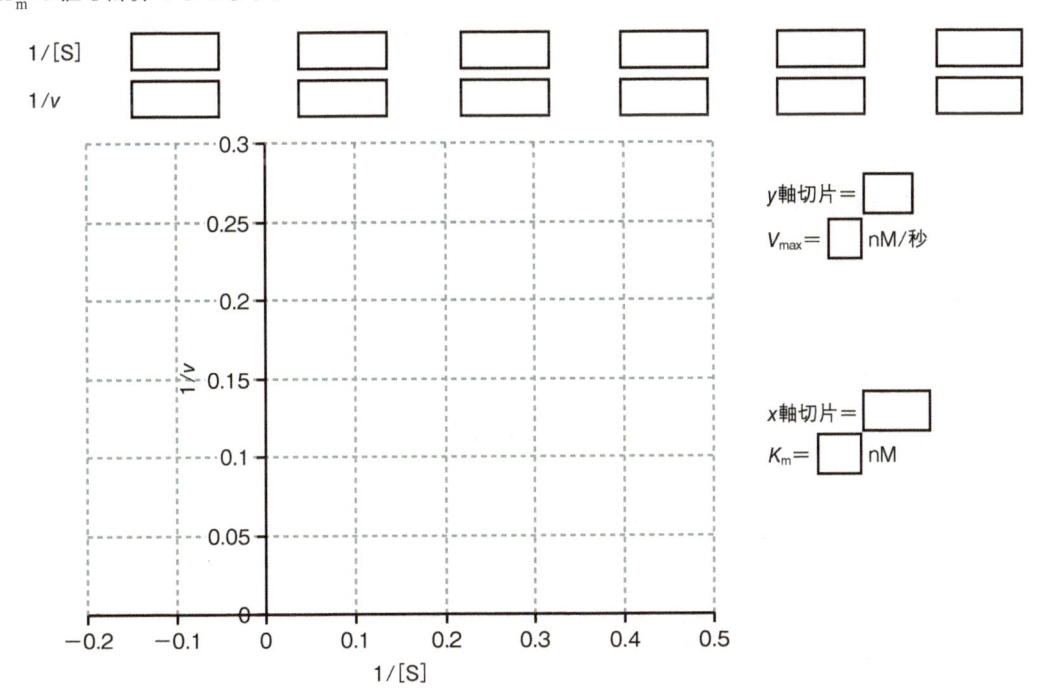

1/[S]						
1/v						

y 軸切片 = ☐

$V_{\max}$ = ☐ nM/秒

x 軸切片 = ☐

K_{m} = ☐ nM

2.4.3 酵素阻害剤

酵素タンパク質の特定の部位に結合して酵素反応の速度を低下させる物質を酵素の阻害剤といいます。

酵素には基質特異性があり、基本的に、活性中心に結合するのは基質だけです。しかし、基質と似たような構造をしている物質が活性中心のくぼみに結合し、本来の基質が結合できなくなることもあります。活性中心に結合するのが基質か阻害剤かは、それぞれの結合の強さと濃度に依存します。阻害剤の濃度が薄くても結合が強ければ、阻害剤が活性中心に入り込み、基質は結合できなくなります。このように、基質と競い合う阻害剤を競合阻害剤といいます（図A）。

阻害剤の中には、酵素の活性中心以外の部分に作用して酵素反応を阻害するものもあります。酵素が基質と結合しているときにだけ働く阻害剤を不競合阻害剤、基質の有無とは無関係にはたらく阻害剤を非競合阻害剤として区別しています。阻害様式の違いは、阻害剤を加えた場合と加えない場合の酵素反応速度をラインウィーバー・バークプロットで分析すると区別できます。

酵素阻害剤の利用

下表のように、阻害剤は医薬品に応用されています。抗生物質の多くは細菌だけが必要とする酵素の阻害剤です。人間にはない酵素なので、抗生物質は細菌の増殖だけを抑えます。いっぽう、抗がん剤の多くは人間が持っているヌクレオチド合成酵素の阻害剤です。抗がん剤を取り込むと、DNA合成に必要なヌクレオチドをつくることができなくなり、その結果、さかんに増殖しているがん細胞の細胞分裂が阻害されます。

> **不と非**
> 競合阻害剤をcompetitive inhibitorといいます。不競合阻害剤はuncompetitive inhibitor、非競合阻害剤はnoncompetitive inhibitorでたいへん紛らわしいです。

> **抗がん剤の副作用**
> 抗がん剤は正常細胞の細胞分裂も阻害するので、さかんに分裂している骨髄の造血細胞、毛根細胞、口腔や消化管の粘膜上皮細胞が分裂できず、貧血や脱毛、下痢や吐き気といった副作用をともないます。副作用を防ぐために、がん細胞にだけ抗がん剤を届ける方法が開発されています。

対象	阻害剤（商品名）	阻害作用	応用
病原微生物	βラクタム系抗生物質（ペニシリン）	細菌の細胞壁合成にかかわる酵素	肺炎、チフス、梅毒などの細菌感染症
	サルファ剤（アプシード）	微生物の葉酸合成にかかわる酵素	尿路感染症、マラリアなど
	ノイラミニダーゼ阻害薬（リレンザ、タミフル）	インフルエンザウイルスの自己複製に必要なノイラミニダーゼ	インフルエンザウイルスの増殖抑制
ヒト	プラバスタチン（メバロチン）	ヒトのコレステロール合成のHMG-CoA還元酵素	高コレステロール血症
	アロプリノール（ザイロリック）	ヒトの尿酸合成にかかわる酵素	高尿酸血症（痛風）
	非ステロイド性抗炎症薬（ロキソニン）	ヒトのプロスタグランジン合成にかかわる酵素	消炎、解熱、鎮痛
	ACE阻害剤（タナトリル）	ヒトの血圧を上げるホルモンの活性化に必要な酵素	高血圧

図A ● 競合阻害

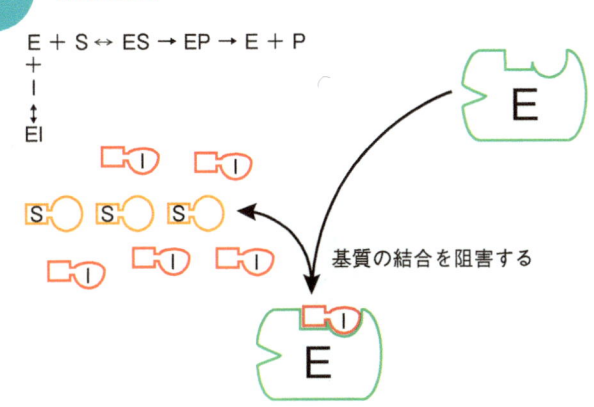

E + S ↔ ES → EP → E + P
+
I
↕
EI

基質の結合を阻害する

E：酵素
S：基質
P：生成物
I：阻害剤

競合阻害剤あり
阻害剤なし

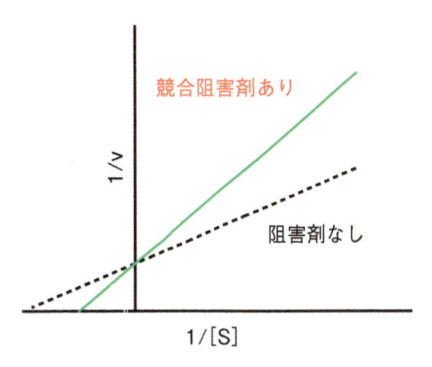

1/v 軸、1/[S] 軸

図B ● 不競合阻害

E + S ↔ ES → EP → E + P
       +
       I
       ↕
       EIS

基質は結合する
酵素反応が進まない

不競合阻害剤あり
阻害剤なし

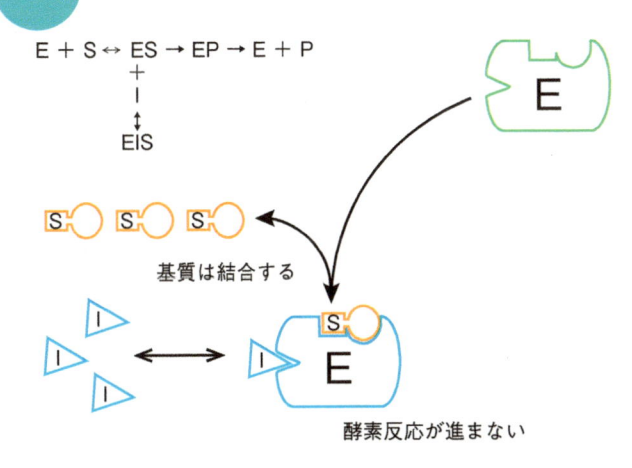

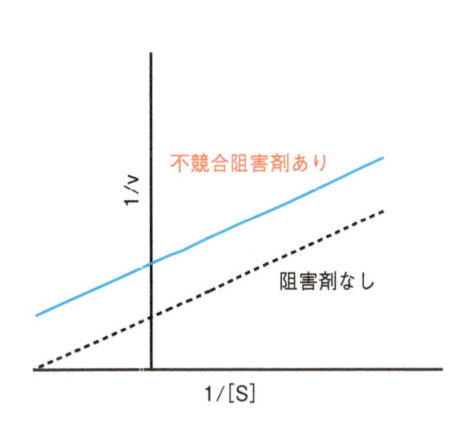

1/v 軸、1/[S] 軸

図C ● 非競合阻害

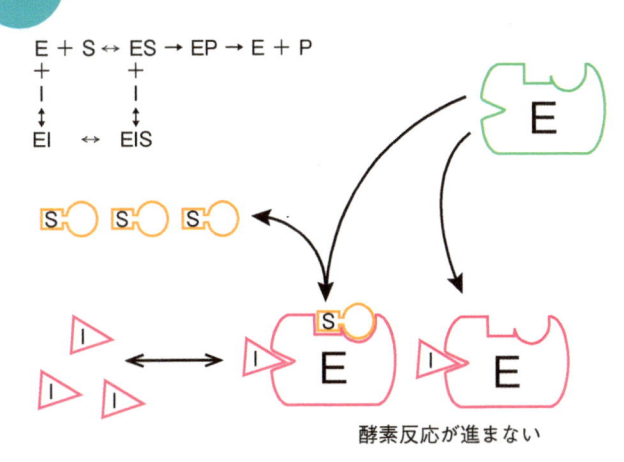

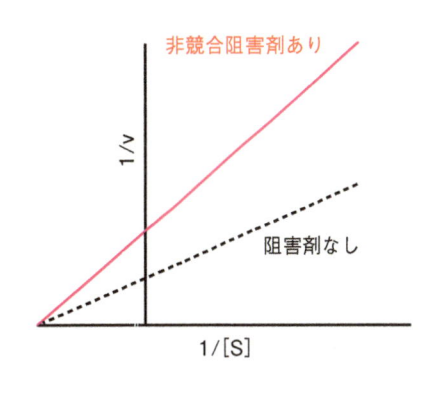

E + S ↔ ES → EP → E + P
+   +
I   I
↕   ↕
EI ↔   EIS

酵素反応が進まない

非競合阻害剤あり
阻害剤なし

1/v 軸、1/[S] 軸

2.4 ● 酵素の反応速度

グルタチオン還元酵素

　酸素呼吸をする生き物は酸素を体内に取り込んでエネルギーを得ていますが、副産物として反応性の高い酸素（活性酸素）ができてしまいます。活性酸素はタンパク質、脂質、DNAなどを酸化して、ガンをはじめさまざまな病気を引き起こしたり、老化を早めたりします。細胞内で活性酸素を解毒する物質を抗酸化物質といいますが、その一種である還元型グルタチオンは活性酸素を還元すると同時に、自らは酸化型グルタチオンになります。酸化型グルタチオンをNADPHの電子によってもとの還元型に戻す酵素が、グルタチオン還元酵素です。

　グルタチオンはGlu-Cys-Glyのトリペプチドですが、GluとCysの結合はふつうのペプチド結合ではありません。Gluの側鎖のカルボキシ基がCysのアミノ基とつながっているので、45ページの図ではγGluと書いてあります。酸化型では、システインがジスルフィド結合でつながっていますが、グルタチオン還元酵素はこの結合を切断する酵素です。

第 3 章

タンパク質と遺伝子の関係

　デンプンやグリコーゲンはたくさんのブドウ糖がつながった多糖類ですが、つながっているブドウ糖の数や枝分かれの位置はまちまちで、特に規格はありません。しかしタンパク質は、20種類のアミノ酸の数とその配列順序がとても厳密に決まっています。たとえばヒトのⅠ型コラーゲンというタンパク質は1,464個のアミノ酸が連なったもので、1,463個でもないし、1,465個でもありません。チロシナーゼというタンパク質は、皮膚や毛の色素であるメラニンをつくるのに必要な酵素ですが、アミノ酸が1つでも違うと機能しなくなったり性質が変わったりします。

　タンパク質のアミノ酸配列を決めているのは、DNAの塩基配列です。細胞の核の中にあるDNAは、もとをただせば母親の卵と父親の精子に含まれていたものです。卵や精子に含まれているDNAの1セットをゲノムといいます。

　ヒトのゲノムを構成するDNAは32億塩基対で、この中にはコラーゲンやチロシナーゼのアミノ酸配列を決めている遺伝子があります。体を構成している細胞は、卵と精子が融合してできた受精卵から発生したものですから、卵のDNA 32億塩基対と精子のDNA 32億塩基対の合計64億塩基対のDNAが、すべての細胞に含まれています。その中にはコラーゲンの遺伝子が2つ、チロシナーゼの遺伝子も2つあります。つまり、わたしたちの体でつくられるタンパク質のアミノ酸配列は、母親から受け継いだ遺伝子と父親から受け継いだ遺伝子の両方によって決まっているのです。遺伝子が2つずつあるということは、もし母親から受け継いだ遺伝子に不具合があっても、父親からの遺伝子が正常なら正常なタンパク質がつくられるということです。

　遺伝というのは、子どもが親に似たり似なかったり、同じ両親から生まれた兄弟姉妹が似たり似なかったりする現象です。顔かたちが似たり似なかったり、性格が似たり似なかったり、同じような病気になったりするのは、タンパク質の種類や量が違ったり、つくられる時期が違うためです。顔かたちや性格や病気のかかりやすさを形質といいますが、タンパク質と形質の関係についてはまだまだわからないところがたくさんあります。この関係を追求することは生命科学の大きな課題となっています。

　この章では、DNAの塩基配列からどのようにしてタンパク質のアミノ酸配列が決まるのか、細胞分裂のときにどのようにしてDNAが複製されるのか、正確に複製されないとどうなるのか、といったことを勉強します。

3.1 遺伝情報の発現

細胞の中で遺伝子がはたらくことを遺伝情報の発現といいます。具体的には、DNA の塩基配列にしたがってアミノ酸が順番に結合されてタンパク質となり、これが機能することを指します。遺伝情報の発現は、転写と翻訳の2つの過程に分けられ、またいずれにおいても修飾という過程を経ます。

3.1.1 転写

DNA は細胞の核の中にあり、外に出ることができません。その一方で、タンパク質が合成される場所は核の外のリボソームという細胞小器官です。遺伝情報の発現のためには、核の中の64億塩基対にも及ぶ DNA から必要な部分の塩基配列をメッセンジャーRNA（mRNA）という核酸に写し取り、核の外へと運び出さなければなりません。この塩基配列の写し取りを転写といいます。

転写の過程では、DNA の二重らせんがほどけて、図 A のように一方の鎖の塩基配列が鋳型として使われ、塩基の相補性の規則にしたがって次々とリボヌクレオチドがつながれます。DNA の2本の鎖のうち、どちらの鎖の塩基配列が mRNA に転写されるかは遺伝子によって違いますが、鋳型となったほうの鎖をアンチセンス鎖といい、鋳型としては使われなかったほうの鎖をセンス鎖といいます（図 B）。

転写調節

体を構成する60兆の細胞は、1つの受精卵から増えたもので、まったく同じ DNA を含んでいます。にもかかわらず、膵臓のランゲルハンス島の β 細胞はインスリンというタンパク質をつくりますし、骨髄にある赤芽球という細胞はグロビンというタンパク質をつくります。遺伝子はすべての細胞に均等に備わっていますが、ランゲルハンス島の β 細胞はそのうちのインスリン遺伝子から mRNA を転写し、赤芽球はグロビン遺伝子から mRNA を転写しているのです。細胞ごとに遺伝子の転写が調節されることを転写調節といいます。

このように遺伝情報の発現を細胞の種類や時期によって調節しているのが、転写因子というタンパク質です。転写因子は、各遺伝子の 5' 側にあるプロモーター領域と呼ばれる DNA に結合します。その結果、転写開始点という DNA 部分が露出して、ここから転写終了を示す DNA 部分である転写終結点までの塩基配列から mRNA がつくられます。

センス

「センス鎖」とは意味のある鎖ということです。本当は鋳型となった鎖のほうが重要なのですが、こちらはアンチセンス鎖といいます。遺伝子の塩基配列はセンス鎖の塩基配列で示すことにしています。mRNA の塩基配列の u を t にかえればいいだけなので、そのほうが簡単だからです。

インスリン ➡ 60 ページ
グロビン ➡ 56 ページ

5' 側と 3' 側

27ページにあるように DNA や RNA には方向性があり、リン酸基で終わる末端の方向を 5' 側、ヒドロキシ基で終わる末端の方向を 3' 側といいます。5' 側を上流、3' 側を下流ということもあります。

図A ● DNAとmRNAの塩基配列

　mRNAは、DNAの2本鎖の一方の鎖を鋳型としてつくられます。
　下の模式図は転写中のDNAとRNAですが、DNAの4種類の塩基（a、t、g、c）を塗り分けてください。また、つくられつつあるmRNAに4種類のいずれかの塩基の記号（a、u、g、c）を書き入れ、DNAの塩基と同じ色で塗り分けてください。DNAのtはRNAではuとなりますから、tとuは同じ色にします。

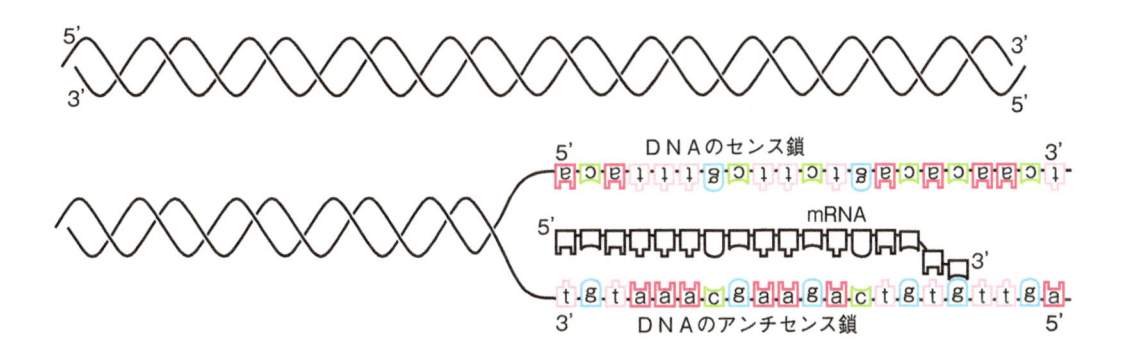

DNAのセンス鎖　5'　a c a t t t g c t t c t g a c a c a a c t　3'
mRNA
DNAのアンチセンス鎖　3'　t g t a a a c g a a g a c t g t g t t g a　5'

図B ● DNA上の遺伝子の位置

　これはDNAの二重らせんの撚りを戻して遺伝子の配置を書き入れた模式図です。
　センス鎖とアンチセンス鎖の矢印を赤と青で塗り分けてください。どちらか1本の鎖にだけセンス鎖が乗っているのではありません。また遺伝子は連続していないこともわかります。
　実際にアミノ酸配列を規定している遺伝子は32億塩基対のうちの2％ほどです。残りの98％は意味のないガラクタ部分と考えられていましたが、最近ではそうともいえないことがわかってきました。

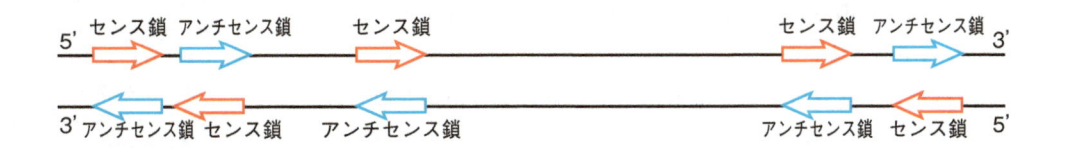

5'　センス鎖　アンチセンス鎖　　センス鎖　　　　　　　　センス鎖　アンチセンス鎖　3'

3'　アンチセンス鎖　センス鎖　　アンチセンス鎖　　　　　アンチセンス鎖　センス鎖　5'

3.1 ● 遺伝情報の発現

3.1.2 転写後修飾

mRNA は転写されてからさまざまな加工を受けますが、この過程をまとめて転写後修飾といいます。ここでは、転写後修飾のうちポリAテールの付加とスプライシングについて、βグロビンを例に説明します。

図 A は、ヒトのβグロビン成熟 mRNA の塩基配列です。成熟 mRNA というのは転写後修飾を受けた後の mRNA のことで、転写後修飾される前の mRNA を成熟 mRNA と区別する場合には mRNA 前駆体と呼びます。4 種類の塩基を示す文字が、5' 末端から 3' 末端の方向に 1 行あたり 60 個で 11 行並んでいます。大文字の部分と小文字の部分がありますが、βグロビンのアミノ酸配列を規定する部分が大文字で書かれており、これをコード領域といいます。コード領域の塩基配列にしたがってタンパク質のアミノ酸配列が決まることを翻訳といいます。コード領域の前方についている小文字部分は 5' 非翻訳領域、後方の小文字部分は 3' 非翻訳領域で、どちらもアミノ酸配列を規定していません。3' 非翻訳領域の先には a という文字がたくさん並んでいます。この部分は、たくさんの a でできたシッポという意味で、ポリAテールといいます。

図 B は、ヒトのβグロビン遺伝子の塩基配列の一部です。DNA ですから a、t、g、c の 4 種類の文字が、左上の 5' 末端から、1 行あたり 60 個で 34 行、最後の行は 13 個なので、全部で 1,993 個並んでいます。mRNA は DNA から転写されたものですが、もととなった塩基配列はひと続きではなく、3 カ所に分かれています。mRNA のもととなる部分をエキソン、エキソンとエキソンに挟まれた部分をイントロンといいます。βグロビンの場合には 3 カ所に分かれますが、遺伝子の種類によっては、もっとたくさんのエキソンとイントロンに分断されていることもあります。

転写の過程では、イントロンを含めた長い領域の全部が mRNA として写し取られ、3' 末端にポリAテールが付加されます。mRNA の最後から 20 番目くらいにある〈aauaaa〉という配列が、ポリAテールの付加の信号になっています。

mRNA は核から細胞質に出ていく前にイントロン部分が切り取られて、エキソン部分だけが継ぎ合わされます。このような加工をスプライシングといいます。

βグロビン
ヘモグロビンは赤血球の中にある酸素運搬タンパク質で、αグロビン2つとβグロビン2つの4つのサブユニットが組み合わさってできています。

塩基配列の記載のしかた
DNA のデータベースにはいろいろありますが、塩基配列の記載のしかたは 5' から 3' の方向に 1 行あたり 60 個で、10 個ずつ分けて書くように統一されています。左端には行頭の塩基の番号を振ります。こうすることでデータベース間の大量の塩基配列のやり取りをスムーズに間違いなく行うことができます。

スプライシング
服に穴があいたときに繕うことをスプライシングといいますが、生化学では特に日本語には訳さずにスプライシングのままで通用します。エキソン exon は expressed region からつくった造語、イントロン intron も intervening region ですが、どちらもそのままカタカナ語で通用します。無理に日本語に直したりすると、通用しません。

図A ヒトのβグロビン成熟mRNAの塩基配列

5'-acauuugcuucugacacaacuguguucacuagcaaccucaaacagacacc<u>AUG</u>GUGCAUC
UGACUCCUGAGGAGAAGUCUGCCGUUACUGCCCUGUGGGGCAAGGUGAACGUGGAUGAAG
UUGGUGGUGAGGCCCUGGGCAGGCUGCUGGUGGUCUACCCUUGGACCCAGAGGUUCUUUG
AGUCCUUUGGGGAUCUGUCCACUCCUGAUGCUGUUAUGGGCAACCCUAAGGUGAAGGCUC
AUGGCAAGAAAGUGCUCGGUGCCUUUAGUGAUGGCCUGGCUCACCUGGACAACCUCAAGG
GCACCUUUGCCACACUGAGUGAGCUGCACUGUGACAAGCUGCACGUGGAUCCUGAGAACU
UCAGGCUCCUGGGCAACGUGCUGGUCUGUGUGCUGGCCCAUCACUUUGGCAAAGAAUUCA
CCCCACCAGUGCAGGCUGCCUAUCAGAAAGUGGUGGCUGGUGUGGCUAAUGCCCUGGCCC
ACAAGUAUCAC<u>UAA</u>gcucgcuuucuugcuguccaauuucuauuaaagguuccuuuguucc
cuaaguccaacuacuaaacuggggggauauuaugaagggccuugagcaucuggauccugcc
<u>uaauaaa</u>aaacauuuauuuucauugcaaaaaaaaaaaaaaaaaaaaaaaaaaaaaaaa-3'

図B ヒトのβグロビン遺伝子のDNAの塩基配列

図Aに示した成熟mRNAの塩基配列は、下のDNAの塩基配列がもとになっています。図Aで赤・緑・青に塗り分けられている部分は、もとになったDNAでは3カ所に分かれていました。3つのエキソンを探し出し、図Aにならって塗り分けてみましょう。

```
5'    1 ttaccaagct gtgattccaa atattacgta aatacacttg caaaggagga tgttttagt
     61 agcaatttgt actgatggta tggggccaag agatatatct tagagggagg gctgagggtt
    121 tgaagtccaa ctcctaagcc agtgccagaa gagccaagga caggtacggc tgtcatcact
    181 tagacctcac cctgtggagc cacacccag ggttggccaa tctactccca ggagcaggga
    241 gggcaggagc cagggctggg cataaaagtc agggcagagc catctattgc ttacatttgc
    301 ttctgacaca actgtgttca ctagcaacct caaacagaca ccatggtgca tctgactcct
    361 gaggagaagt ctgccgttac tgccctgtgg ggcaaggtga acgtggatga agttggtggt
    421 gaggccctgg gcaggttgct atcaaggtta caagacaggt ttaaggagac caatagaaac
    481 tgggcatgtg gagacagaga agactcttgg gtttctgata ggcactgact ctctctgcct
    541 attggtctat tttcccaccc ttaggctgct ggtggtctac ccttggaccc agaggttctt
    601 tgagtccttt ggggatcgt ccactcctga tgctgttatg gcaaccta aggtgaaggc
    661 tcatggcaag aaagtgctcg gtgcctttag tgatggcctg gctcacctgg acaacctcaa
    721 gggcaccttt gccacactga gtgagctgca ctgtgacaag ctgcacgtgg atcctgagaa
    781 cttcaggtt agtctatgg acgcttgat ttttcttcc ccttctttt tatggttaag
    841 ttcatgtcat aggaaggga taagtaacag gtacagttt agaatgggaa acagacgaat
    901 gattgcatca gtgtggaagt ctcaggatcg ttttagttt ttttatttgc tgttcataac
    961 aattgttttc ttttgtttaa ttcttgcttt ctttttttt cttctccgca attttacta
   1021 ttatacttaa tgccttaaca ttgtgtataa caaaggaaa tatctctgag atacattaag
   1081 taactttaaaa aaaaacttta cacagtctgc ctagtacatt actatttgga atatatgtgt
   1141 gcttatttgc atattcataa tctccctact ttattttctt ttattttaa ttgatacata
   1201 atcattatac atatttatgg gttaaagtgt aatgttttaa tatgtgtaca catattgacc
   1261 aaatcagggt aattttgcat ttgtaatttt aaaaatgct ttcttctttt aatatacttt
   1321 tttgtttatc ttatttctaa tactttcct aatctctttc tttcagggca ataatgatac
   1381 aatgtatcat gcctctttgc accattcaa agaataacag tgataatttc tgggttaagg
   1441 caatagcaat atttctgcat ataaatattt ctgcatataa attgtaactg atgtaagagg
   1501 tttcatattg ctaatagcag ctacaatcca gctaccattc tgcttttat ttatggttgg
   1561 gataaggctg gattattctg agtccaagct aggccctttt gctaatcatg ttcatcactt
   1621 ttatcttcct cccacagctc ctgggcaacg tgctggtctg tgtgctggcc catcactttg
   1681 gcaaagaatt caccccacca gtgcaggctg cctatcagaa agtggtggct ggtgtggcta
   1741 atgccctggc ccacaagtat cactaagctc gctttcttgc tgtccaattt ctattaaagg
   1801 ttccttttgt ccctaagtcc aactactaaa ctgggggata ttatgaaggg ccttgagcat
   1861 ctggattctg cctaataaaa acatttatt tcattgcaa tgatgtattt aaattatttc
   1921 tgaatatttt actaaaaagg gaatgtggga ggtcagtgca tttaaaacat aaagaaatga
   1981 agagctagtt caa3'
```

3.1.3 翻訳

mRNAの塩基配列にしたがってアミノ酸がつなぎ合わされることを翻訳といいます。塩基配列をアミノ酸に翻訳するために必要なコドン表の見かたをマスターしましょう。

コドン

コドンとは、mRNAの3つの塩基の並びのことで、これが翻訳過程でアミノ酸の種類を指定します。塩基は4種類あるので、コドンは64種類（＝4の3乗）あります。このうち、〈UAA〉、〈UAG〉、〈UGA〉の3種類は翻訳停止の信号としてはたらきます。残りの61種類のコドンが20種類のアミノ酸に対応しています。

コドン表

図Aはコドンとアミノ酸の対応をまとめたコドン表です。表は16行×4列ですが、コドンの1番目の塩基によって見るべき4行が絞られ、2番目の塩基によって見るべき列が決まり、3番目の塩基によって見るべき枠が1つに絞られます。たとえば、〈CAU〉に対応する枠にはHis（H）と書かれていますが、このコドンがヒスチジンというアミノ酸を指定することを意味しています。

翻訳の過程

翻訳は、mRNAの5'末端から読んで最初に出てくる〈AUG〉にリボソームが結合することから始まります。リボソームは、mRNAの塩基配列にしたがってアミノ酸を順番につなぐ酵素のような役割をする細胞小器官です。各コドンに対応するアミノ酸は、トランスファーRNA（tRNA）という別の種類のRNAによってリボソームまで運ばれます。

〈AUG〉はメチオニンのコドンを兼ねているので、翻訳はメチオニンから始まります。図BのβグロビンのAUG〉の次のコドンは〈GUG〉で、コドン表の左下隅の枠で示されるように、バリンを指定します。バリンと結合したtRNAがリボソームに運ばれて、メチオニンのカルボキシ基とバリンのアミノ基がペプチド結合でつながります。メチオニンを運んで来たtRNAはメチオニンを残してリボソームから離れます。次のアミノ酸が運ばれるとバリンを運んで来たtRNAもバリンを残したままリボソームから離れます。リボソームではこのようにしてアミノ酸の鎖がN末端からC末端の方向に伸びていきます。次は〈CAU〉でヒスチジン、その次は〈CUG〉でロイシンというようにして、mRNAのコドンにしたがってアミノ酸がつながり、停止コドンの手前で翻訳は終了します。

遺伝暗号表

コドン表はすべての生物に共通です。遺伝暗号表と呼ぶこともありますが、すべての生物が皆同じコドン表を使っているので、暗号表とはいえません。

開始コドン

AUGはメチオニンのコドンですが、ここから翻訳が開始されるので開始コドンといいます。ということはすべてのタンパク質のN末端はメチオニンだということになります。

ペプチド結合 ➡ 10ページ

N末端 ➡ 10ページ

図A • コドン表

アミノ酸の側鎖の性質にしたがって64マスを色分けしてみましょう。疎水性アミノ酸：緑、塩基性アミノ酸：青、酸性アミノ酸：赤、中性アミノ酸：茶色、側鎖のないアミノ酸：無色

		2番目の塩基				
		U	C	A	G	
1番目の塩基	U	Phe (F)	Ser (S)	Tyr (Y)	Cys (C)	U
		Phe (F)	Ser (S)	Tyr (Y)	Cys (C)	C
		Leu (L)	Ser (S)	停止	停止	A
		Leu (L)	Ser (S)	停止	Trp (W)	G
	C	Leu (L)	Pro (P)	His (H)	Arg (R)	U
		Leu (L)	Pro (P)	His (H)	Arg (R)	C
		Leu (L)	Pro (P)	Gln (Q)	Arg (R)	A
		Leu (L)	Pro (P)	Gln (Q)	Arg (R)	G
	A	Ile (I)	Thr (T)	Asn (N)	Ser (S)	U
		Ile (I)	Thr (T)	Asn (N)	Ser (S)	C
		Ile (I)	Thr (T)	Lys (K)	Arg (R)	A
		Met (M)	Thr (T)	Lys (K)	Arg (R)	G
	G	Val (V)	Ala (A)	Asp (D)	Gly (G)	U
		Val (V)	Ala (A)	Asp (D)	Gly (G)	C
		Val (V)	Ala (A)	Glu (E)	Gly (G)	A
		Val (V)	Ala (A)	Glu (E)	Gly (G)	G

3番目の塩基

図B • ヒトのβグロビンのアミノ酸への翻訳

これは57ページのβグロビン成熟mRNAです。コドン表を使って2行目の空欄にアミノ酸を1文字表記で入れ、図Aと同じようにアミノ酸の側鎖の性質にしたがってマスを色分けしてみましょう。

5'-acauuugcuucugacacaacuguguucacuagcaaccucaaacagacacc AUG GUG CAU
　　　　　　　　　　　　　　　　　　　　　　　　　　　　　　　M　 V　 H

CUG	ACU	CCU	GAG	GAG	AAG	UCU	GCC	GUU	ACU	GCC	CUG	UGG	GGC	AAG	GUG	AAC	GUG	GAU	GAA
L																			

GUU	GGU	GGU	GAG	GCC	CUG	GGC	AGG	CUG	CUG	GUG	GUG	UAC	CCU	UGG	ACC	CAG	AGG	UUC	UUC
V	G	G	E	A	L	G	R	L	L	V	V	Y	P	W	T	Q	R	F	F

GAG	UCC	UUU	GGG	GAU	CUG	UCC	ACU	CCU	GAU	GCU	GUU	AUG	GGC	AAC	CCU	AAG	GUG	AAG	GCU
E	S	F	G	D	L	S	T	P	D	A	V	M	G	N	P	K	V	K	A

CAU	GGC	AAG	AAA	GUG	CUC	GGU	GCC	UUU	AGU	GAU	GGC	CUG	GCU	CAC	CUG	GAC	AAC	CUC	AAG
H	G	K	K	V	L	G	A	F	S	D	G	L	A	H	L	D	N	L	K

GGC	ACC	UUU	GCC	ACA	CUG	AGU	GAG	CUG	CAC	UGU	GAC	AAG	CUG	CAC	GUG	GAU	CCU	GAG	AAC
G	T	F	A	T	L	S	E	L	H	C	D	K	L	H	V	D	P	E	N

UUC	AGG	CUC	CUG	GGC	AAC	GUG	CUG	GUC	UGU	GUG	CUG	GCC	CAU	CAC	UUU	GGC	AAA	GAA	UUC
F	R	L	L	G	N	V	L	V	C	V	L	A	H	H	F	G	K	E	F

ACC	CCA	CCA	GUG	CAG	GCU	GCC	UAU	CAG	AAA	GUG	GUG	GCU	GGU	GUG	GCU	AAU	GCC	CUG	GCC
T	P	P	V	Q	A	A	Y	Q	K	V	V	A	G	V	A	N	A	L	A

CAC	AAG	UAU	CAC	UAA	gcucgcuuucuugcuguccaauuucuauuaaagguuccuuuguucccuaaguccaacuacuaaacuggggg
H	K	Y	H	停止	

3.1.4 翻訳後修飾

アミノ酸がつなぎ合わされただけでは、完成されたタンパク質とはいえません。多くのタンパク質は翻訳後にさまざまな加工を受けて、初めて機能できるようになります。これらの加工をまとめて翻訳後修飾といいます。

タンパク質は、核やミトコンドリアや細胞膜といった特定の細胞小器官で機能したり、細胞外に分泌されたりします。このようなタンパク質の運命はどんな翻訳後修飾を受けたかによって決まります。核ではたらくタンパク質が細胞外に分泌されたり、細胞外に分泌されるべきタンパク質が細胞内にとどまっていることはありません。タンパク質の翻訳後修飾のための情報はアミノ酸配列に書かれているので、アミノ酸配列がタンパク質の運命を決めているといってもいいでしょう。

ここでは、血糖値を下げるはたらきを持つホルモンであるインスリンを例に、翻訳後修飾がどのようなものかを学びます。

インスリンの翻訳後修飾

図Cはヒトのインスリンです。短いポリペプチド（A鎖）と長いポリペプチド（B鎖）がシステインどうしのジスルフィド結合でつながってできています。図Aは成熟mRNAの塩基配列にしたがってリボソームでつくられたポリペプチドで、プレプロインスリンと呼ばれています。このプレプロインスリンが小胞体での翻訳後修飾を受けプロインスリン（図B）となり、プロインスリンがゴルジ体でさらに修飾されてインスリン（図C）がつくられます。この過程を詳しく見ていきましょう。

プレプロインスリンにはN末端のメチオニンから24個ほどの疎水性アミノ酸がつながっていますが、この部分のアミノ酸配列をシグナル配列といいます。N末端にシグナル配列を持つポリペプチドは、つくりかけの段階でリボソームと一緒に小胞体の表面へと移動し、完成すると小胞体内へ送り込まれます。小胞体の中ではシグナル配列が切られ、特定のシステイン間にジスルフィド結合が形成されます。こうしてできるのがプロインスリンです。シグナル配列が除去されたので、N末端はフェニルアラニンになりました。

プロインスリンはゴルジ体に移動します。そして、塩基性アミノ酸が並んでいるRRやRKの近くで切断され、中央部分がごっそりと取り除かれます。こうしてインスリンが完成し、血液中に分泌されます。取り除かれた中央部分をCペプチドといいますが、これもインスリンと一緒に血液中に分泌されます。

ジスルフィド結合
システインのSと別のシステインのSがつながる結合で、SS結合ともいいます。2本のポリペプチドを連結したり、1本のポリペプチドの内部でつながったり、タンパク質の立体構造を決めるために重要な役割をします。

粗面小胞体と滑面小胞体
細胞には粗面小胞体と滑面小胞体がありますが、粗面小胞体は表面にリボソームが結合しているので粗面となっています。つまり粗面小胞体が多い細胞は、分泌タンパク質をさかんにつくっていると予想できます。

プレとプロ
プレとプロは両方とも前という意味です。

図A ● プレプロインスリン

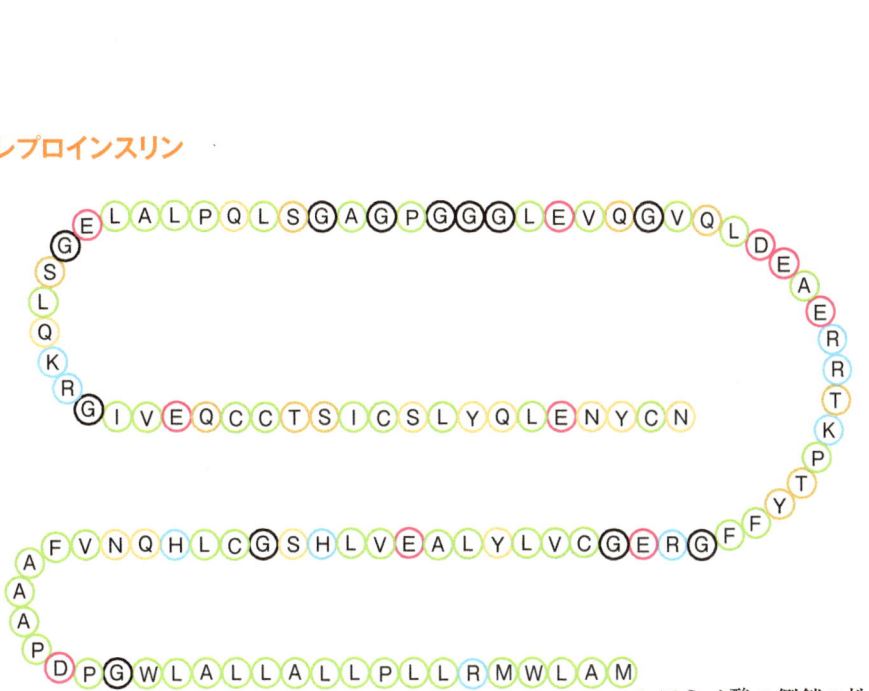

```
         E L A L P Q L S G A G P G G G L E V Q G V Q L
        G                                              D
        S                                              E
        L                                              A
        Q                                              E
        K                                              R
        R                                              R
        G I V E Q C C T S I C S L Y Q L E N Y C N      T
                                                       K
                                                       P
                                                       T
                                                       Y
   A F V N Q H L C G S H L V E A L Y L V C G E R G    F
  A                                                    F
  P
  D P G W L A L L A L L P L L R M W L A M
```

アミノ酸の側鎖の性質で
色分けしてください。

疎水性アミノ酸：緑
塩基性アミノ酸：青
酸性アミノ酸：赤
中性アミノ酸：茶色
側鎖のないアミノ酸：無色

↓ 小胞体

図B ● プロインスリン

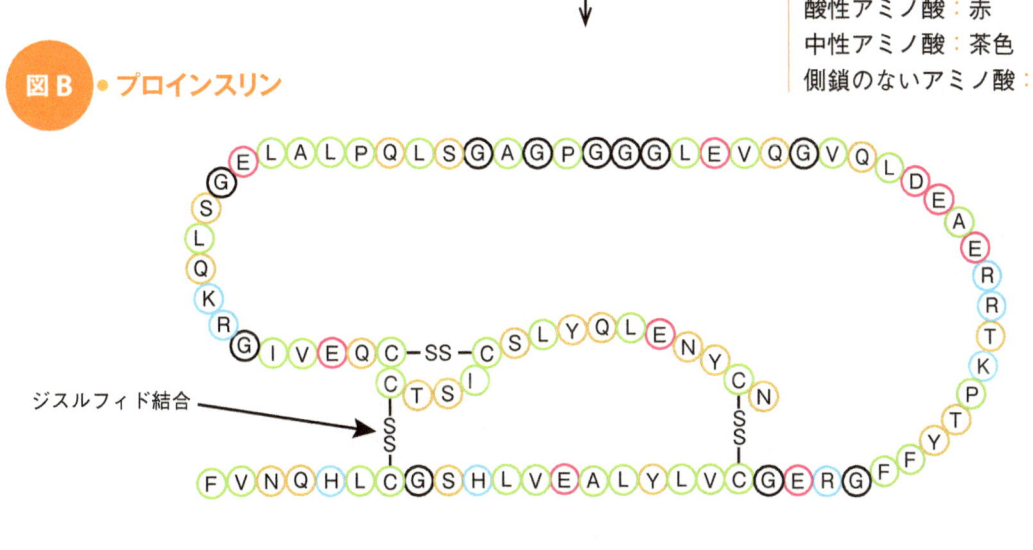

```
         E L A L P Q L S G A G P G G G L E V Q G V Q L
        G                                              D
        S                                              E
        L                                              A
        Q                                              E
        K                                              R
        R                                              R
        G I V E Q C-SS-C S L Y Q L E N Y C N          T
               C   S                 C                 K
               T   I                 S                 P
               S                     S                 T
               S                                       Y
       F V N Q H L C G S H L V E A L Y L V C G E R G  F
                                                       F
```

ジスルフィド結合

↓ ゴルジ体

図C ● インスリン

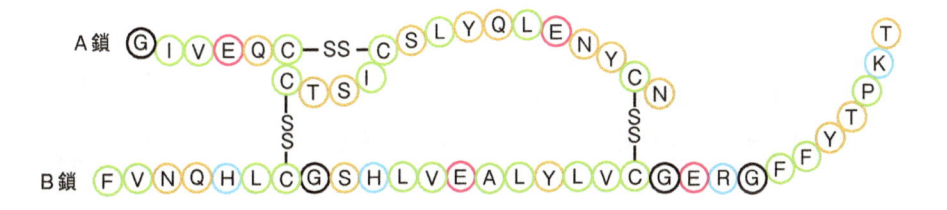

```
A鎖  G I V E Q C-SS-C S L Y Q L E N Y C N              T
            C   S                 C                     K
            T   I                 S                     P
            S                     S                     T
            S                                           Y
B鎖  F V N Q H L C G S H L V E A L Y L V C G E R G     F
                                                        F
```

3.2 遺伝情報の複製

遺伝情報はDNAという化学物質の中に塩基配列という文字として書かれています。細胞分裂で増えたすべての細胞が同じ遺伝情報を備えるために、DNAは細胞分裂の前に正確に複製されなければなりません。

3.2.1 DNA複製

図AにDNAが複製される過程を図示しました。もととなる2本鎖DNA（図A①）から、塩基配列がまったく同じ2組の2本鎖DNA（図A⑧）がつくられますが、①の緑と黒の2本の鎖は⑧ではそれぞれ別の鎖と一組になって保存されています。このような複製のしかたを半保存的複製といいます。

DNAの複製は、複製起点と呼ばれる部分に複製装置が結合して始まります。複製装置は下表に挙げる酵素やタンパク質の複合体です。

複製起点
大腸菌のような細菌では複製起点は1カ所ですが、ヒトのDNAには複製起点が数万カ所もあります。DNA複製のスピードは1秒間におよそ1000塩基ですが、64億塩基対のDNAの合成は6時間ほどなので、たくさんの複製起点が必要なのです。

DNAヘリカーゼ	ATPのエネルギーを使って、DNAの2本鎖を巻き戻します。
1本鎖DNA結合タンパク質	DNAが2本鎖に戻ることを防ぎます。
プライマーゼ	プライマーとなるRNAをつくります。
DNAポリメラーゼ	4種類のデオキシリボヌクレオチドをつなげてDNAの長い鎖にします。
リガーゼ	DNA断片をつなぎ合わせます。

複製起点に複製装置が結合すると、DNAヘリカーゼによって2本鎖が押し広げられます。押し広げられつつある部分を複製フォークと呼びます（図A②）。2本鎖がほどけたところにはプライマーゼという酵素によって、プライマーと呼ばれる10塩基ほどの短いRNAができます。

続いてDNAポリメラーゼがプライマーRNAからDNAの鎖を伸ばしていきます（図A③）。DNAポリメラーゼは、ヌクレオチドの3'末端にあるヒドロキシ基にデオキシリボヌクレオチドをつなぐ酵素で、材料となるdATP、dGTP、dCTP、dTTPが塩基の相補性の規則にしたがってつなげられます。DNAポリメラーゼは5'末端から3'末端の方向に鎖を連続して伸ばすことはできますが、反対方向には伸ばせません。そこで反対方向に鎖を伸ばすために短い断片として少しずつ合成が進むことになります（図A④～⑥）。連続して伸びるほうの鎖のことをリーディング鎖、短い断片ができるほうの鎖をラギング鎖といいます。

最後にプライマーRNAがDNAに置き換えられ（図A⑦）、DNA鎖の断片どうしがリガーゼという酵素でつなぎ合わされて完成します（図A⑧）。

dATPなど ➡ 28ページ

岡崎断片
ラギング鎖の短い断片は発見者の名前をとって岡崎断片と呼ばれています。生化学の分野で日本人の名前がつけられている数少ない例です。

図A ● DNAの複製過程

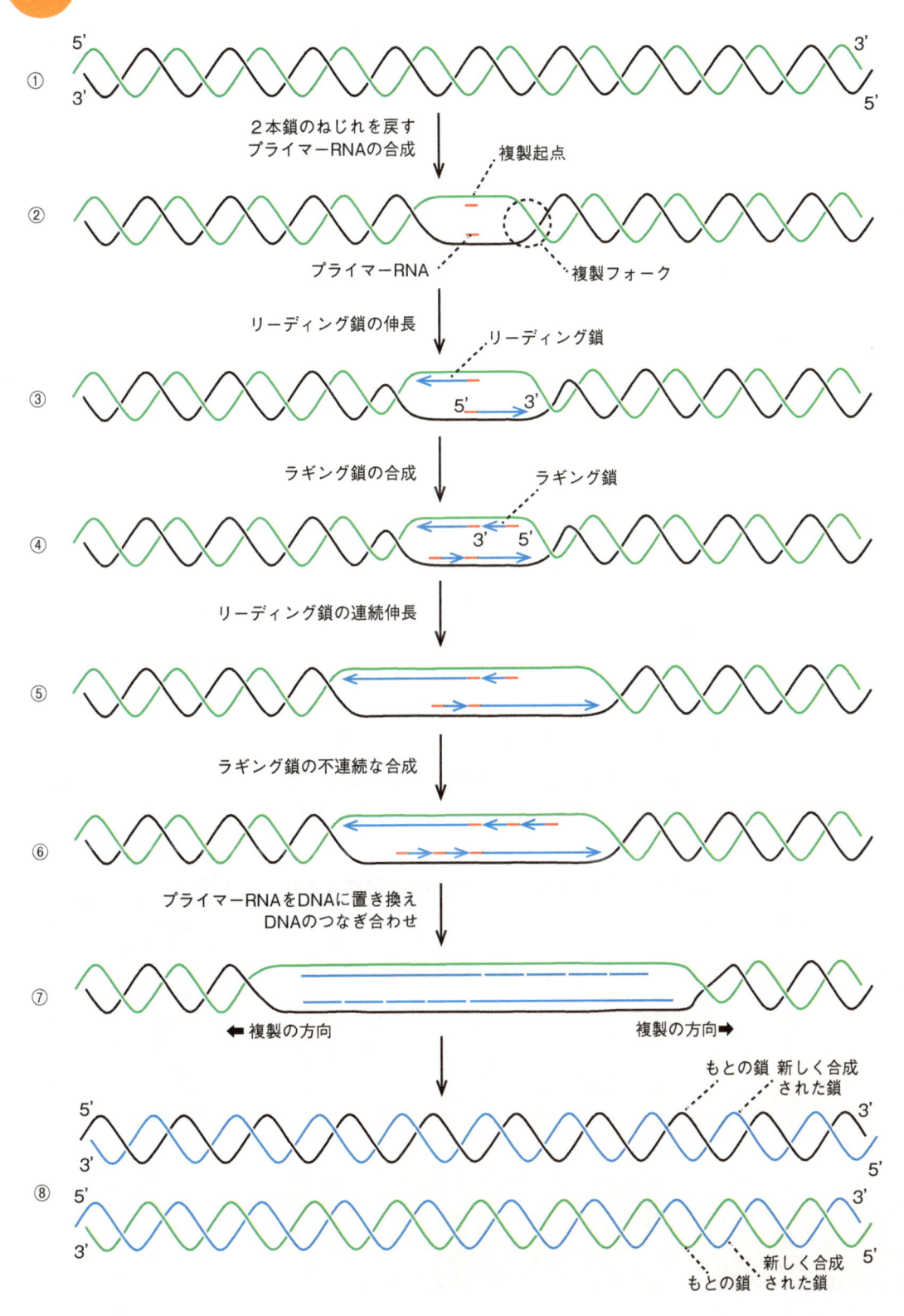

①

↓ 2本鎖のねじれを戻す
  プライマーRNAの合成

② プライマーRNA　複製起点　複製フォーク

↓ リーディング鎖の伸長

③ リーディング鎖

↓ ラギング鎖の合成

④ ラギング鎖

↓ リーディング鎖の連続伸長

⑤

↓ ラギング鎖の不連続な合成

⑥

↓ プライマーRNAをDNAに置き換え
  DNAのつなぎ合わせ

⑦ ←複製の方向　　　複製の方向→

⑧ もとの鎖　新しく合成された鎖

3.2 ● 遺伝情報の複製

3.2.2 ヌクレオチド合成

　細胞分裂のたびに DNA は複製されるので、分裂のさかんな細胞では、DNA の材料となる 4 種類のデオキシリボヌクレオチド、すなわち dATP、dGTP、dCTP、dTTP が大量に必要となります。これらの合成のしかたはプリン塩基とピリミジン塩基で大きく異なります。

プリンヌクレオチドの場合

　アデニンやグアニンのような、プリン塩基がついたヌクレオチドをプリンヌクレオチドといいます。プリンヌクレオチド合成の出発点となるのはイノシン一リン酸（IMP）です。この物質は、アスパラギン酸、グルタミン、グリシンといったアミノ酸やホルミルテトラヒドロ葉酸や二酸化炭素を材料として合成されます（図 A）。

　IMP は AMP や GMP を経て dATP や dGTP などのプリンヌクレオチドとなります（図 B）。古くなったプリンヌクレオチドは、ヒポキサンチンやキサンチンを経て尿酸となり、体外へ排出されます。ただし、IMP 合成には 10 種類以上の酵素と大量の ATP が必要となるので、大部分のプリン塩基は排泄されずに再利用されます。図 B の点線が再利用のための経路で、「サルベージ（再利用）経路」といいます。これに対して新しく IMP をつくる経路を「新規（de novo）合成経路」といいます。

ピリミジンヌクレオチドの場合

　ピリミジンヌクレオチドの場合も、アスパラギン酸やグルタミンといったアミノ酸が材料となったウリジン一リン酸（UMP）が出発点となります（図 C）。UMP はいくつかの変化を経て dCTP や dTTP といったピリミジンヌクレオチドとなり、DNA の材料になります（図 D）。古くなったピリミジンヌクレオチドはβアラニンに代謝されます。ピリミジンヌクレオチド合成にもサルベージ経路はありますが、UMP の de novo 合成は IMP ほど複雑ではないので、サルベージ経路はそれほど重要ではありません。

プリン
　プリンは purine と綴り、お菓子のプリン pudding とは違います。
　プリン塩基は尿酸になるので尿という意味の urine が使われています。p の正確な意味はわかりませんが、赤ちゃんことばでおしっこのことをピー（pee）といいます。

de novo
　de novo というのは「新たに」という意味のラテン語です。
　生化学でよく使われるラテン語には、この他に、in vivo（生体内で）、in vitro（試験管内で）、in situ（本来の場所で）があります。
　最近ではコンピュータを使った研究のことを指す in silico も登場しています。

βアラニン
　βアラニンはアミノ酸のアラニンと同じ元素組成ですが、構造が異なり、タンパク質合成に使われることはありません。
　両者を区別する場合には、アミノ酸のアラニンはαアラニンと呼びます。

新陳代謝

　動物の体の構成成分の大部分は、合成と分解によってつねに入れ替わっており、これを俗に新陳代謝といいます。ヒトの体にはおよそ 10kg のタンパク質が含まれていますが、そのうちの 2%、200g は毎日アミノ酸にまで分解され、新しいタンパク質に入れ替わっています。しかし、DNA だけは例外で、細胞分裂の際につくられた新たな DNA 分子は、その細胞が消滅するまでけっして入れ替わることがありません。DNA 合成のためのヌクレオチドは分裂のさかんな細胞だけが必要としています。

図A ● IMP の材料

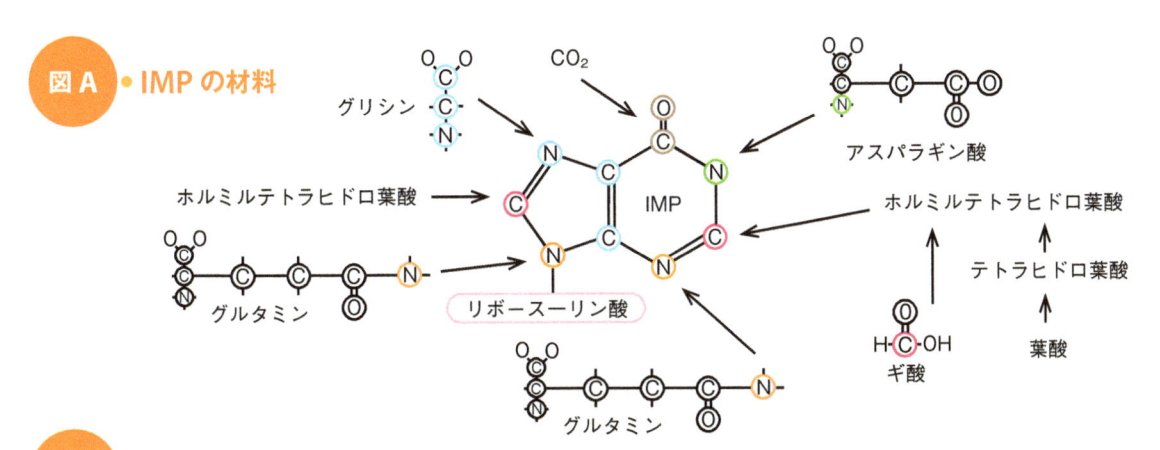

グリシン
ホルミルテトラヒドロ葉酸
グルタミン
リボース-リン酸
CO_2
IMP
アスパラギン酸
ホルミルテトラヒドロ葉酸 ← テトラヒドロ葉酸 ← 葉酸
ギ酸
グルタミン

図B ● プリンヌクレオチドの代謝経路

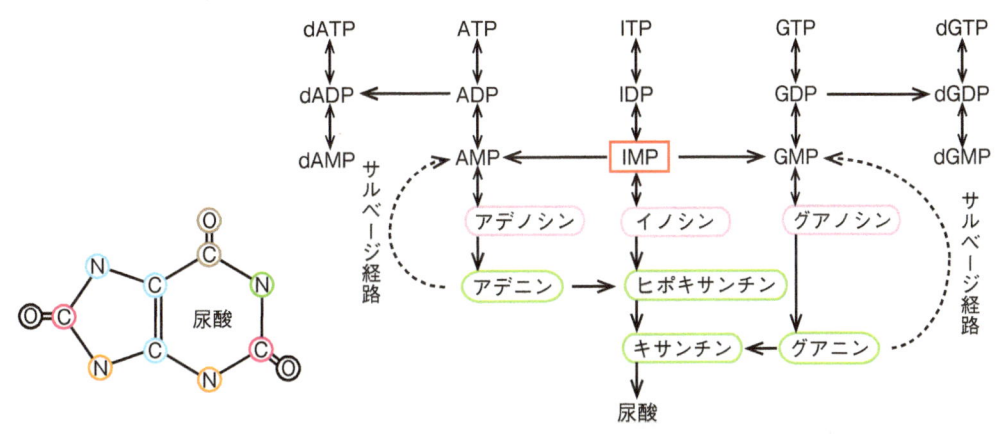

dATP — ATP   ITP   GTP — dGTP
dADP ← ADP   IDP   GDP → dGDP
dAMP   AMP ← IMP → GMP   dGMP

サルベージ経路 — アデノシン イノシン グアノシン — サルベージ経路

アデニン → ヒポキサンチン ← グアニン
        キサンチン ← グアニン
        ↓
        尿酸

尿酸（構造式）

図C ● UMP の材料

アスパラギン酸 → UMP ← グルタミン
リボース-リン酸
CO_2

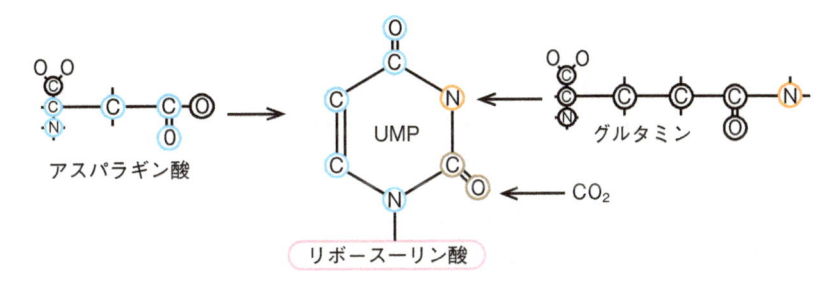

図D ● ピリミジンヌクレオチドの代謝経路

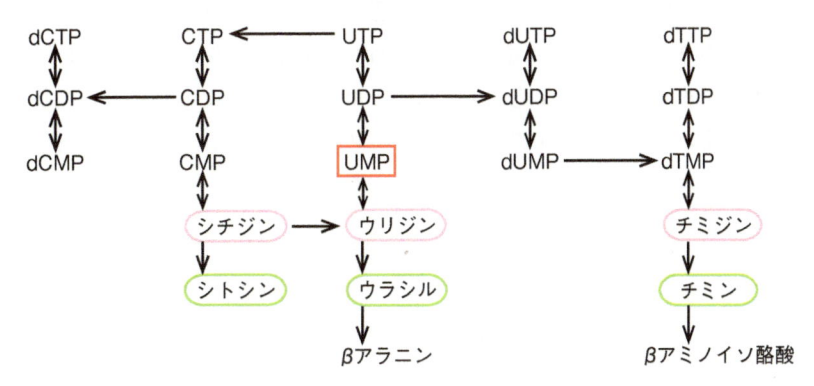

dCTP ← CTP ← UTP   dUTP   dTTP
dCDP ← CDP   UDP → dUDP   dTDP
dCMP   CMP   UMP   dUMP → dTMP

シチジン → ウリジン   チミジン
↓   ↓   ↓
シトシン ウラシル   チミン
         ↓   ↓
         βアラニン   βアミノイソ酪酸

3.2 ● 遺伝情報の複製

3.2.3 DNAの複製の間違い

　DNAが2本鎖で、相補性を持った塩基対で構成されているという構造上の特徴は、遺伝情報を正確に複製するうえで非常に重要です。この特徴のおかげで、もし間違った塩基に置き換わったり（置換）、塩基を1つ飛ばしたり（欠損）、余分な塩基が入り込んだり（挿入）すると、その部分が対にならないので、複製の間違いはすぐにわかります。間違ってつながれたヌクレオチドが見つかると、DNAポリメラーゼがそれを切り取り、合成途中の新しい鎖を修復します。さらに、このような校正機構で見逃されて二本鎖に"こぶ"ができてしまった場合には、ミスマッチ修復タンパク質がこぶを検出し、別の酵素がその部分のヌクレオチドを切り出して正しいヌクレオチドを埋めるようにはたらきます。

DNAの複製の間違いと進化

　それでもDNAの複製の間違いは起こります。いったん複製されたDNAは、その後の細胞分裂でも修正されることなく複製され、卵や精子のような生殖細胞にも間違ったままで含まれることになり、間違いは代々受け継がれます。もしDNAの複製が完全に正確だったならば、親と子はまったく同じDNAを持つことになり、生き物は進化できなかったはずです。地球に最初の生命が出現してからおよそ38億年後に誕生した人間は、DNAの複製と修復ミスの産物といえるでしょう。

　進化の歴史は、現存する生き物のゲノムに塩基配列の違いとして残っています。図Aには各種動物のインスリン遺伝子の塩基配列の一部を並べています。これらを比較すると、類縁関係が近いほど塩基配列が似ていることがわかります。塩基配列の違いの大部分は各コドンの3番目の塩基です。これはコドンの3番目の塩基が他の塩基に置換されやすいということではありません。何番目の塩基も置換される確率は等しいのですが、アミノ酸が違ってしまうような置換を受けるとインスリンの機能を失い、個体が生存できなかったということです。

遺伝子の異常

　同じ生物種の同じタンパク質でも、遺伝子の塩基配列に変化が起こることがあります。図Cは鎌状赤血球貧血症の原因であるβグロビン遺伝子の塩基配列を正常な遺伝子と比較したものです。たった1つの塩基配列の違いで、側鎖の性質が異なるアミノ酸に置き換わったために異常なヘモグロビンとなって赤血球がうまく機能しなくなります。

コドン表の秘密

　全生物が使っているコドン表はとても合理的にできていて、塩基が変わって違うアミノ酸になったとしても、同じような性質のアミノ酸が入るようにできています。

　コドン表を塗り分けたときに同じ色の部分が集中していることがそれを証明しています。（59ページ参照）

鎌状赤血球貧血症

　マラリアという病気はマラリア原虫が赤血球に住み着いて引き起こされる病気ですが、マラリア原虫は鎌状赤血球には住み着けません。ふつうの人がマラリアにかかる危険のある地域でも、鎌状赤血球貧血症の人はマラリアに感染しないので、たとえ貧血でも生存には有利になります。

図A ● インスリンA鎖の塩基配列とアミノ酸配列の種間の相違

DNAの塩基配列をヒトの遺伝子とくらべ、違う塩基を赤丸で囲みましょう。ヒトの場合のように、マスの中にアミノ酸を1文字表記で記入し、側鎖の性質にしたがって四角の中を色分けしてみましょう。

	1	2	3	4	5	6	7	8	9	10	11	12	13	14	15	16	17	18	19	20	21
ヒト	ggc G	att I	gtg V	gaa E	caa Q	tgc C	tgt C	acc T	agc S	atc I	tgc C	tcc S	ctc L	tac Y	cag Q	ctg L	gag E	aac N	tac Y	tgc C	aac N
チンパンジー	ggt	atc	gtg	gaa	caa	tgc	tgt	acc	agc	atc	tgc	tcc	ctc	tac	cag	ctg	gag	aac	tac	tgc	aac
ブタ	ggc	atc	gtg	gag	cag	tgc	tgt	acc	agc	atc	tgc	tcc	ctc	tac	cag	ctg	gag	aac	tac	tgc	aac
イヌ	ggc	atc	gtg	gag	cag	tgc	tgt	acc	agc	atc	tgc	tcc	ctc	tac	cag	ctg	gag	aat	tac	tgc	aac
マウス	ggc	att	gta	gat	cag	tgc	tgt	acc	agc	atc	tgc	tcc	ctc	tac	cag	ctg	gag	aac	tac	tgc	aac
ウマ	ggc	atc	gtg	gag	cag	tgc	tgt	acc	agc	atc	tcg	ctc	tac	cag	ctg	gag	aac	tac	tat	aac	
ウシ	ggc	atc	gtg	gag	cag	tgc	tgt	gcc	agc	gtc	tcg	tcc	tac	cag	ctg	gag	aac	tac	tgt	aac	
ニワトリ	ggg	att	gtt	gag	caa	tgc	tgc	cat	aac	acg	tgt	tcc	ctc	tac	caa	ctg	gag	aac	tac	tgc	aac
カエル	gga	att	gtg	gag	cag	tgc	cac	aca	tct	ctc	ttc	tac	cag	ctg	agc	tgc	aac				
メダカ	ggc	atc	gtt	gag	cag	tgc	tgc	cac	aaa	cca	tgc	aac	atc	ttt	gac	ttg	gag	aac	tac	tgc	

図B ● インスリンA鎖から見た動物種の類縁関係

種間でアミノ酸の違いを数え、交差するマスに数を記入しましょう。塩基についても同様に数を記入します。

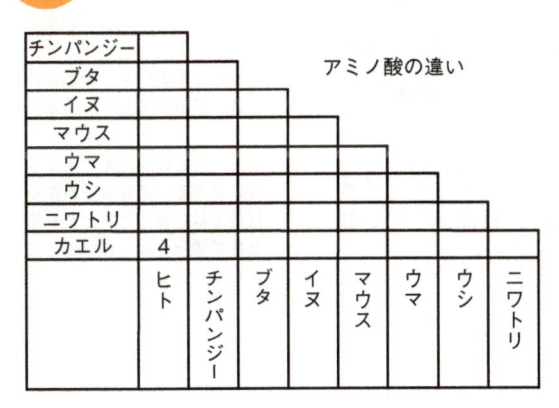

アミノ酸の違い

	ヒト	チンパンジー	ブタ	イヌ	マウス	ウマ	ウシ	ニワトリ
チンパンジー								
ブタ								
イヌ								
マウス								
ウマ								
ウシ								
ニワトリ								
カエル	4							

塩基の違い

	ヒト	チンパンジー	ブタ	イヌ	マウス	ウマ	ウシ	ニワトリ
チンパンジー								
ブタ								
イヌ								
マウス								
ウマ								
ウシ								
ニワトリ								
カエル	11							

図C ● 正常のグロビン遺伝子（上段）と鎌状赤血球貧血症のグロビン遺伝子（下段）

マスの中にアミノ酸を1文字表記で記入しましょう。また、側鎖の性質にしたがってマスの色を塗り分けましょう。

1	2	3	4	5	6	7	8	9	10	11	12	13
atg	gtg	cat	ctg	act	cct	gag	gag	aag	tct	gcc	gtt	act

1	2	3	4	5	6	7	8	9	10	11	12	13
atg	gtg	cat	ctg	act	cct	gtg	gag	aag	tct	gcc	gtt	act

3.2.4 遺伝子の異常

DNA の複製の間違いはごくまれにしか起こりませんが、人間の体には 60 兆もの細胞がありますから、いろいろな細胞で複製の間違いが起こっていても不思議ではありません。それでもほとんど支障がないのは、各細胞には 2 組のゲノムが備わっており、遺伝子が 2 つずつあるからです。そのうちの一方が機能できないとしても、もう一方が正常ならばなんら支障はありません。

突然変異遺伝子

複製の間違いで正常に機能しなくなった遺伝子のことを突然変異遺伝子といいます。体細胞の突然変異遺伝子は子どもには伝わりませんが、卵や精子の突然変異遺伝子は子どもに伝わります。ただし、親から受け継いだ 2 つの遺伝子のうち一方が突然変異遺伝子だったとしても、もう一方が正常ならば障がいは現れません。図 A の Aa のように突然変異遺伝子を 1 つ持っている人を保因者といいます。

血縁関係の近い人どうしは、祖先が持っていた突然変異遺伝子を共有する可能性が高くなります。図 B のようないとこ同士の結婚の場合、生まれた子どもは、2 つの遺伝子の両方が突然変異遺伝子（aa）となる可能性があります。

突然変異遺伝子の影響

突然変異遺伝子を 2 つ受け継いだとしても、たとえばそれが細胞分裂に必要な遺伝子だった場合、細胞分裂が進まないので、母親は妊娠にすら気がつかないでしょう。しかし胎児期には必要ではなく、誕生後に必要となる遺伝子が突然変異遺伝子だった場合、生まれてから障がいが現れることになります。先天性代謝異常症の多くはこのような病気です。胎児期には母親から栄養が供給され、老廃物も母親が処理するので、これに関係する酵素に異常があったとしても、胎児の発育には影響ありません。しかし自分で栄養を摂取し、老廃物を排泄しなければならない時期になると、不都合が現れます。図 D のフェニルケトン尿症はその一例です。

性染色体

人間のゲノムは 23 組の染色体に分かれており、そのうちの 22 組は各細胞に 2 本ずつあります。残りの 1 組は性染色体といって、男女で違います。女性は X 染色体を 2 本持っており、男性は X 染色体 1 本と Y 染色体 1 本を持っています。男性は X 染色体を 1 本しか持っていないので、もしこれに含まれている遺伝子が機能できないと、その異常はそのまま現れます。血友病や色覚異常が男性に多いのはこのような理由からです（図 C）。

致死遺伝子

大人になるまでの正常な発育を阻害する突然変異遺伝子を致死遺伝子といいます。

人間は誰でも数個の致死遺伝子を持っていますが、もう 1 つの遺伝子が正常ならば、障がいは現れません。

不妊症は遺伝するか

遺伝子とタンパク質の関係は徐々に明らかになってきましたが、タンパク質と形質との関係にはまだまだわからないことがたくさんあります。

例えばつむじの右巻き左巻きは遺伝現象ですが、これにタンパク質がどのように関与しているかはわかっていません。

不妊症が遺伝するかしないかは、子供ができないのだからわかりようがありませんでした。不妊症を治療できるようになって、できた子供が不妊症ではなかったことから不妊症は遺伝しないということがわかりました。

図A ● 常染色体上の遺伝子異常で、血縁結婚ではない場合の例

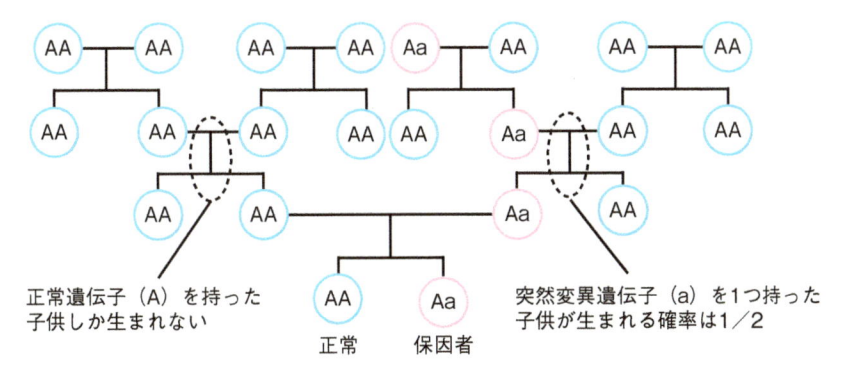

正常遺伝子（A）を持った子供しか生まれない

突然変異遺伝子（a）を1つ持った子供が生まれる確率は1/2

AA 正常　　Aa 保因者

図B ● 常染色体上の遺伝子異常で、いとこ結婚の場合の例

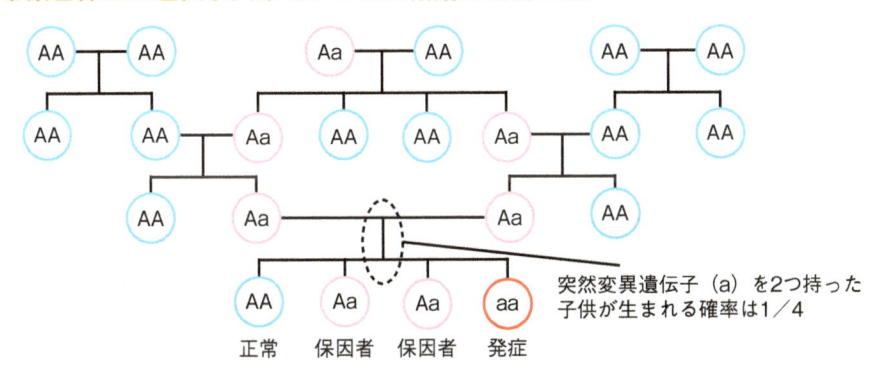

突然変異遺伝子（a）を2つ持った子供が生まれる確率は1/4

AA 正常　　Aa 保因者　　Aa 保因者　　aa 発症

図C ● X染色体上の遺伝子異常の例

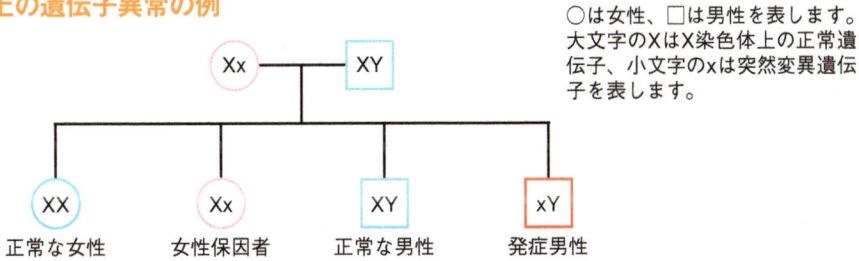

○は女性、□は男性を表します。大文字のXはX染色体上の正常遺伝子、小文字のxは突然変異遺伝子を表します。

XX 正常な女性　　Xx 女性保因者　　XY 正常な男性　　xY 発症男性

図D ● 先天性代謝異常症の例

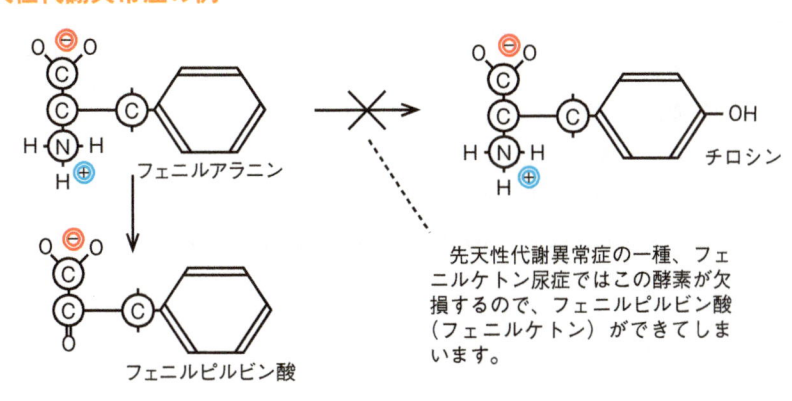

フェニルアラニン → チロシン

フェニルピルビン酸

先天性代謝異常症の一種、フェニルケトン尿症ではこの酵素が欠損するので、フェニルピルビン酸（フェニルケトン）ができてしまいます。

3.2 ● 遺伝情報の複製　69

3.3 遺伝子工学

いろいろな生き物のゲノムを構成するDNAの塩基配列が解読され、この知識を人間の生活に応用することができるようになってきました。このために必要な技術をバイオテクノロジーといいます。ここでは代表的な技術であるポリメラーゼ連鎖反応（PCR）法と制限酵素によるDNAの切断について説明します。

3.3.1 遺伝子の増幅

これまでは体質という言葉で片づけられていた現象の多くがDNAの塩基配列の違いが原因であることがわかり、どんな病気にかかりやすいかを予測することが可能となってきました。このような診断のためには、大量のDNAが必要です。そこで役に立つのがポリメラーゼ連鎖反応（PCR）法で、ほんの少しの細胞から得たDNAの一部を何十万倍にも増幅させる技術です。

この技術を適用するには調べたいDNAの塩基配列がすでにわかっている必要があります。ゲノムの中にはヒトという生物種に共通している塩基配列もあれば、個人によって違う部分もあります。共通している塩基配列の情報をもとに、個人によって違う部分の前後の塩基配列に相補性を示す短いDNA断片（プライマー）を準備します。2本鎖DNAは高温にすると1本鎖に分かれますが、低温に戻すときに大量のプライマーを加えておくと、塩基配列の相補性がある部分にプライマーが結合します②。これに4種類のデオキシリボヌクレオチドとDNAポリメラーゼを加えて酵素反応を進めると、プライマーから新しくDNA鎖が合成されます③。これを何回か繰り返すうちにプライマーに挟まれたDNA断片が増えてきます。DNAポリメラーゼによる複製と加熱を30回繰り返すと理論上は10億倍ほどに増やすことができます。

このPCR法によってDNAを大量に増やせば、その部分の塩基配列を調べることができます。たとえば、がんになりやすい体質の診断もできます。がんは遺伝子の突然変異で引き起こされる病気で、いくつものがん原遺伝子やがん抑制遺伝子が関与しています。親から受け継いだがん抑制遺伝子の1つがもともと機能していなかった場合、もう1つに突然変異が起こると2つとも機能できなり、がんになります。2つとも正常ながん抑制遺伝子を持つ人とくらべて、がんになりやすい体質だと予測できます。

> **熱に強い酵素**
> PCR法は、加熱と酵素反応を何回も繰り返します。酵素はタンパク質で、加熱すると変成してしまいます。反応のたびに酵素を加えるのは手間がかかりますが、これを解決したのが高温の温泉に生息する *Thermus aquaticus* という細菌のDNAポリメラーゼです。Taqポリメラーゼといいます。高温に強いこの酵素を利用して、必要な材料を最初に全部入れておき、後は温度の上げ下げを繰り返すだけで反応を進めることができます。

図A ● PCR法

もとのDNA鎖と1回目、2回目の反応でできた新しいDNA鎖を塗り分けましょう。
もとのDNA鎖：緑色　　1回目にできた鎖：青色　　2回目にできた鎖：オレンジ

① もとのDNA鎖　　　　　　　　　　　　　　　　　　　　増幅したい部分

　↓ 94℃で2本鎖を分離
　↓ 55℃でプライマーと対形成

②

　↓ 72℃でDNAを合成（1回目）

③ 新しくできた鎖　　　　　　　　　　　　　　　　　　　新しくできた鎖

　↓ 94℃で2本鎖を分離
　↓ 55℃でプライマーと対形成

④

　↓ 72℃でDNAを合成（2回目）

⑤ 目的のDNA断片

　目的のDNA断片

2つのプライマーに挟まれた目的のDNA断片は、2回目の反応で初めて2本得られます。3回目では8本、4回では22本というように、どんどん増えていきます。理論上は、n 回反応させて得られる数は $2^{n+1}-2(n+1)$ 本です。

反応回数	もとになるDNA	増えたDNA	目的のDNA
1回	長い鎖　2本（図Aの緑）	片端がプライマーのDNA　2本（図Aの青）	0本
2回	長い鎖　2本（図Aの緑） 片端がプライマーのDNA　2本（図Aの青）	片端がプライマーのDNA　2本（図Aの橙） 目的のDNA　2本（図Aの橙）	2本
3回	長い鎖　2本（図Aの緑） 片端がプライマーのDNA　2本（図Aの青） 片端がプライマーのDNA　2本（図Aの橙） 目的のDNA　2本（図Aの橙）	片端がプライマーのDNA　2本 目的のDNA　2本 目的のDNA　2本	8本
4回	長い鎖　2本 片端がプライマーのDNA　6本 目的のDNA　8本	片端がプライマーのDNA　2本 目的のDNA　6本 目的のDNA　8本	22本
5回	長い鎖　2本 片端がプライマーのDNA　8本 目的のDNA　22本	片端がプライマーのDNA　2本 目的のDNA　8本 目的のDNA　22本	52本
n 回	長い鎖　2本 片端がプライマーのDNA　$2n-2$ 本 目的のDNA　2^n-2n 本	片端がプライマーのDNA　2本 目的のDNA　$2n-2$ 本 目的のDNA　2^n-2n 本	$2^{n+1}-2(n+1)$ 本

3.3 ● 遺伝子工学

3.3.2 制限酵素の利用

　制限酵素はDNAの特定の塩基配列を切断する酵素です。制限酵素の発見で、遺伝子組換え技術が可能となっただけではなく、特定の塩基配列の有無を調べることもできるようになりました。

遺伝子組換え技術

　遺伝子組換え技術とは、ある生き物の遺伝子を切りとって別の生き物のDNAにつなぐことで、もともとつくることのできなかったタンパク質をつくらせる技術です。これはすべての生物が共通のコドン表を使っているという性質を利用しています。現在では、糖尿病の治療に欠かせないホルモンであるインスリンや、小人症の治療に有効な成長ホルモンなどのタンパク質を大量生産できるようになりました。

　制限酵素はDNAの中から特定の塩基配列を見つけ、そこで鎖を切断します。どのような塩基配列で切断するかは酵素によって異なりますが、切断部位の特異性が非常に高く、目的の塩基配列と少しでも違うと切断できません。制限酵素によるDNAの切断では、一方の鎖の切断面に塩基対をつくっていない1本鎖の部分ができるという特徴があります。たとえばEcoRI（エコアールワン）という制限酵素は、〈cttaag〉という塩基配列を認識して、aとgの間でDNAを切断します。図Aに示したとおり、対になる塩基配列〈gaattc〉もaとgの間で切断されるため、〈ttaa〉と〈aatt〉の部分が1本鎖になります（図B①）。別のDNAを同じ制限酵素を使って切断すると、切断箇所の1本鎖の部分は共通の塩基配列になります（図B②）。この部分は相補性を示すので、のりしろとなって、もともと異なるDNAだった2組の2本鎖をつなぐことができます（図B③）。

塩基配列の認識

　制限酵素の切断部位特異性を利用して、PCR法で増やしたDNA断片に制限酵素で切断される配列があるかを調べて、DNAを判別する方法があります。全塩基配列を調べなくても簡便に判別できる方法として使われています。

　鎌状赤血球貧血症のβグロビン遺伝子（H^s）の場合には、塩基配列の違いがMstIIという制限酵素の切断部位にあるためこの酵素では切断できません（図C）。2つの遺伝子が両方ともH^{s}なのか、1つは正常なのか、診断できます。

> **回文配列**
> 　制限酵素が認識する塩基配列には右から読んでも左から読んでも同じになるものが多く、これを回文（パリンドローム）配列といいます。

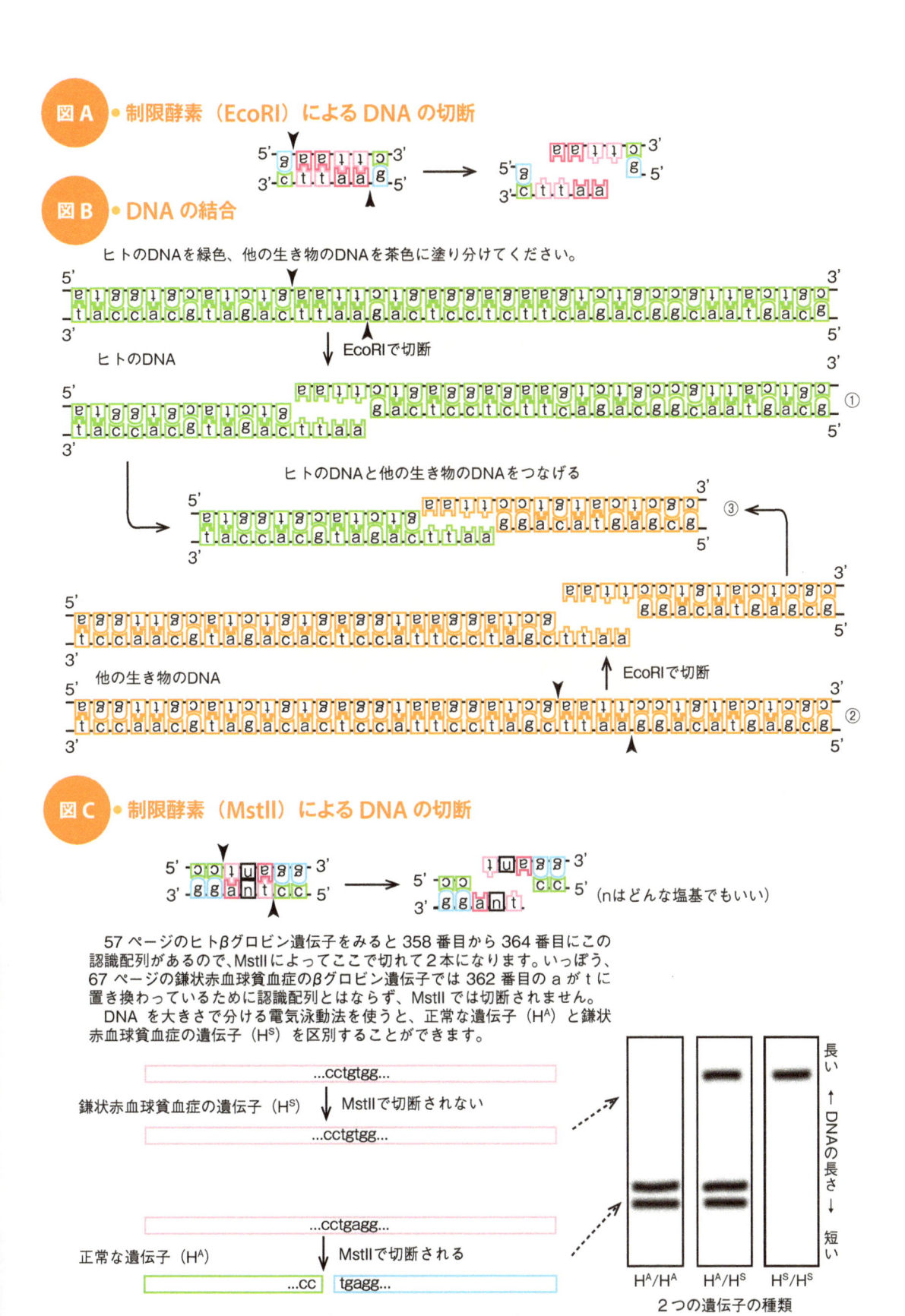

図A ● 制限酵素（EcoRI）による DNA の切断

図B ● DNA の結合

ヒトのDNAを緑色、他の生き物のDNAを茶色に塗り分けてください。

ヒトのDNA
↓ EcoRIで切断

ヒトのDNAと他の生き物のDNAをつなげる

他の生き物のDNA
↑ EcoRIで切断

図C ● 制限酵素（MstII）による DNA の切断

（nはどんな塩基でもいい）

57ページのヒトβグロビン遺伝子をみると358番目から364番目にこの認識配列があるので、MstIIによってここで切れて2本になります。いっぽう、67ページの鎌状赤血球貧血症のβグロビン遺伝子では362番目のaがtに置き換わっているために認識配列とはならず、MstIIでは切断されません。

DNAを大きさで分ける電気泳動法を使うと、正常な遺伝子（H^A）と鎌状赤血球貧血症の遺伝子（H^S）を区別することができます。

鎌状赤血球貧血症の遺伝子（H^S）
...cctgtgg...
↓ MstIIで切断されない
...cctgtgg...

正常な遺伝子（H^A）
...cctgagg...
↓ MstIIで切断される
...cc tgagg...

長い ↑ DNAの長さ ↓ 短い

H^A/H^A　H^A/H^S　H^S/H^S
2つの遺伝子の種類

3.3 ● 遺伝子工学

遺伝子組換え作物

　遺伝子組換え技術の応用例はタンパク質の大量生産だけではありません。他の生物の遺伝子を導入して、新しい機能を持った農作物をつくることもできるようになりました。たとえば除草剤や害虫に対する抵抗性遺伝子を大豆やトウモロコシ、ワタに導入して改良された農作物があります。日持ちのいいトマトも開発されました。これらは生産者や流通業者にベネフィット（利益）があります。ビタミンAやEが多く含まれるイネや大豆、リシンが多く含まれるトウモロコシのように、消費者にベネフィットのある農作物もあります。青いバラや青いカーネーションも、他の花の色素合成遺伝子を導入してできたものです。

　このような遺伝子組換え作物を原料としてつくった遺伝子組換え食品はすでに市場に出回っており、消費者はそれを買うことも、買わないこともできます。食品の安全性に疑問を持つ人もいますが、遺伝子自体に問題があるわけではありません。遺伝子組換え作物の遺伝子も本来の遺伝子もともにDNAで、これまでふつうに食品として摂取してきたものです。

　問題があるとすれば、それは外来遺伝子の導入によってできた新しいタンパク質、またはこのタンパク質がつくる新しい化合物に毒性があるかも知れないという危険性です。遺伝子組換えのような新しい技術は、リスク（危険にあう可能性）とベネフィットを考えながら慎重に生活に取り入れていく必要があるということです。

第4章 エネルギーを得るしくみ

　生き物は生きるためにエネルギーを必要としますが、地球上の生き物を支えているのは太陽のエネルギーです。植物は太陽のエネルギーを利用して、光合成によってグルコースをつくり、これにエネルギーを蓄えます。動物は太陽のエネルギーを直接利用することはできませんが、植物を食べてグルコースを取り込み、分解します。その際に取り出されたエネルギーでADPからATPを合成し、ATPをADPに戻すことでエネルギーを取り出して利用しています。

　ATPはエネルギーの通貨といわれていますが、「天下の回りもの」であるお金とは違って、体中を回っているわけではありません。細胞の中でADPから合成され、同じ細胞の中でADPに分解される、いわば、1つの商店街でしか使えない、非常にローカルな通貨です。

　ローカルな通貨であるATPは貯金することができません。人は1日に体重と同じくらいのATPを必要とするのに対して、体内には約100gのATPしかありません。体の中では、少量のATPの合成と分解が絶えず繰り返されているということです。

　ATPとは違ってグルコースはグリコーゲンや脂質にして蓄えることができます。血液中のグルコース濃度は食後一時的に高まります。しかし、食事をしていない間でも、細胞はエネルギーを必要としているので、消化管で吸収されたグルコースはグリコーゲンとして肝臓に蓄えられ、いつでも少しずつグルコースとなって血液中に放出されます。

　ただし、肝臓が蓄えられるグリコーゲンの量は1日分もありません。余分のグルコースは肝臓で脂肪酸に変えられ、脂肪組織に貯蔵されます。たとえば体脂肪率20％で体重60kgの男性では脂質の重さは12kgで、10万kcalも蓄えることができます。1日の必要エネルギーを1,500kcalとすると、ほぼ2カ月分に相当します。

　また、食べ物として摂取したタンパク質はアミノ酸に分解され、新たなタンパク合成の材料として使われますが、他のエネルギー源が枯渇した場合には、体重の1割ほどの筋肉タンパク質が利用されます。体重60kgの男性ならおよそ2万4千kcal、約2週間分のエネルギーになります。

　つまり人間は、1日分のエネルギーを炭水化物として、2カ月分を脂質として、2週間分をタンパク質として備蓄しているということになります。これらからエネルギーを取り出すためのしくみの主役はグルコースです。脂質やアミノ酸からエネルギーを取り出す際にも、グルコースの代謝経路を利用します。多くの種類の酵素が複雑に関係していますが、本章では食べ物からエネルギーを得るしくみを概説します。

4.1 消化と吸収

本節では、食べ物からエネルギーを得るしくみの第一段階として消化と吸収を解説します。消化は、摂取した食べ物を体内に取り込めるようにするための生理作用です。ここで「体内」とは、消化管の外壁の血が通っている部分のことで、管腔内は「体外」です。消化には、食べ物を細かく砕いて酵素反応が起こりやすくする物理的消化と、大きな化合物を酵素によって小さくする化学的消化の二段階があります。消化された物質を体内に取り込むことを吸収といいます。

消化と吸収の過程は、対象物質によってさまざまです。以下で、三大栄養素および核酸の消化と吸収の過程を詳しく見ていきましょう。

4.1.1 炭水化物の消化と吸収

人間がエネルギー源として利用する炭水化物はおもにデンプン（アミロースとアミロペクチン）です。デンプンはアミラーゼという酵素によって分解されます。アミラーゼは唾液や膵液に含まれ、デンプンの $\alpha(1\rightarrow 4)$ グリコシド結合を加水分解して二糖類のマルトースにします。ところが、枝分かれのあるアミロペクチンの場合は、$\alpha(1\rightarrow 6)$ グリコシド結合を持つため、その部分がアミラーゼでは分解できずに、限界デキストリンとして残ってしまいます。デキストリンとは、デンプンにアミラーゼが作用して得られる小さな分子のことで、それ以上は小さくできないものを限界デキストリンといいます。この限界を超えて $\alpha(1\rightarrow 6)$ グリコシド結合を切るのは、イソマルターゼと呼ばれる別の酵素です。

二糖類のマルトースを2つのグルコースに分解するのは、マルターゼやイソマルターゼという酵素で、これらは、小腸の粘膜上皮細胞の細胞膜に結合しています。できたグルコースは、細胞膜に埋め込まれたグルコース輸送体というタンパク質によって細胞内にすばやく取り込まれます。

デンプンを端から切断してグルコースにしたほうが簡単なように思えますが、これはとても危険なことです。口の中や小腸の管腔内にはグルコースを栄養源にしている細菌がたくさんいるので、そんなことをすれば大切な栄養源を全部横取りされてしまいます。そこで、細胞内に吸収される直前までグルコースにしないようにしているのです。

ラクトースやスクロースのような二糖類も同様で、ラクターゼやスクラーゼという酵素によって単糖にまで分解され、すぐに吸収されて、門脈を通って肝臓に運ばれます。

食べ物を噛む理由

食べ物はよく噛んで食べましょう。これは、食べ物を小さくする物理的消化と同時に、異物の取り込みを防ぐ作用もあります。スイカの種を選り分けたり、魚の骨がのどに刺さらないように口の中で異物を選別しているのです。

食べ物を噛むときは口を閉じましょう。これは行儀だけの問題ではありません。噛むときに口を閉じることには、酵素反応の最適温度を保つという生化学的な意味があります。

門脈

血管には動脈と静脈があります。動脈は心臓から始まって、最後は毛細血管で終わります。静脈は毛細血管から始まって、徐々に太くなり心臓に戻ります。

門脈は毛細血管から始まって徐々に太くなり、また毛細血管になる血管のことで、ある臓器から別の臓器へ物質を効率よく輸送するのに都合がよくなっています。ヒトの体の中には、小腸と肝臓を結ぶ肝門脈、視床下部と脳下垂体を結ぶ下垂体門脈があります。

図A ● 三大栄養素の消化と吸収

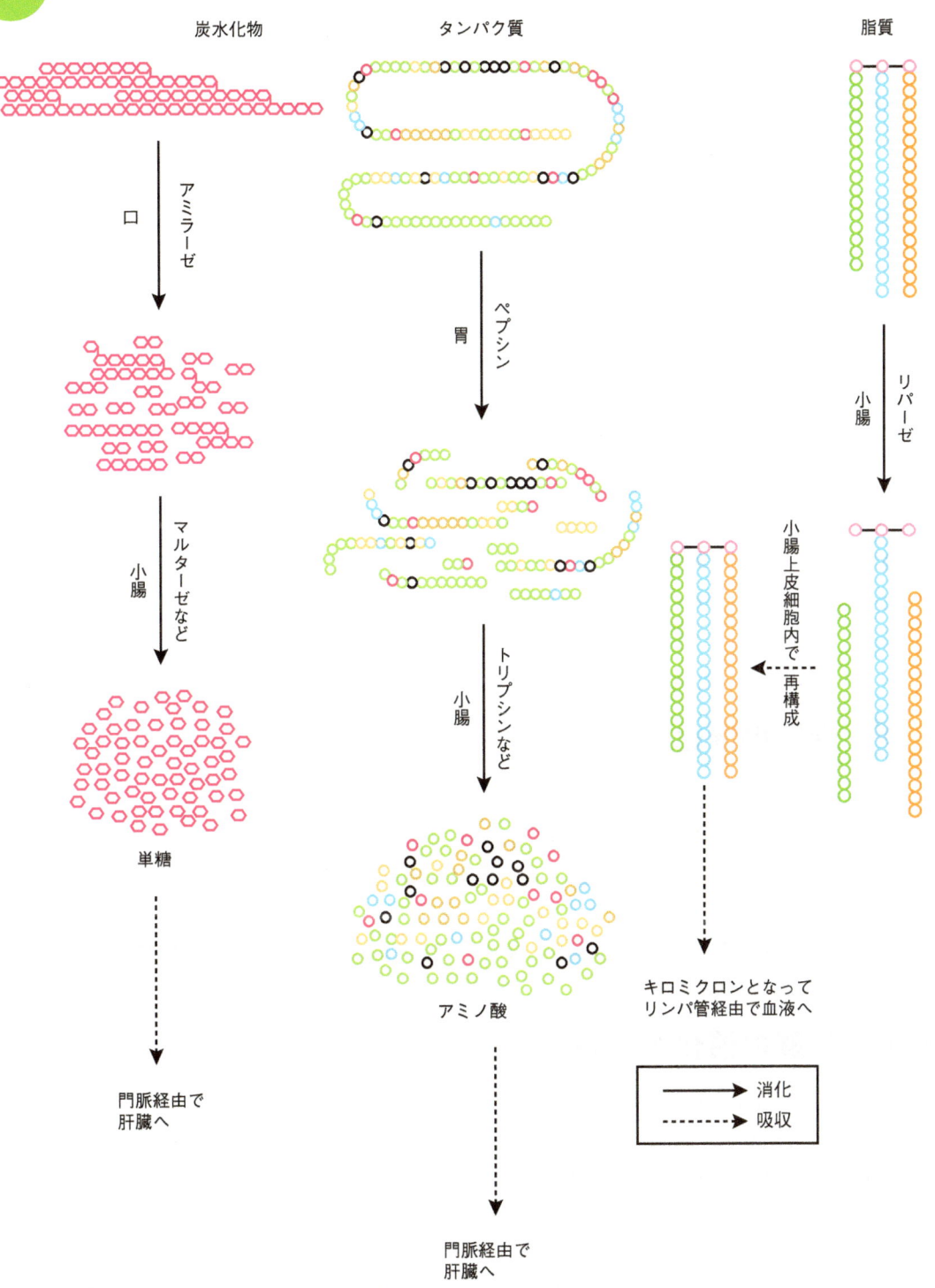

炭水化物 → （口、アミラーゼ）→ → （小腸、マルターゼなど）→ 単糖 ⇢ 門脈経由で肝臓へ

タンパク質 → （胃、ペプシン）→ → （小腸、トリプシンなど）→ アミノ酸 ⇢ 門脈経由で肝臓へ

脂質 → （小腸、リパーゼ）→ → 小腸上皮細胞内で再構成 ⇢ キロミクロンとなってリンパ管経由で血液へ

──→ 消化
╌╌→ 吸収

4.1 ● 消化と吸収

4.1.2 タンパク質の消化と吸収

食品中のタンパク質は、胃や膵臓から分泌されるタンパク質分解酵素の作用によってアミノ酸にまで分解されます。タンパク質分解酵素は不活性の潜在酵素として分泌され、消化管の中で活性化されます。そうしないと、細胞のタンパク質が溶かされてしまうからです。

タンパク質分解酵素はタンパク質のペプチド結合を加水分解する酵素の総称で、大きくエキソペプチダーゼとエンドペプチダーゼに分類することができます。エキソペプチダーゼには、N末端側からアミノ酸を1つずつ切断するアミノペプチダーゼと、C末端側から切断するカルボキシペプチダーゼがあります。エンドペプチダーゼはタンパク質の真ん中からペプチド結合を加水分解する酵素の総称です。

食べ物が胃に入ると胃液が分泌されます。胃液の主成分は塩酸とペプシノーゲンです。ペプシノーゲンは潜在酵素で、胃の中で活性型のペプシンに変化します。ペプシンはエンドペプチダーゼの一種で、最適pHは1.5〜2なので、強酸性の胃の中で効率よくタンパク質を分解します。

膵液にはトリプシノーゲンやキモトリプシノーゲンが含まれており、小腸に分泌されるとトリプシンやキモトリプシンに変化して、タンパク質の断片をさらに細かくします。最終的にタンパク質はアミノ酸となって吸収され、門脈を経て肝臓に取り込まれます。

4.1.3 脂質の消化と吸収

食品中の脂質の大部分はトリアシルグリセロールです。これは脂溶性なのでそのままでは消化液になじみませんが、小腸で胆汁酸とカルシウムの助けを借りて、膵液中のリパーゼによって2-モノアシルグリセロールと2本の脂肪酸に分解され、吸収されます。吸収後に小腸の上皮細胞で再びトリアシルグリセロールとなり、キロミクロンとしてリンパ管を経由して血液中に入ります。

キロミクロン ➡ 24ページ

4.1.4 核酸の消化と吸収

食品の多くは生き物に由来しますから核酸を含んでいます。DNAやRNAは膵液中のデオキシリボヌクレアーゼやリボヌクレアーゼで消化されてヌクレオチドとなり、さらにヌクレオチダーゼでリン酸基が取り除かれてヌクレオシドとなります。ヌクレオシドはヌクレオシダーゼで糖と塩基になります。

吸収された糖はエネルギー源として利用できますが、吸収された塩基は核酸合成に利用されることはありません。プリン塩基は尿酸になるので、摂り過ぎると痛風を引き起こす可能性があるといわれています。

尿酸 ➡ 65ページ

分類	酵素名（潜在酵素名）	消化液	役割
炭水化物分解酵素	アミラーゼ	唾液・膵液	デンプン→マルトース
	マルターゼ	腸液	マルトース→グルコース＋グルコース
	サッカラーゼ	腸液	スクロース→グルコース＋フルクトース
	ラクターゼ	腸液	ラクトース→ガラクトース＋グルコース
脂質分解酵素	リパーゼ	胃液・膵液	トリアシルグリセロール→モノアシルグリセロール＋脂肪酸2本
タンパク質分解酵素 エンドペプチダーゼ	ペプシン（ペプシノーゲン）	胃液	タンパク質→ペプトン
	トリプシン（トリプシノーゲン）	膵液	ArgとLysのC末端側の切断
	キモトリプシン（キモトリプシノーゲン）	膵液	Phe、Trp、TyrのC末端側の切断
	エラスターゼ（プロエラスターゼ）	膵液	Ala、Gly、Ser、ValのC末端側の切断
タンパク質分解酵素 エキソペプチダーゼ	カルボキシペプチダーゼA（プロカルボキシペプチダーゼA）	膵液	C末端のArgとLys以外のアミノ酸残基のN末端側の切断
	カルボキシペプチダーゼB（プロカルボキシペプチダーゼB）	膵液	C末端のArgとLysのN末端側の切断
	アミノペプチダーゼM（プロアミノペプチダーゼM）	腸液	N末端のすべてのアミノ酸残基のC末端側の切断
核酸分解酵素	リボヌクレアーゼ	膵液	RNA→リボヌクレオチド
	デオキシリボヌクレアーゼ	膵液	DNA→デオキシリボヌクレオチド

図A ● ペプシノーゲンとペプシンの比較

ペプシノーゲン（上段）の塩基性アミノ酸を青丸、酸性アミノ酸を赤丸で囲みましょう。酸性アミノ酸は全体に分散していますが、塩基性アミノ酸はN末端側に集中しています。ペプシン（下段）のアミノ酸配列と比較して違う部分に下線を引きましょう。

ペプシノーゲン
（N末端）MKWLLLLGLVALSECIMYKVPLIRKKSLRRTLSERGLLKDFLKKHNLNPARKYFPQWKAP
TLVDEQPLENYLDMEYFGTIGIGTPAQDFTVVFDTGSSNLWVPSVYCSSLACTNHNRFNP
EDSSTYQSTSETVSITYGTGSMTGILGYDTVQVGGISDTNQIFGLSETEPGSFLYYAPFD
GILGLAYPSISSSGATPVFDNIWNQGLVSQDLFSVYLSADDQSGSVVIFGGIDSSYYTGS
LNWVPVTVEGYWQITVDSITMNGEAIACAEGCQAIVDTGTSLLTGPTSPIANIQSDIGAS
ENSDGDMVVSCSAISSLPDIVFTINGVQYPVPPSAYILQSEGSCISGFQGMNLPTESGEL
WILGDVFIRQYFTVFDRANNQVGLAPVA（C末端）

ペプシン
（N末端）HNLNPARKYFPQWKAPTLVDEQPLENYLDMEYFGTIGIGTPAQDFTVVFDTGSSNLWVPS
VYCSSLACTNHNRFNPEDSSTYQSTSETVSITYGTGSMTGILGYDTVQVGGISDTNQIFG
LSETEPGSFLYYAPFDGILGLAYPSISSSGATPVFDNIWNQGLVSQDLFSVYLSADDQSG
SVVIFGGIDSSYYTGSLNWVPVTVEGYWQITVDSITMNGEAIACAEGCQAIVDTGTSLLT
GPTSPIANIQSDIGASENSDGDMVVSCSAISSLPDIVFTINGVQYPVPPSAYILQSEGSC
ISGFQGMNLPTESGELWILGDVFIRQYFTVFDRANNQVGLAPVA（C末端）

4.2 糖質代謝

グルコースを炭酸ガスと水にまで分解してエネルギーを取り出す反応系を糖質代謝といいます。糖質代謝は、解糖系、ピルビン酸酸化、クエン酸回路、酸化的リン酸化の4段階に分けられます。

4.2.1 解糖系

炭素数6個のグルコースを分解して炭素数3個のピルビン酸2分子をつくる代謝経路を、解糖系と呼びます。解糖系では、図Aのように、細胞質基質にある10種類の酵素が順番にはたらきます。

細胞内に入ったグルコースはまず、酵素①のはたらきでATPのリン酸基を受け取ってグルコース6-リン酸になります。その後、酵素②のはたらきでフルクトース6-リン酸、さらに酵素③のはたらきでフルクトース1,6-ビスリン酸となります。ここまでが解糖系の前半で、グルコース1分子につきATPを2分子使うので、エネルギーを消費する反応です。

解糖系の後半では、フルクトース1,6-ビスリン酸からできた2分子の三炭糖がいくつかの酵素反応を経てピルビン酸になります。酵素⑤がはたらく反応以降では4分子のATPができるので、エネルギーを取り出す反応といえます。

解糖系全体の反応式は次のようになり、ATPが2分子できます。

グルコース + 2ADP + 2リン酸 + 2NAD$^+$ → 2ピルビン酸 + 2ATP + 2NADH + 2H$^+$

解糖系では酸素や炭酸ガスの出入りがありません。つまり、解糖系は酸素がなくても進む反応ですが、NAD$^+$が必要です。十分に酸素がある場合には、解糖系の生成物であるピルビン酸はミトコンドリアのクエン酸回路と電子伝達鎖を使って炭酸ガスと水にまで完全に分解され、NADHはNAD$^+$となって細胞質基質に戻ってきます。しかし、赤血球のようにミトコンドリアがない細胞や、酸素の供給が間に合わないほどの激しい運動をしている筋肉の細胞では、解糖系でできたピルビン酸は次のような反応で乳酸となり、NAD$^+$が解糖系に補充されます。

ピルビン酸 + NADH + H$^+$ → 乳酸 + NAD$^+$

筋肉でできた乳酸は血液中に放出され、肝臓でグルコースに戻り、血液を通って再び筋肉運動のために使われる、というように循環しています。乳酸からグルコースをつくる反応は糖新生と呼ばれています。糖新生のほとんどは解糖系の酵素による逆反応ですが、酵素①③⑩は一方向の反応しか進めないので、糖新生のためには別の酵素が用意されています。

筋肉のグリコーゲン

肝臓と筋肉では、グルコース6-リン酸はグリコーゲンとなって細胞内に貯蔵されます。肝臓では必要に応じてグルコースに戻され、他の臓器のエネルギー源となりますが、筋肉にはグルコース6-リン酸をグルコースに変える酵素がないので、もっぱら筋肉のエネルギー源としてだけ使われます。

フルクトース1,6-ビスリン酸

ビス(bis)は2という意味で、フルクトースの1位と6位の2カ所にリン酸が1個ずつ結合していることを意味します。ADPもリン酸が2個結合していますが、同じところに2個がつながって結合しているので、ジ(di)を使います。

クエン酸回路 ➡ 82ページ
電子伝達鎖 ➡ 84ページ

糖新生

解糖系ではエネルギーを取り出すことができましたが、糖新生では逆にエネルギーが必要となります。肝臓は、他の組織が必要としているエネルギーをグルコースに詰め込んで送り出しているということです。

図A ● 解糖系

エネルギー投資段階

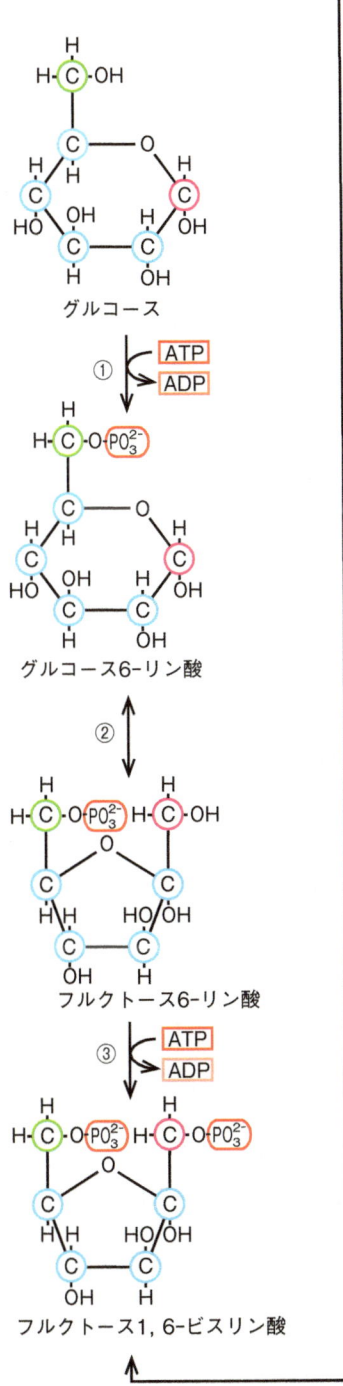

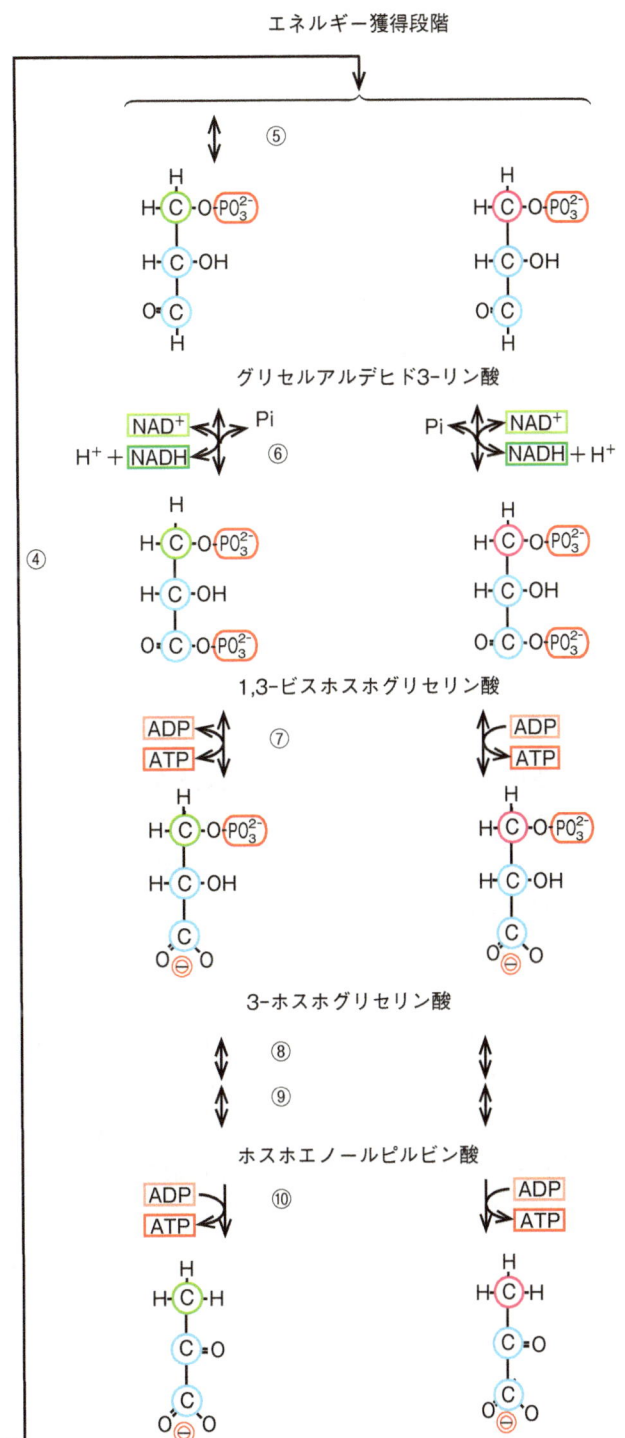

グルコース

① ATP → ADP

グルコース6-リン酸

②

フルクトース6-リン酸

③ ATP → ADP

フルクトース1,6-ビスリン酸

④

エネルギー獲得段階

⑤

グリセルアルデヒド3-リン酸

⑥ NAD⁺ + Pi → NADH + H⁺

1,3-ビスホスホグリセリン酸

⑦ ADP → ATP

3-ホスホグリセリン酸

⑧
⑨

ホスホエノールピルビン酸

⑩ ADP → ATP

ピルビン酸

4.2 ● 糖質代謝

4.2.2 ピルビン酸酸化

解糖系でつくられたピルビン酸は、細胞質基質からミトコンドリアに移動し、補酵素A (CoA-SH) と結合してアセチルCoAとなります。ピルビン酸からアセチルCoAをつくる反応はピルビン酸酸化と呼ばれ、下の式のような不可逆反応です。

$$\text{ピルビン酸} + \text{補酵素A} + NAD^+ \rightarrow \text{アセチルCoA} + CO_2 + NADH + H^+$$

補酵素A自体は、水溶性ビタミンであるパントテン酸とADP誘導体からなる複雑な分子で、補酵素という名前はついていますが、酵素反応を補助するというよりも、アセチル基の運搬体として活躍します。

4.2.3 クエン酸回路

アセチルCoAのアセチル基は炭素数4個のオキサロ酢酸に結合して、炭素数6個のクエン酸となります。クエン酸は複数の酵素のはたらきにより再びオキサロ酢酸に戻るのですが、この一連の反応をクエン酸回路といいます。クエン酸回路は、発見した人の名前をつけてクレブス回路、またはクエン酸がカルボキシ基を3つ持っているのでトリカルボン酸回路（略してTCA回路）と呼ばれることもあります。

クエン酸回路にはミトコンドリアにある8種類の酵素がはたらきます。最初の酵素反応の生成物が2番目の酵素反応の基質となり、2番目の酵素反応の生成物が3番目の酵素反応の基質となり、というように反応が進み、8番目の酵素反応の生成物はオキサロ酢酸です。1周して同じオキサロ酢酸ができたように見えますが、炭素の由来が違います。最初のオキサロ酢酸の炭素4個のうちの2個は炭酸ガスとして消え去り、アセチルCoA由来の2個の炭素がクエン酸回路を1周してオキサロ酢酸に残ります。図Aには2つのオキサロ酢酸が描かれていますが、右が回路の出発点のオキサロ酢酸、左が回路を1周した後のオキサロ酢酸で、構造は同じですが炭素が入れ替わっていることがわかります。

アセチルCoAがこの回路を1周すると、3分子のNADHと1分子のFADH$_2$と1分子のATPがつくられ、2分子の炭酸ガスが放出されます。反応の収支は下のようになります。

$$\text{アセチルCoA} + 2H_2O + 3NAD^+ + ADP + FAD \rightarrow \text{CoA-SH} + 2CO_2 + 3NADH + 3H^+ + ATP + FADH_2$$

回路

クエン酸回路のように、いくつかの基質を経てもとに戻るような酵素群を回路といいます。一列に並んだ反応は系といいます。

クエン酸回路の覚え方

クエンさん	クエン酸
急いで	イソクエン酸
蹴飛ばし	αケトグルタル酸
怖くなり	コハク酸
踏まれた	フマル酸
リンゴを	リンゴ酸
置き去りに	オキサロ酢酸

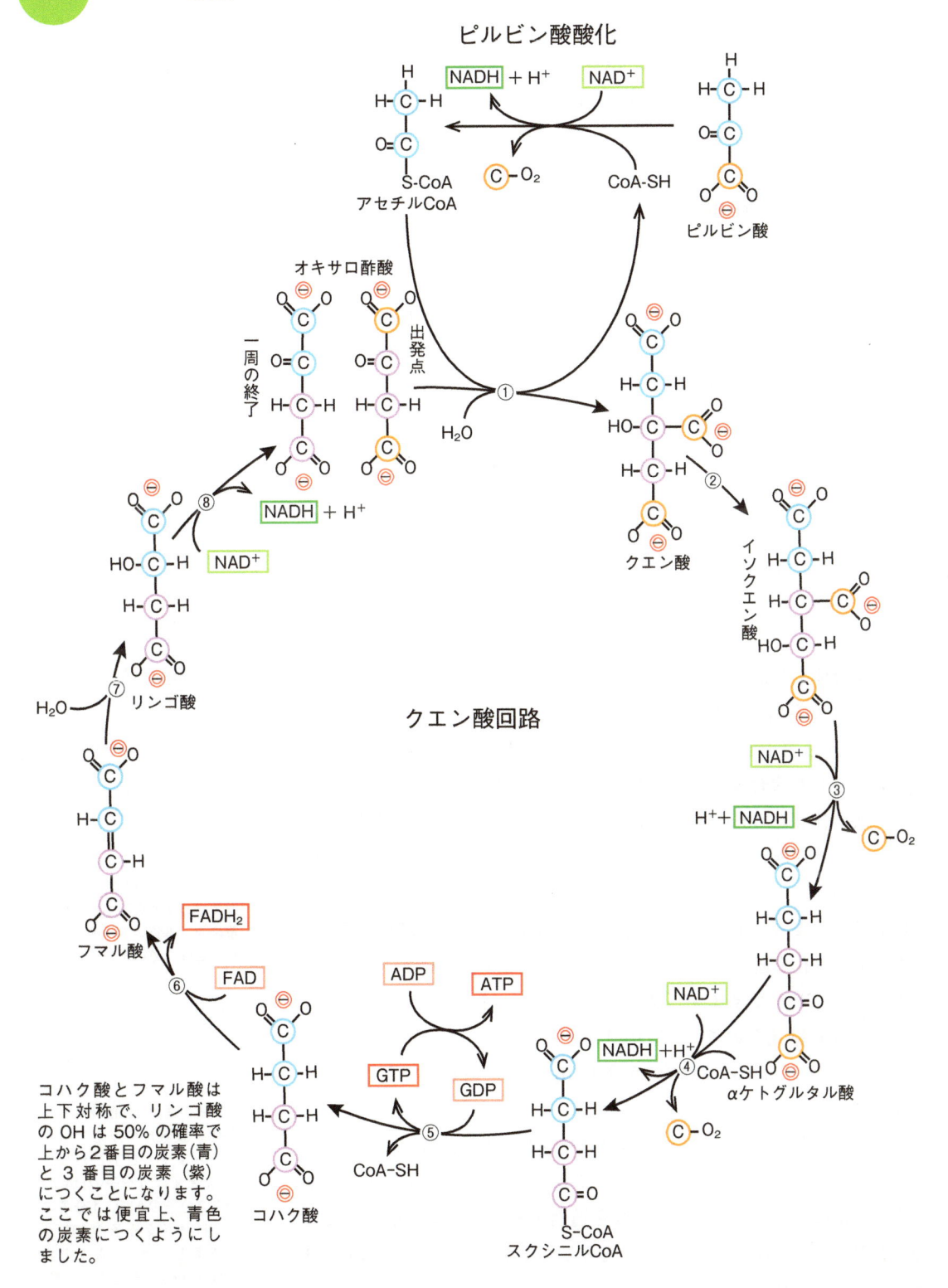

図A ● ピルビン酸酸化とクエン酸回路

ピルビン酸酸化

クエン酸回路

コハク酸とフマル酸は上下対称で、リンゴ酸のOHは50％の確率で上から2番目の炭素（青）と3番目の炭素（紫）につくことになります。ここでは便宜上、青色の炭素につくようにしました。

4.2 ● 糖質代謝

4.2.4 酸化的リン酸化

　ここまで見てきた解糖系やクエン酸回路では、グルコースの炭素と酸素は炭酸ガスとなり、水素はNAD^+やFADに渡されてNADHやFADH$_2$ができました。このNADHやFADH$_2$の電子を使って水素イオンをミトコンドリアのマトリックスから膜間部に移動する機構が電子伝達鎖です。膜間部にたまった水素イオンがマトリックスに戻る際のエネルギーでATPが合成されます。電子伝達鎖とATP合成の全過程を酸化的リン酸化反応といいます。

電子伝達鎖

　電子伝達鎖は4つの大きなタンパク質複合体（図AとBの複合体Ⅰ～Ⅳ）と2つの小さな分子（図AとBのCoQとCyt c）で構成されています。この系は、NADHやFADH$_2$から電子を受け取り、それを受け渡しながら膜間部に水素イオンを放出します。

　NADHから電子を受け取るのは複合体Ⅰです。電子を奪われたNADHはNAD^+に戻ります。複合体Ⅰが受け取った電子は、CoQ、複合体Ⅲ、Cyt c、複合体Ⅳという順で次々と受け渡され、最後に電子を受け取った複合体Ⅳは、電子と水素イオンと酸素を使って水をつくります。3つの複合体が電子を伝達する際、ミトコンドリアのマトリックスから膜間部へ水素イオンがくみ出されます。くみ出される水素イオンの数は、複合体ⅠとⅢでは約4つ、複合体Ⅳでは約2つで、全体としては10個ほどがくみ出されます（図A）。

　FADH$_2$から電子を受け取るのは、ミトコンドリア内膜のマトリックス側に付着した複合体Ⅱです。電子を奪われたFADH$_2$はFADに戻ります。複合体Ⅱから先の電子の受け渡しはNADHの場合と同様で、全体ではおよそ6個の水素イオンがくみ出されます（図B）。

ATP合成

　膜間部にたまった水素イオンは、内膜に埋め込まれたATP合成酵素にあいている孔を通ってマトリックス側に戻ります。そのときの勢いでADPからATPができます（図C）。水素イオン約4つが戻るとATPが1つできる勘定なので、NADH 1分子からは約2.5分子（10/4）のATP、FADH$_2$ 1分子からは約1.5分子（6/4）のATPができることになります。

　結局、1分子のグルコースが完全に酸化されると、32分子のATPが得られることになりますが、解糖系でできたNADHはミトコンドリアの膜を自由には通過できません。膜を通過するためには2分子のATPを使わなければならないので、これを差し引くと総合計30分子のATPということになります。

呼吸
　肺によるガス交換を外呼吸といい、外呼吸で取り入れた酸素を各細胞に渡し、炭酸ガスを回収することを細胞内呼吸、略して内呼吸といいます。内呼吸では酸素が炭酸ガスになるのではありません。解糖系とクエン酸回路でグルコースが炭酸ガスになり、酸素は電子伝達系の最終段階で電子の受け取りに使われます。炭酸ガスが先にできて、最後に酸素を使うということなので、文字どおり「呼」が先で「吸」が後の順になっています。

ADPのリン酸化
　ATP合成酵素によるリン酸化反応では「約」とか「およそ」とかがついた数字が登場します。その理由は、この反応が膜間部からマトリックスへの水素イオンの流入のエネルギーを利用した特殊な酵素反応で、必要となる水素イオンの数とできたATPの数の比が整数ではないからです。電子伝達鎖による水素イオンの移動と合わせた全体の反応を「酸化的リン酸化」と呼びます。

　これに対して、解糖系ではグルコース1分子が2分子のピルビン酸になり、その際に2分子のATPが得られます。この2分子という数字には「約」とか「およそ」とかはつきません。解糖系でATPができるようなふつうの酵素反応を「基質レベルのリン酸化」と呼んでいます。

ATPの分子数
　グルコースの完全酸化でできるATP分子の数は、教科書によって記載が異なります。その理由は、酸化的リン酸化が整数比の反応ではなく、およその数字だからです。たとえば、1分子のNADHから3分子のATP、1分子のFADH$_2$から2分子のATPができるとすると、ATPの合計は38分子と計算されます。

図A ● NADHからの電子伝達

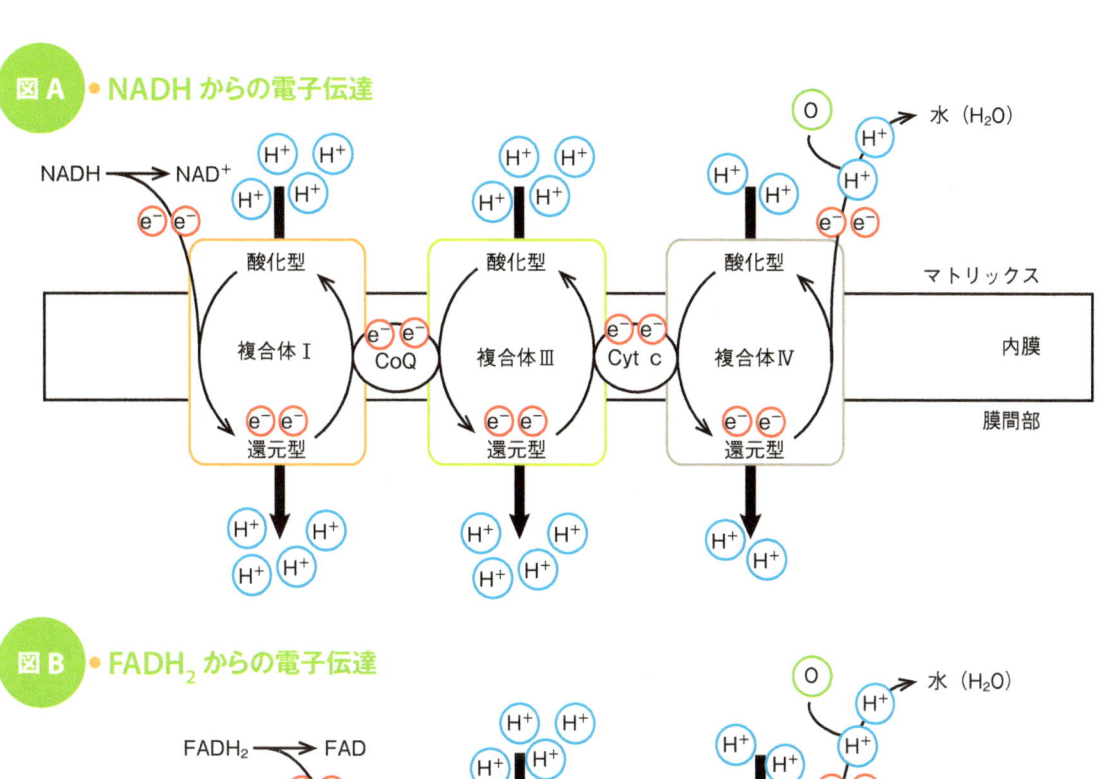

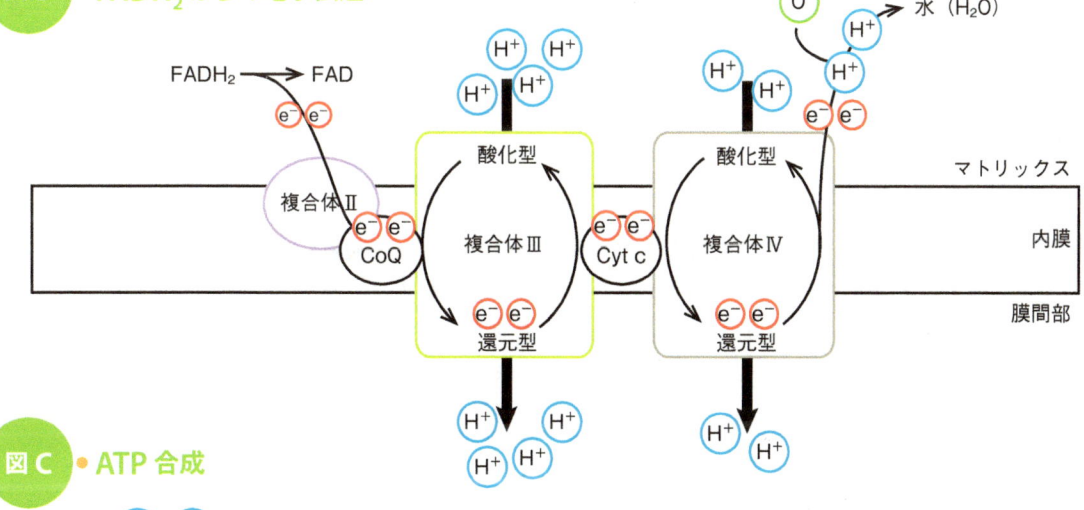

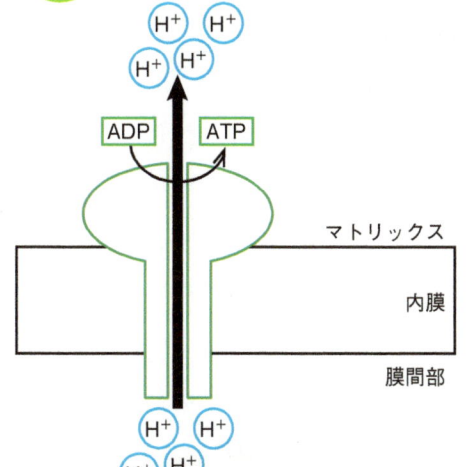

NADH → NAD$^+$
複合体I 酸化型/還元型
CoQ
複合体III 酸化型/還元型
Cyt c
複合体IV 酸化型/還元型
O → 水（H$_2$O）
マトリックス
内膜
膜間部

図B ● FADH$_2$からの電子伝達

FADH$_2$ → FAD
複合体II
CoQ
複合体III 酸化型/還元型
Cyt c
複合体IV 酸化型/還元型
O → 水（H$_2$O）
マトリックス
内膜
膜間部

図C ● ATP合成

ADP → ATP
マトリックス
内膜
膜間部

グルコース1分子から得られるATP

	NADH	FADH$_2$	ATP
解糖系	2		2
ピルビン酸酸化	2		
クエン酸回路（アセチルCoA 2分子から）	6	2	2
合計	10	2	4
	酸化的リン酸化↓	酸化的リン酸化↓	↓	総合計
ATPの数	25	3	4	32

4.2.5 ペントースリン酸回路

　ペントースリン酸回路は、糖質代謝のメイン経路である解糖系につながっているバイパス経路の酵素群です。リボースやデオキシリボースの材料となるペントースリン酸をグルコース 6-リン酸からつくる役割とともに、還元反応の補酵素として重要な NADPH をつくるという、まったく別の役割も果たしています。細胞内の局在は、解糖系と同じく細胞質基質です。

　NADPH は、ステロイドホルモン、コレステロール、脂肪酸などの代謝に必要な補酵素で、ペントースリン酸回路がはたらかないと NADPH が不足して、これらの反応が進みません。副腎皮質、卵巣、精巣といったステロイドホルモン産生臓器や、肝臓、脂肪組織などでは、つねに NADPH を過剰な状態にしておかなければなりません。

　ペントースリン酸回路は大きく 2 段階に分けることができます。前半の反応（図 A 右上）はグルコース 6-リン酸からリブロース 5-リン酸までの不可逆反応で、$NADP^+$ が NADPH に還元されるとともに、ヘキソース（六炭糖）の炭素 1 個が炭酸ガスとなって消え去り、ペントース（五炭糖）ができます。

> **NAD$^+$/NADH**
> グルコースからのエネルギー獲得に重要な補酵素である NAD$^+$ は NADH よりも過剰にあり、酸化反応を進めるのに都合がよくなっています。

$$\text{グルコース 6-リン酸} + 2NADP^+ + H_2O \rightarrow \underset{(C_5H_{11}O_8P)}{\text{リブロース 5-リン酸}} + CO_2 + 2NADPH + 2H^+$$

　後半（図 A 右下）の反応は可逆反応です。反応経路はたいへん複雑に見えますが、右上のリブロース 5-リン酸からたどり着く終点は、フルクトース 6-リン酸とグリセルアルデヒド 3-リン酸で、どちらも解糖系の基質であり、グルコース 6-リン酸に戻ることができるので、回路と呼ばれています。

　クエン酸回路と同様、1 周するごとに一部の炭素が入れ替わりますが、クエン酸回路と違うのは、後半が可逆反応なので、フルクトース 6-リン酸からリブロース 5-リン酸まで回路を逆走することができる点です。このようなしくみがあるため、NADPH 産生とペントース産生という別々の役割を分離することができるのです。

　リボース 5-リン酸からつくられるリボースやデオキシリボースは RNA や DNA のような核酸合成に使われます。

図A ● ペントースリン酸回路

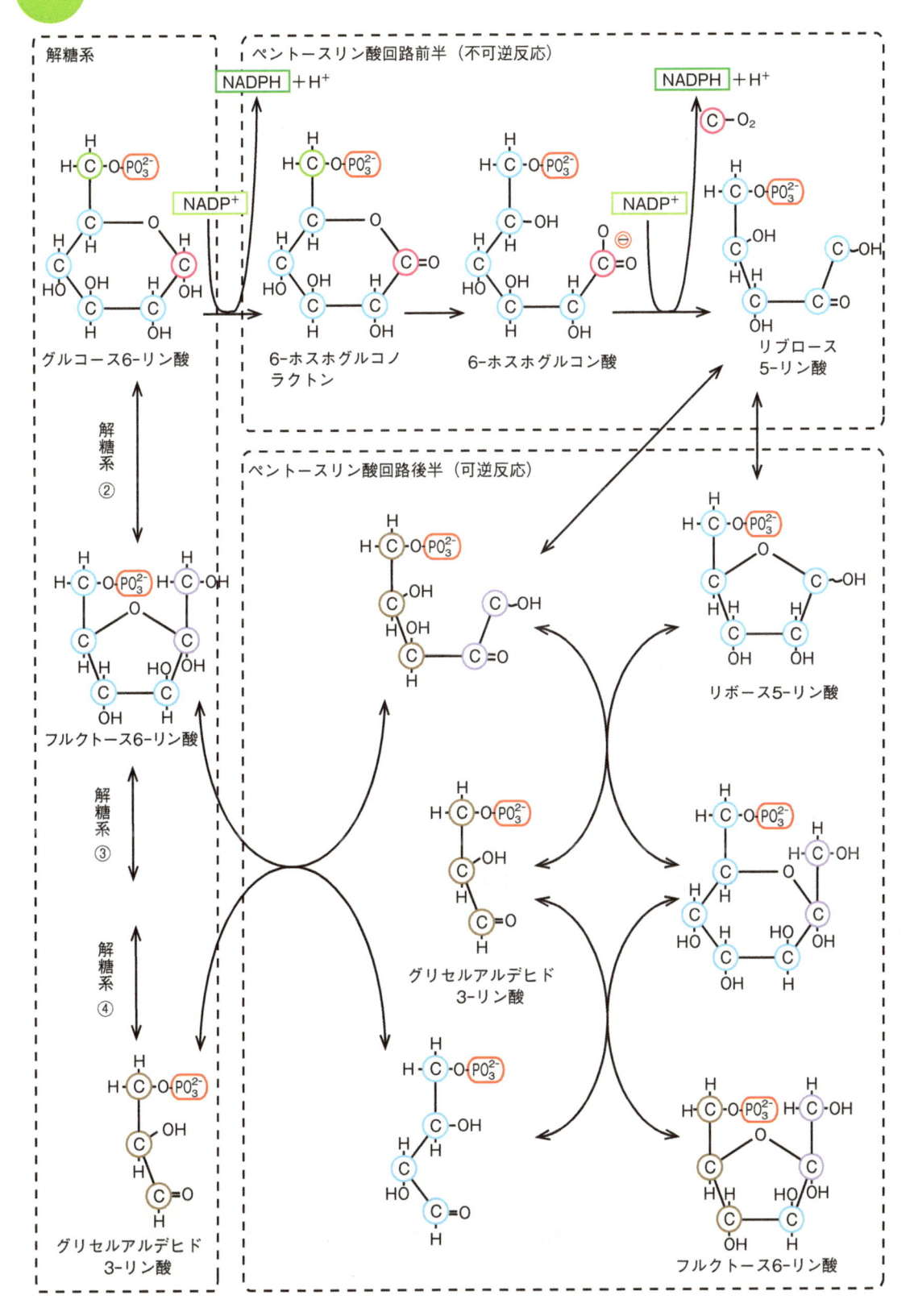

解糖系

ペントースリン酸回路前半（不可逆反応）

グルコース6-リン酸 → 6-ホスホグルコノラクトン → 6-ホスホグルコン酸 → リブロース5-リン酸

ペントースリン酸回路後半（可逆反応）

フルクトース6-リン酸

グリセルアルデヒド3-リン酸

リボース5-リン酸

グリセルアルデヒド3-リン酸

フルクトース6-リン酸

解糖系②
解糖系③
解糖系④

4.2 ● 糖質代謝

4.3 脂質代謝

肝臓や筋肉でグリコーゲンが不足した場合、脂肪酸がエネルギーになります。このとき必要となるのが、脂肪酸からアセチル CoA をつくる酵素反応系で、これを β 酸化といいます。逆にグルコースが豊富にあり、グリコーゲンがたくさんたまると、肝臓ではアセチル CoA から脂肪酸が合成されます。このように、脂質代謝は糖質代謝の補助的役割をしています。

4.3.1 β酸化

脂肪酸の炭素には、カルボキシ基がついているほうから α、β、γ というように名前がつけられています。β 酸化とは、反応の途中で β 位の炭素が酸化されるという意味です。β 酸化の過程を見ていきましょう。

まず細胞質基質で、脂肪酸のカルボキシ基に補酵素 A（CoA-SH）が結合して、脂肪酸アシル CoA ができます。脂肪酸アシル CoA は、FAD が $FADH_2$ になる脱水素反応、水の付加、NAD^+ が NADH になる脱水素反応を受けて、β 位の炭素が酸化されます。次の酵素反応で 2 つの炭素がアセチル CoA として切り離され、もとの脂肪酸より炭素が 2 つ少ない脂肪酸アシル CoA ができます。

これらの反応に必要な酵素はミトコンドリアのマトリックスにあり、たとえば炭素数 16 の飽和脂肪酸であるパルミチン酸からは、7 回の反応が繰り返されてアセチル CoA が 8 個できます（図 A）。

1 分子のパルミチン酸からできた 8 個のアセチル CoA 全部がクエン酸回路で処理されると、下の表のように合計 108 分子の ATP となります。最初の脂肪酸アシル CoA ができるときに ATP が AMP になったので、ATP 2 分子相当を使ったことになり、正味で 106 分子の ATP ができたことになります。

> **β酸化とクエン酸回路**
> β酸化でβ位の炭素にケトン基をつける3段階の反応は、クエン酸回路のコハク酸からオキサロ酢酸までの反応とよく似ています。

パルミチン酸 1 分子から得られる ATP

	NADH	$FADH_2$	ATP	
β酸化	7	7		
クエン酸回路 （アセチル CoA 8 分子から）	24	8	8	
合計	31	15	8	
	酸化的リン酸化↓	酸化的リン酸化↓	↓	総合計
ATP の数	77.5	22.5	8	108

図A ● β酸化

脂肪酸（パルミチン酸）

1回目:
- ATP + CoA-SH → AMP + $P_2O_7^{4-}$
- 脂肪酸アシルCoA
- FAD → $FADH_2$
- H_2O
- NAD^+ → NADH + H^+
- CoA-SH → アセチルCoA

2回目 → アセチルCoA

3回目 → アセチルCoA

4回目 → アセチルCoA

5回目 → アセチルCoA

6回目 → アセチルCoA

7回目 → アセチルCoA ＋ アセチルCoA

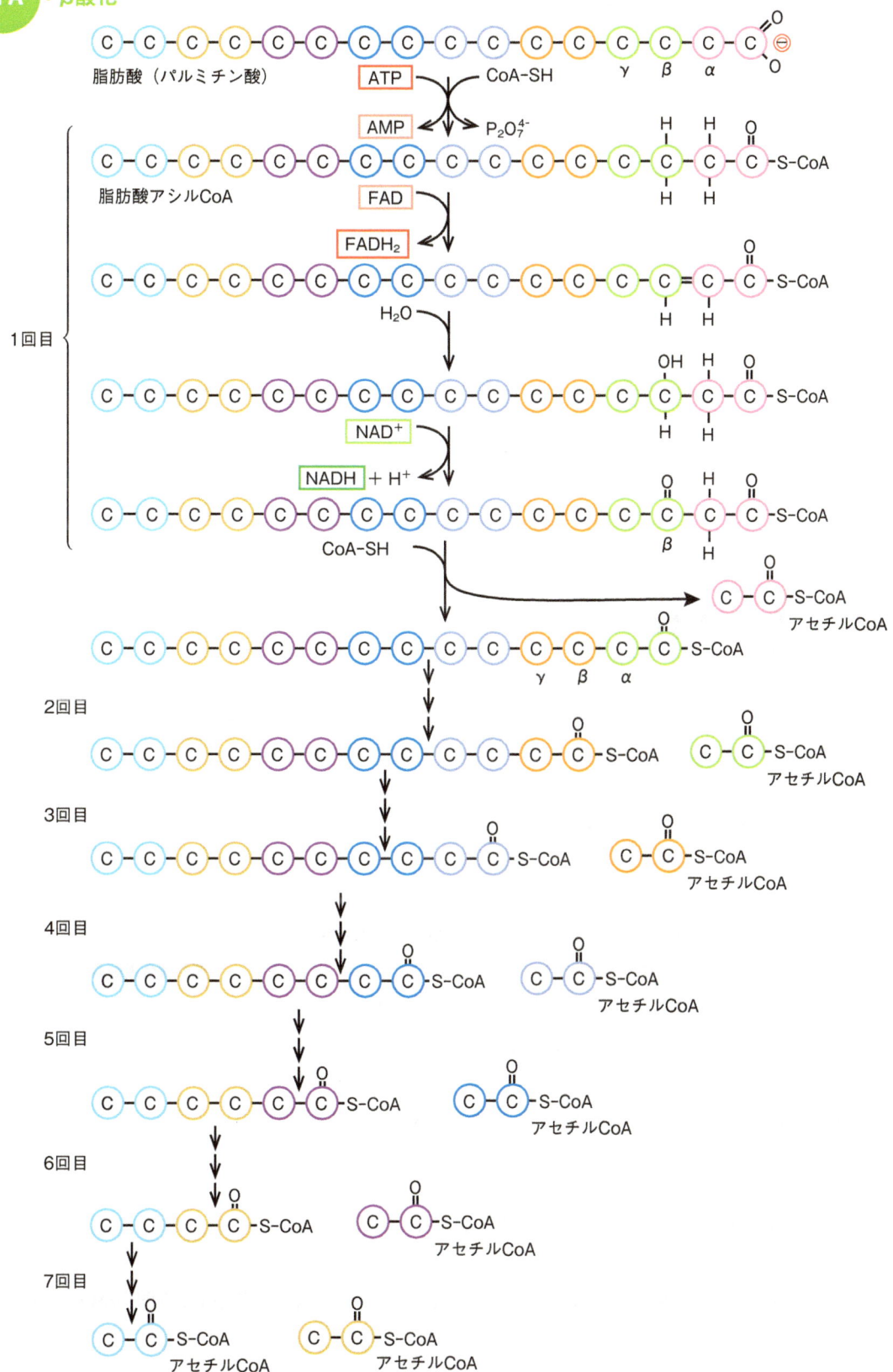

4.3 ● 脂質代謝

4.3.2 ケトン体産生

1分子のグルコースからは2分子のアセチルCoAができ、アセチルCoAはオキサロ酢酸と結合してクエン酸回路で処理されます。1分子の脂肪酸のβ酸化では大量のアセチルCoAができ、あまりにも大量なので結合相手のオキサロ酢酸が不足し、クエン酸回路では処理しきれません。余ったアセチルCoAはHMG-CoAを経てアセト酢酸やβヒドロキシ酪酸のようなケトン体になり、肝臓から血液中に放出されます（図A左）。肝臓以外の組織には、スクシニルCoAのCoAをアセト酢酸につなぎ変えてアセトアセチルCoAにする酵素があり、ケトン体はアセチルCoAとなってグルコースに替わるエネルギー源として使われます（図A右）。肝臓にはこの酵素がないので、ケトン体を使うことができません。

脳はつねに大量のエネルギーを必要としますが、脂肪酸は脳に到達できません。脂肪酸をエネルギー源にできないので、グルコースが足りなくなった場合には、ケトン体が脳の唯一のエネルギー源として重要になります。

HMG-CoA
正式には「ヒドロキシメチルグルタミルCoA」ですが、「エッチエムジーコーエー」と呼んでいます。

ケトン体
アセト酢酸はβ位の炭素にケトン基がついているのでケトン体といいます。βヒドロキシ酪酸にはケトン基がついていませんが、慣習でケトン体と呼んでいます。ケトン体は脂質ではありませんが、その役割から水溶性脂肪というあだ名で呼ばれています。

4.3.3 脂肪酸合成

グルコースが豊富にあり、グリコーゲンがたくさんたまると、肝臓ではアセチルCoAから脂肪酸が合成されます。これはアセチルCoAカルボキシラーゼと脂肪酸合成酵素によって起こります。以下で脂肪酸合成の過程を見ていきましょう。

まずアセチルCoAのアセチル基はアシルキャリアータンパク質（ACP）につなぎ変えられて、アセチルACPができます。もう1つのアセチルCoAからはアセチルCoAカルボキシラーゼによって炭素数3のマロニルCoAができ、これもACPにつなぎ変えられてマロニルACPになった後、脂肪酸合成酵素による複雑な反応によって炭素数が2つずつ増えていきます。まるで脂肪酸のβ酸化の逆反応のようですが、実際にはまったく違います。β酸化ではNAD^+が補酵素でしたが、脂肪酸合成の補酵素はNADPHです。また、脂肪酸アシルCoAからのβ酸化はミトコンドリアで起こりますが、脂肪酸合成は細胞質基質でおこなわれます。さらに、最初のマロニルCoAができる反応以外のすべての酵素反応は、脂肪酸合成酵素と呼ばれる1種類の酵素がおこないます。炭素数16の飽和脂肪酸であるパルミチン酸がつくられる反応の全体は次のようになります。

脂肪酸合成酵素 ➡ 40ページ

アセチルCoA+7マロニルCoA+14NADPH+14H^+→パルミチン酸+7CO_2+14$NADP^+$+8CoA+6H_2O

図A ● ケトン体の産生と利用

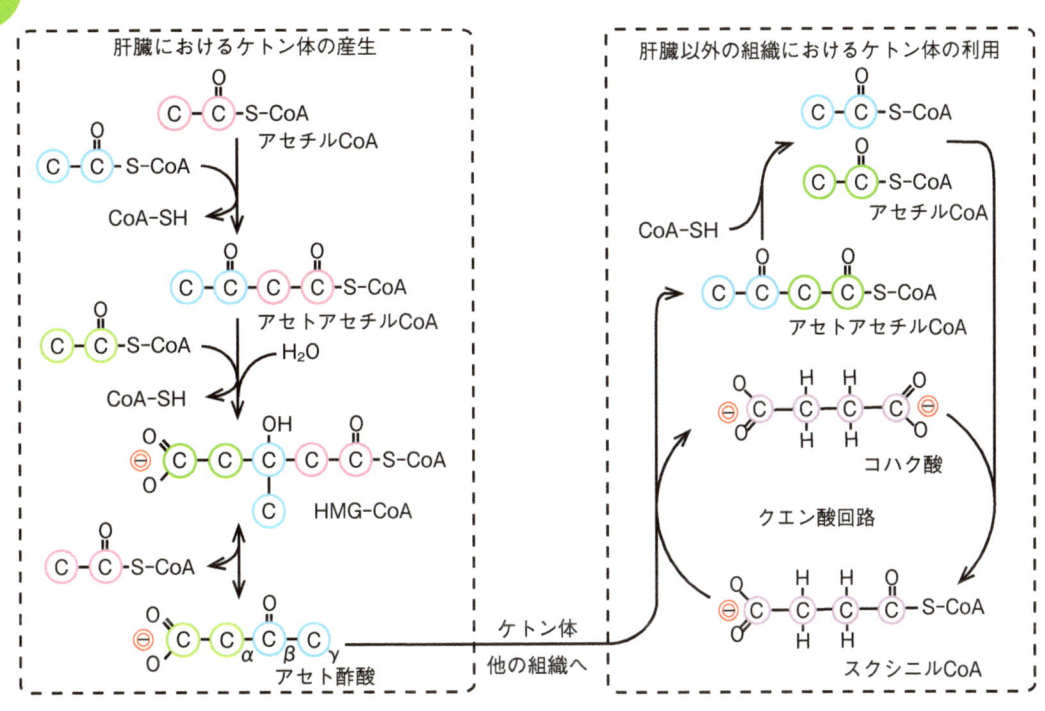

肝臓におけるケトン体の産生

アセチルCoA → アセトアセチルCoA → HMG-CoA → アセト酢酸

ケトン体 他の組織へ →

肝臓以外の組織におけるケトン体の利用

アセチルCoA ← アセトアセチルCoA ← クエン酸回路（コハク酸 ⇄ スクシニルCoA）

図B ● 脂肪酸合成

アセチルCoA → アセチルACP

アセチルCoA + CO_2 + ATP → マロニルCoA (+ADP) → マロニルACP

（縮合・還元・脱水・還元のサイクルを繰り返し、炭素鎖が伸長して脂肪酸が合成される）

4.3 ● 脂質代謝

4.4 アミノ酸代謝

　古くなったタンパク質はアミノ酸にまで分解された後にタンパク質合成に再利用されますが、余分なアミノ酸はアミノ基をαケトグルタル酸に渡して脱アミノ化されます。アミノ酸からアミノ基がはずれて残った部分はケトン基となるので、αケト酸と総称されます。アミノ基を受け取ったαケトグルタル酸はグルタミン酸になり、アミノ基（アンモニア）は尿素として排泄されます。

　αケト酸はグルコース合成の材料になるか、ケトン体になるかのどちらかで、肝臓のグリコーゲンがなくなったときの代替エネルギー源として利用されます。グルコース合成の材料となるアミノ酸を糖原性アミノ酸、ケトン体となるアミノ酸をケト原性アミノ酸といいます。

尿素 ➡ 108ページ

4.4.1 糖原性アミノ酸

　糖原性アミノ酸は、ロイシンとリシンを除く18種類のアミノ酸で、アミノ基がはずれたαケト酸は、ピルビン酸やクエン酸回路の中間体となり、最終的にグルコースになります。どのアミノ酸由来のαケト酸が何になるかは図Bにまとめました。クエン酸回路の中間体はリンゴ酸としてミトコンドリアから細胞質基質に移動し、ホスホエノールピルビン酸を経て糖新生でグルコースとなります。ピルビン酸もオキサロ酢酸を経由してグルコースになります。

　トリアシルグリセロールからできるグリセロールも解糖系の途中から糖新生の材料となります。

4.4.2 ケト原性アミノ酸

　ケト原性アミノ酸は、ロイシン、リシン、トリプトファン、チロシン、フェニルアラニン、イソロイシンの6種類のアミノ酸で、アミノ基がはずれたαケト酸はアセチルCoAやアセトアセチルCoAを経てケトン体になります。

　図Bに緑色で描いたトリプトファン、チロシン、フェニルアラニン、イソロイシンの4種類のアミノ酸は、糖原性にもケト原性にもなるアミノ酸です。

ケト原性アミノ酸
　ケト原性アミノ酸は「太っちょい、けど、ロリ」と覚えます。「けど」の前は糖原性にもなるアミノ酸で、「ロリ」はケト原性にしかならないアミノ酸です。
フ：フェニルアラニン
トッ：トリプトファン
チョ：チロシン
イ：イソロイシン
ケド：ケト原性
ロ：ロイシン
リ：リシン

図A ● アミノ酸の脱アミノ化

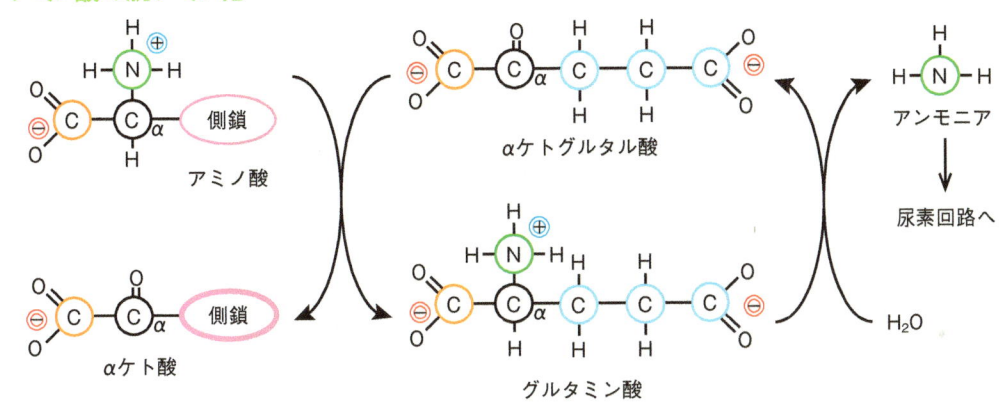

図B ● 糖新生（実線）とケトン体産生（太い点線）

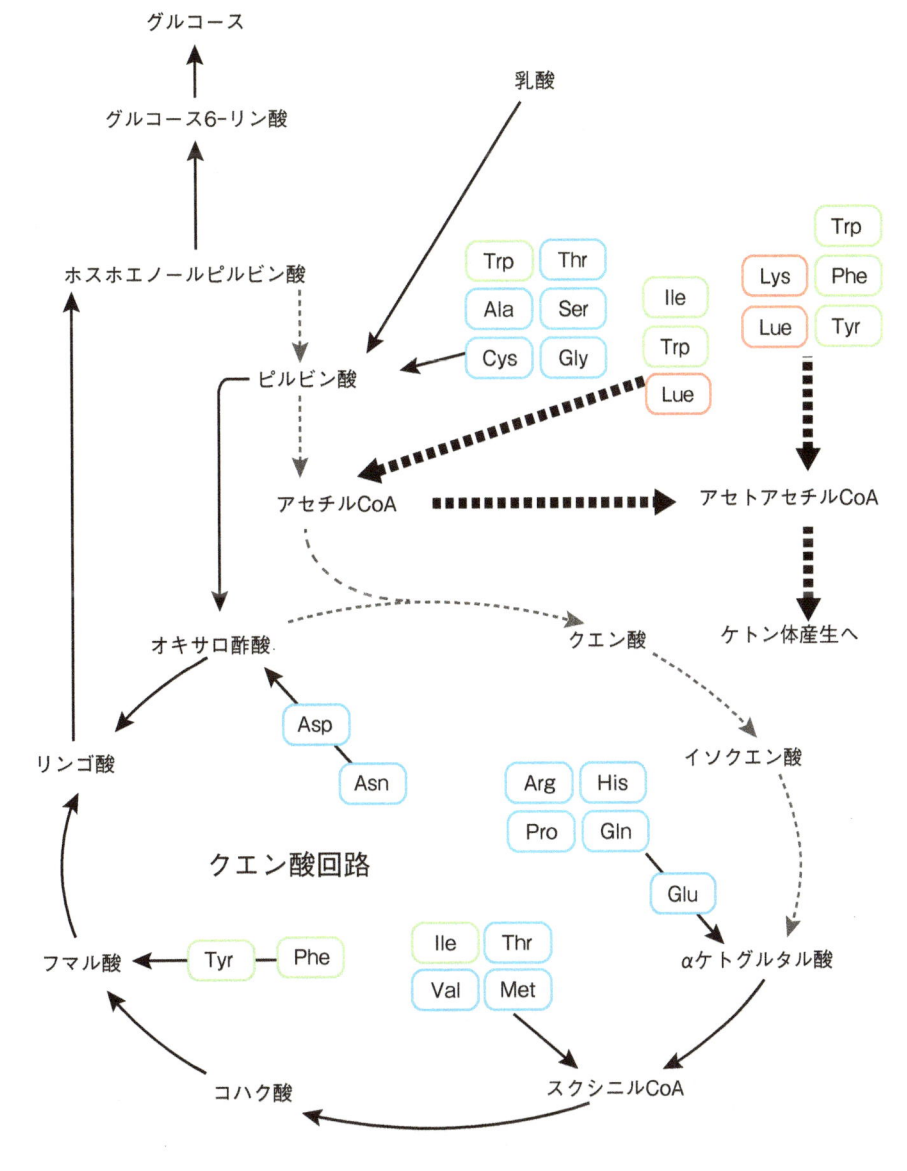

4.4 ● アミノ酸代謝

糖尿病

　人類の歴史はいつでも飢餓との戦いでした。栄養不足で血液中のグルコース濃度（血糖値）が低くなると、頭の回転も遅くなりますし、とっさに野獣から逃げられません。あまり低くなると脳のエネルギーが不足して死んでしまいます。そこで人類は、血糖値を高く保つためのいろいろなしくみを獲得しました。膵臓からのグルカゴン、脳下垂体からの成長ホルモン、副腎髄質からのアドレナリン、これらはすべて肝臓のグリコーゲンを分解してグルコースの放出を促します。副腎皮質からの糖質コルチコイドはアミノ酸からの糖新生にはたらきます。このように、内分泌系と自律神経系を総動員して血糖値が低くならないようにしているのです。

　いっぽう、血糖値が高くなり過ぎた場合の備えは、膵臓のインスリンだけです。このインスリンによる血糖値の調節がうまくいかなくなり、グリコーゲン分解やアミノ酸からの糖新生によって血糖値が高いにもかかわらず、末梢の組織ではグルコースを使うことができなくなるという病気が糖尿病です。

　人類が農耕で食料を確保することができるようになったのは、たった1万年前のことです。現在の日本のような飽食の時代が始まったのは、ほんの50年前からです。人類の歴史から見れば体に備わっているしくみの中で高血糖に対する対策が手薄なのは、決して不思議なことではありません。

第5章 恒常性の維持

　わたしたちの体には、外部環境が変化しても内部環境の恒常性を維持するしくみが備わっています。内部環境とは、体を構成する細胞が浸っている血液、リンパ液、組織液などの体液をいいます。これに対して外部環境とは、わたしたちの体を取り巻く環境のことで、口や鼻の中は外部環境ですが、体の中にあっても外界と連続しているような部位、たとえば胃や腸のような消化管の内側や肺の内側も外部環境の延長です。

　温度、湿度、気圧などの体を取り巻く環境は絶えず変化します。さらに、外部環境には、目に見えない微生物やウイルスも生息しています。そのいっぽう、内部環境は無菌的で、外部環境が変化しても一定です。たとえば、どんなに気温が低くてもヒトの体温はいつでも36℃に保たれています。消化管の中は酸性やアルカリ性のいろいろな食べ物が通過しますが、血液のpHはいつでも7.35です。このように、外部環境が変化しても内部環境が物理的にも化学的にも安定していることを、恒常性（ホメオスタシス）といいます。健康に生きているということは、恒常性が保たれているということです。

　恒常性の維持のためには、外部環境の変化にともなって内部環境が変化しそうになっても、その変化を察知してすぐにもとの状態に戻そうとするしくみが必要です。変化を察知する中枢は間脳視床下部で、ここからの指令は内分泌系と神経系という情報伝達手段を使って他の細胞に伝わります。たとえば、食事を摂ると血液中にはグルコースやキロミクロンが増えますが、すぐにもとに戻るようになっています。内分泌系と神経系がはたらいて肝臓や腎臓の代謝が調節されているのです。

　外部環境に生息している微生物やウイルスは簡単には体内に侵入しませんが、もし侵入した場合には、免疫系という体を守るしくみがはたらきます。免疫系は、病気の原因になる微生物だけではなく、それまで体内になかったすべての異物を排除するようにはたらき、内部環境の恒常性を保ちます。免疫系が正常にはたらいていれば、がん細胞のように異常化した細胞も排除されます。いっぽう、移植された他人の臓器も、それまで体内になかった異物として拒絶されてしまうので、臓器移植では免疫系をいかに抑えるかが重要になっています。

　恒常性の維持こそが生命の基本原理ですから、すべての生命科学はこれを理解することを目的としています。この章では、生化学的観点から恒常性の維持のしくみについて生化学的に説明します。

5.1 ホルモン

ホルモンとは恒常性の維持にはたらく物質で、ホルモン産生細胞でつくられ、血液中を流れて特定の標的細胞に情報を伝達します。血液は体中の細胞にくまなく流れているので、血液中に放出されたホルモンは遠くの細胞にまで到達できます。

5.1.1 ホルモンの産生

ホルモンは、大きく水溶性のホルモンと脂溶性のホルモンに分類することができます。

水溶性のホルモン

水溶性のホルモンは、アミノ酸の誘導体やタンパク質でできています。インスリンのように遺伝子の転写、翻訳、翻訳後修飾を経てつくられるか、甲状腺ホルモンのようにアミノ酸が修飾されてつくられます。

インスリン ➡ 60ページ
甲状腺ホルモン ➡ 34ページ

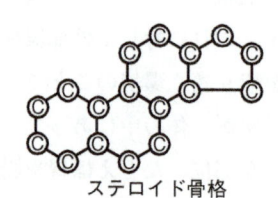

脂溶性のホルモン

代表的な脂溶性のホルモンは、右のような六員環と五員環でできたステロイド骨格を共通の構造とする化合物で、ステロイドホルモンと呼ばれています。ステロイドホルモンの材料は炭素数27のコレステロールです。コレステロールはHMG-CoAからメバロン酸を経由して、何段階もの酵素反応の末につくられます（図A）。コレステロールから余分な炭素がどこまで切り離されるかによって生理活性の異なるステロイドホルモンになります。

ステロイド骨格

HMG-CoA ➡ 90ページ

高コレステロール血症治療薬
HMG-CoAからメバロン酸の合成を触媒するHMG-CoAレダクターゼの阻害剤は、高コレステロール血症の治療薬として使われています。

ステロイドホルモンは下表のように、大きく性ホルモンと副腎皮質ホルモンに分けられ、産生臓器や役割によってさらに細かく分類されています。黄体ホルモンであるプロゲステロンは精巣でもつくられますが、精巣にはこれを基質にする酵素があるので、黄体ホルモンではなく男性ホルモンが分泌されます。卵胞にはさらに先に進む酵素があるので、男性ホルモンではなく卵胞ホルモンが分泌されることになります。

大分類	中分類	小分類（英語名）	代表的な化合物名	炭素数
ステロイドホルモン	性ホルモン	黄体ホルモン（ゲスターゲン）	プロゲステロン	21
		卵胞ホルモン（エストロゲン）	エストラジオール	18
		男性ホルモン（アンドロゲン）	テストステロン	19
	副腎皮質ホルモン	糖質コルチコイド（グルココルチコイド）	コルチゾール	21
		無機質コルチコイド（ミネラルコルチコイド）	アルドステロン	21

図A ● ステロイドホルモンの生合成

5.1.2 ホルモンの作用機構

血液中に分泌されたホルモンは、遠く離れた細胞で生理作用を発揮します。血液はすべての細胞にいき渡りますが、ホルモンが作用するのは特定の細胞で、これをホルモンの標的細胞といいます。標的細胞にはそのホルモンと結合できる受容体があります。つまり受容体を備えている細胞だけが標的細胞となり、ホルモンは他の細胞を素通りしてしまうのです。

ホルモンと受容体の結合
➡ 132ページ

ステロイドホルモンの作用機構

ステロイドホルモンは脂溶性なので、脂質二重層である細胞膜を通過して細胞内にある受容体と結合します。ホルモンが結合した受容体は、転写因子としてDNAに結合し、特定のタンパク質をつくるようにはたらいて生理作用を発現します。

転写因子 ➡ 54ページ

タンパク質ホルモンの作用機構

タンパク質でできたホルモンは水溶性なので、細胞膜を通過できません。そのため、受容体は細胞膜の外側にあります。ホルモン自体は細胞の中には入れませんが、受容体にホルモンが結合すると、その変化は酵素の活性変化というかたちで細胞内部に伝わります。

図Aにはタンパク質ホルモンの例として、血糖値の調節に必要なインスリンとグルカゴンが標的細胞内でいかに作用するかを示しています。インスリンは血糖値を下げ、反対に、グルカゴンは血糖値を上げるはたらきをします。

図Aにあるサイクリック AMP（cAMP）やホスファチジルイノシトール 3,4,5-トリスリン酸（PIP_3）を二次情報伝達物質（セカンドメッセンジャー）といいます。細胞の外側に結合するホルモンを一次情報伝達物質としたときに、その情報を細胞内部に伝達する別の物質という意味です。インスリンとグルカゴンはどちらも細胞内には入れないので、もし両者が同じ二次情報伝達物質を使うとホルモンの作用を区別できなくなってしまいます。そこで、いろいろな二次情報伝達物質が細胞内に必要となるわけです。二次情報伝達物質はプロテインキナーゼやプロテインホスファターゼを活性化し、活性化されたタンパク質は他のタンパク質のリン酸化または脱リン酸化を引き起こして活性を調節します。リン酸化されると活性が高くなる酵素や、逆に脱リン酸化されると活性が高くなる酵素があります。

ステロイドホルモンのように新たにタンパク質を産生するのではなく、既存のタンパク質のアミノ酸を少し修飾するだけで酵素の活性を調節するので、変化に迅速に対応できます。

血糖値
血中グルコース濃度のことで、単位は mg/dL です。

リン酸化と脱リン酸化
タンパク質のリン酸化を触媒する酵素はキナーゼ、脱リン酸化を触媒する酵素はホスファターゼです。

図A ● インスリンとグルカゴンによる血糖調節機能

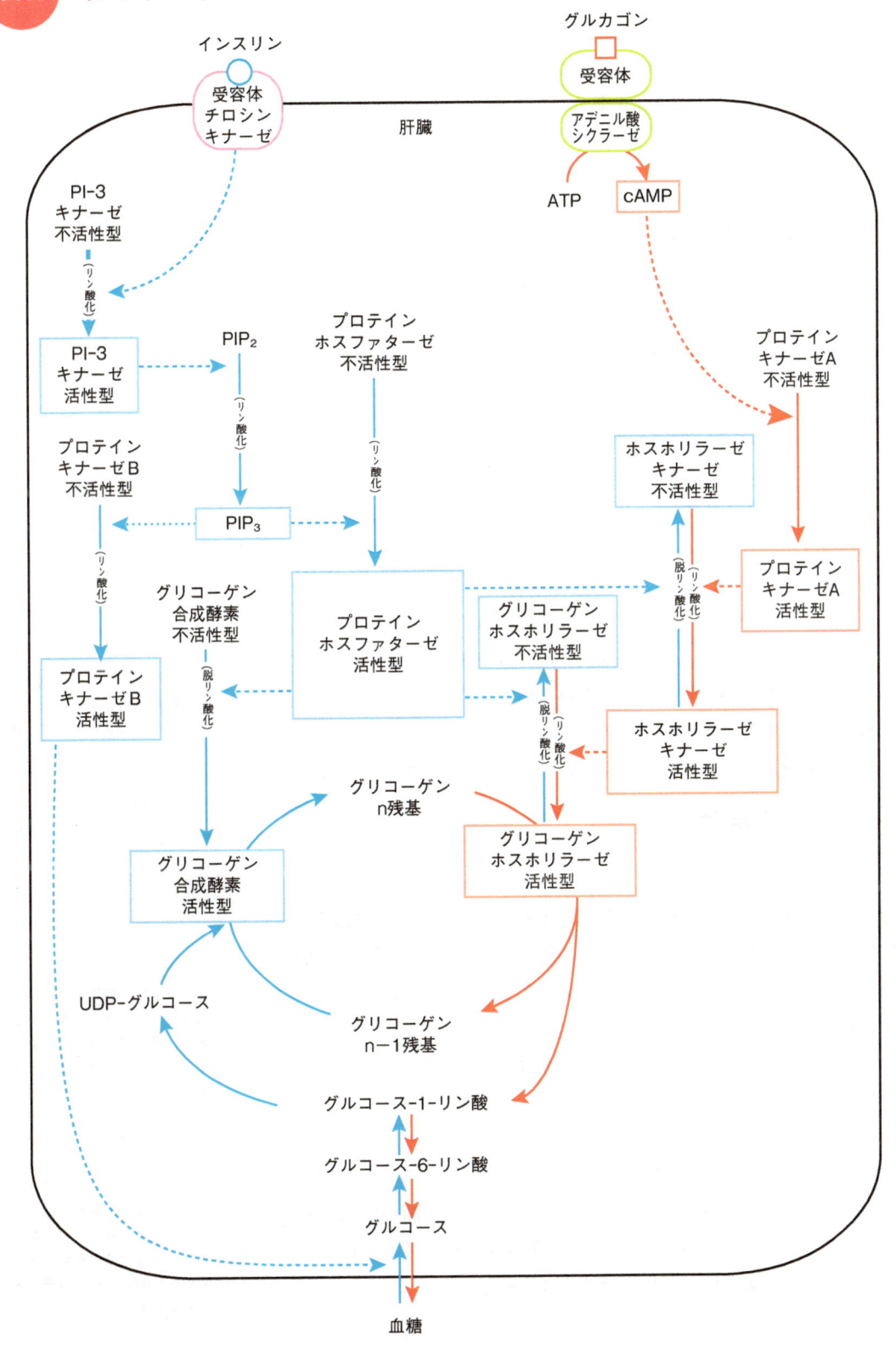

5.2 神経

神経はホルモンと同様、体の中の遠く離れた細胞に情報を伝えることによって恒常性の維持にはたらきます。ここでは、静止膜電位と神経細胞の活動電位について説明し、次に細胞間の興奮の伝わりかたについて説明します。

5.2.1 静止膜電位

生きている細胞では、細胞膜の内と外でつねに電位差が生じています。この電位差を静止膜電位といい、細胞膜の外側に対して内側が−70mVになっています。静止膜電位は、細胞膜に埋め込まれているナトリウムポンプとK^+漏洩チャネルのはたらきで生じます。

ナトリウムポンプは、細胞の内部から外部へNa^+をくみ出し（図A①〜②）、逆に外部から内部へK^+をくみ入れるタンパク質です（図A②〜③）。このポンプを動かすにはエネルギーが必要です。ナトリウムポンプはATPからエネルギーを取り出すための酵素活性を持っており、別名Na^+、K^+−ATPアーゼともいいます。

いっぽう、K^+漏洩チャネルは、K^+だけが通過することのできる孔を持ったタンパク質です。このK^+漏洩チャネルを通ってK^+は漏れ出そうとしますが、細胞内の陰イオンがそれを引き止めるようにはたらきます。流れ出る力と引き止める力が釣り合っているとき、細胞内には陽イオンが陰イオンより少しだけ少なくなるので、静止膜電位が生じます。

5.2.2 活動電位

ここから先は、神経のように電気的に興奮する細胞の話です。

神経細胞は他の細胞からの信号を受けとると、Na^+だけが通過できる電位依存型Na^+チャネルの孔が開き、細胞内にNa^+がどっと流れ込み、細胞内がプラスに荷電され+50mVになります（図B①左）。このような膜電位の急激な変化を活動電位といいますが、電位依存型Na^+チャネルの孔はすぐに閉じ、それと同時に電位依存型K^+チャネルが開いてK^+が流出します（図B②左部分）。このイオン濃度の変化はナトリウムポンプによってもとに戻され、膜電位は−70mVになります。

活動電位が発生した部位は隣接する部位との間に小さな電気回路ができ、その刺激によって隣の電位依存型Na^+チャネルが開いてNa^+が流れ込み、その刺激がそのまた隣の電位依存型Na^+チャネルが開くというようにして、活動電位が発生した部位は移動します。

伝導と伝達

神経細胞内の興奮の伝わりかたを「興奮の伝導」、細胞間の興奮の伝わりかたを「興奮の伝達」といいます。

神経細胞とニューロン

神経細胞は非常に細長い糸のような構造をしており、他の細胞とあまりにも違うため、どこからどこまでが細胞なのかがわからず、ニューロンという名前で呼んでいました。神経細胞もニューロンも同じものを指しています。

チャネル

チャネルは細胞にイオンを出し入れするためのタンパク質で、膜に埋め込まれています。チャネルには1種類のイオンだけが通過できる孔があいており、孔があいているときには、濃度の高いほうから低いほうへイオンが移動します。

孔がいつでも開きっぱなしなのが漏洩チャネルで、電位や神経伝達物質の有無で孔が閉じたり開いたりするチャネルもあります。

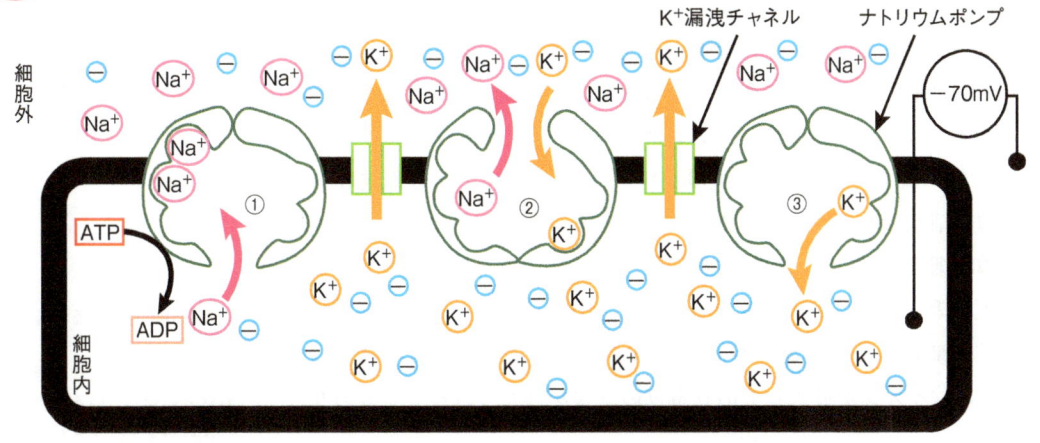

図A ● 静止膜電位の発生

ナトリウムポンプはATPのエネルギーを使って①→②→③の順に動き、3つのNa$^+$をくみ出して2つのK$^+$を汲み入れます。間にあるのがK$^+$漏洩チャネルで、K$^+$が通る孔はいつでも開いています。

図B ● 活動電位の発生による興奮の伝導

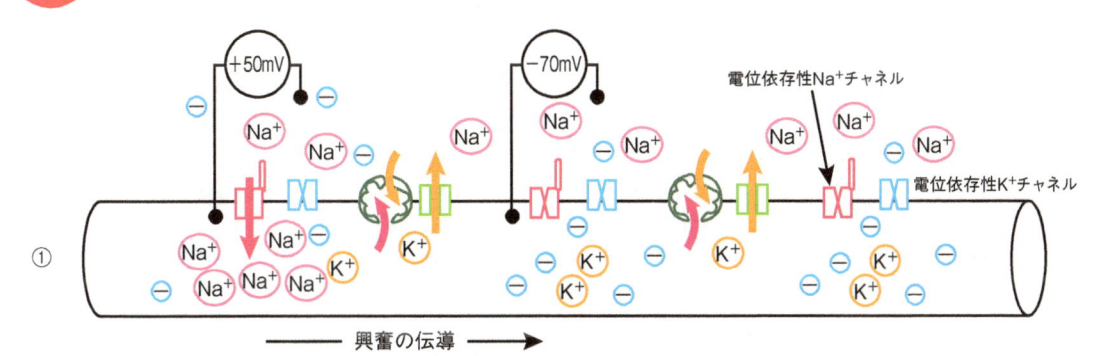

①
電位依存性Na$^+$チャネルの孔が開き、膜電位が+50mVになります。活動電位が右隣の電位依存性Na$^+$チャネルを刺激して興奮は右方向に伝わります。

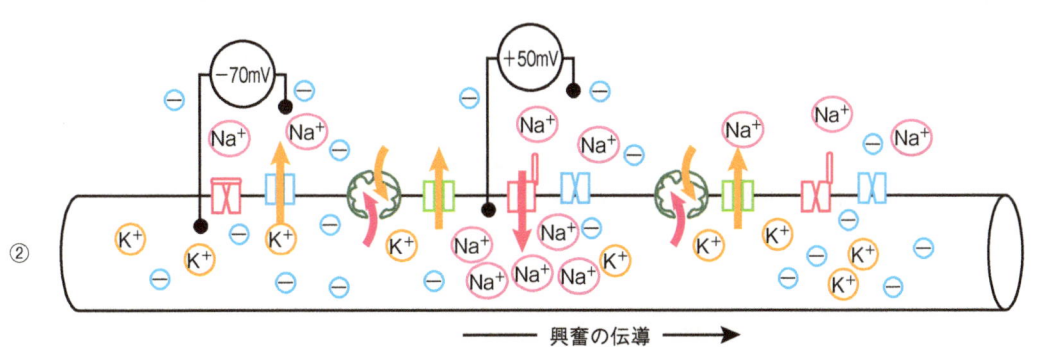

②
ナトリウムポンプによって膜電位は-70mVに戻ります。これと同時に電位依存性Na$^+$チャネルの蓋が閉じられて一瞬の間反応できなくなります。活動電位は右隣の電位依存性Na$^+$チャネルだけを刺激することになり、興奮は逆戻りしないようになっています。

5.2 ● 神経

5.2.3 神経伝達物質

　神経細胞のように電気的に興奮する細胞は、他の細胞とシナプスという構造でつながっています。神経細胞の先端にはシナプス小胞という袋があり、活動電位が到達するとシナプス小胞と細胞膜が融合して、小胞に蓄えられていた神経伝達物質がシナプス間隙に放出されます（図A）。シナプス間隙は細胞と細胞の間のごく狭い隙間で、神経伝達物質は隣の神経細胞にある受容体と結合することで興奮を伝えます。

　隣の神経細胞からの神経伝達物質が受容体に結合すると、リガンド依存性イオンチャネルが開いて陽イオンが細胞内にどっと流入し、細胞内の膜電位が変化して活動電位が誘導されます。神経伝達物質の種類によっては、陰イオンが流入して活動電位の誘導が抑えられることもあります。

　役目を終えた神経伝達物質はシナプス間隙にある酵素で分解されたり、もとの神経細胞へ再び回収されたりします。神経伝達物質は先端から放出されて、隣接する神経細胞がそれを受け取るので、一方向にしか伝達されないシステムとなっています。

　神経伝達物質は神経の種類によって異なります。休息中や安眠中にはたらく副交感神経ではアセチルコリン、興奮状態で活発になる交感神経ではノルアドレナリンです。

リガンド

　受容体に結合する物質をリガンドと総称します。ただし、リガンドという用語は受容体と結合している場合にだけ使われます。つまり、ホルモンや神経伝達物質は受容体があるとリガンドですが、受容体と結合していないときはリガンドとは呼べません。

アドレナリンとエピネフリン

　アドレナリンもエピネフリンも同じ化合物を指しています。adrenalineのadはラテン語で"近く"という意味で、renalは"腎臓"、アドレナリンが腎臓の近くにある副腎から分泌されることから名づけられました。epinephrineのepiはギリシャ語で"近く"、nephroneは"腎臓"という意味です。アドレナリンはおもにヨーロッパで使われており、エピネフリンはおもにアメリカで使われています。ところが、アメリカでも副腎はadrenal glandで、epinephral glandとは呼んでいません。

大分類	中分類	化合物名	役割
アミノ酸	興奮性アミノ酸	グルタミン酸	中枢神経系
		アスパラギン酸	中枢神経系
	抑制性アミノ酸	グリシン	中枢神経系
		γアミノ酪酸（GABA）	中枢神経系
モノアミン	カテコールアミン	ドーパミン	中枢神経系
		ノルアドレナリン	自律神経系-交感神経
		アドレナリン	中枢神経系
		セロトニン	中枢神経系
		ヒスタミン	
ビタミン様物質		アセチルコリン	自律神経系-副交感神経
ペプチド	神経ペプチド	エンドルフィンなど	

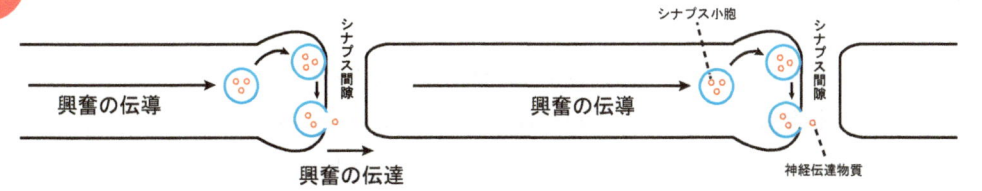

図A ● 神経伝達物質の分泌による興奮の伝達

興奮の伝導 → 興奮の伝達 シナプス間隙 シナプス小胞 神経伝達物質

図B ● アドレナリン作動性神経のシナプス

チロシン → ドーパ → ドーパミン → ノルアドレナリン → 再利用 → 受容体 → 隣の細胞

シナプス間隙

図C ● コリン作動性神経のシナプス

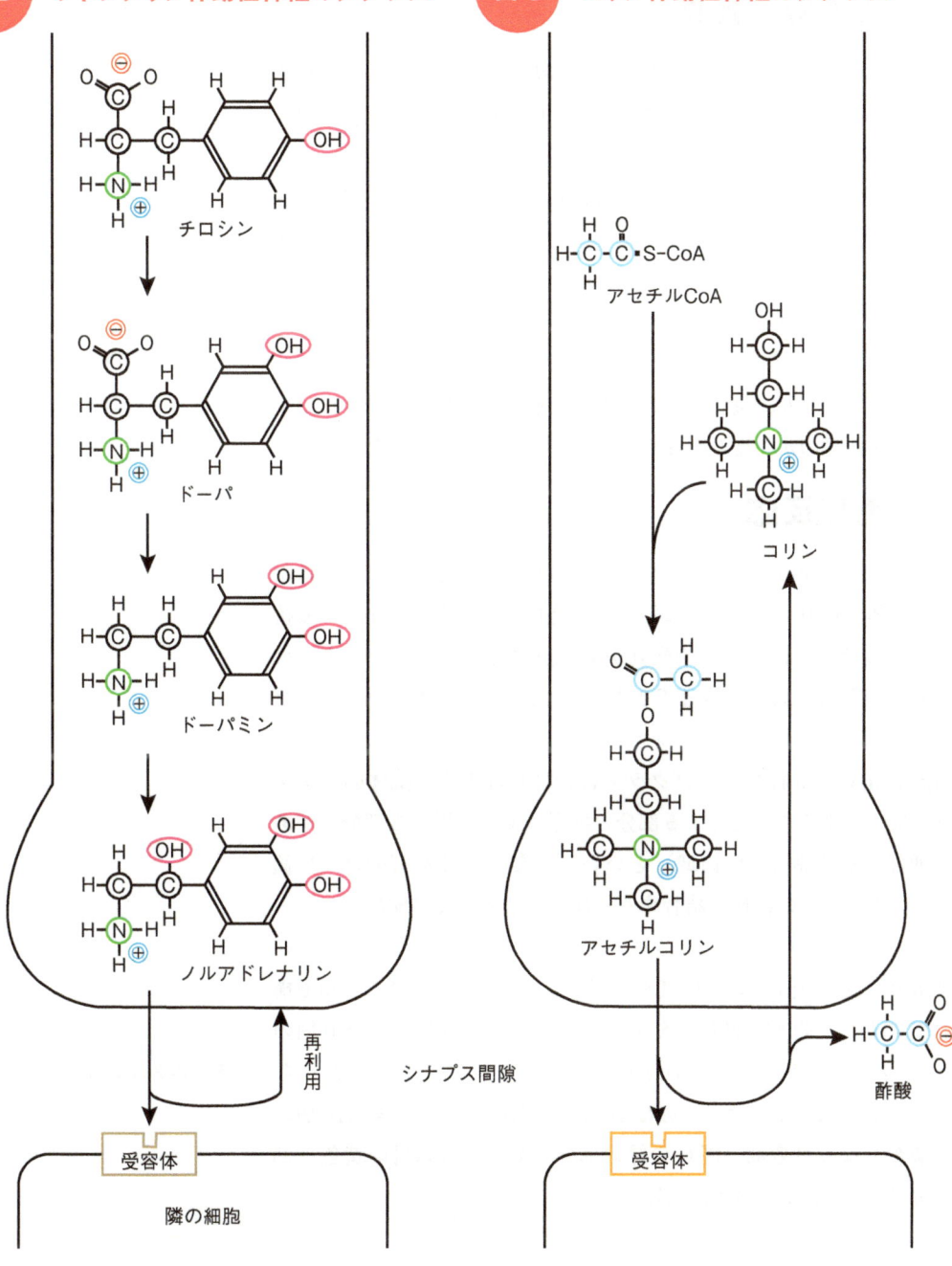

アセチルCoA + コリン → アセチルコリン → 受容体 → 酢酸 + コリン

5.3 生体防御

動物の体には、恒常性の維持のために、微生物が体内に侵入するのを防いだり、体内から排除したりするしくみが備わっており、このしくみを生体防御といいます。本節では、フィブリンの繊維形成による血液凝固反応と免疫グロブリンの多様性について説明します。

5.3.1 血液凝固反応

体の表面に傷がつくと、血液凝固反応が起こって傷口がふさがれます。これは血液の流出を防ぐだけではなく、内部環境への微生物の侵入を防ぐしくみで、生体防御の第一段階です。

血液凝固反応にはいくつもの因子が関係しますが、最終段階でトロンビンというタンパク分解酵素がフィブリノーゲンからフィブリノペプチドを切り取ります。フィブリノーゲンは血液に溶けているタンパク質ですが、フィブリノペプチドがなくなると、たくさんのフィブリノーゲンがからみ合ってフィブリン繊維を形成します（図A）。これに血球がからんで大きな塊となり、傷口をふさぎます。血液凝固反応でできたフィブリン繊維と血球のかたまりを血餅といい、上澄みが血清になります。

血漿／血球と血清／血餅
血液の液体部分を血漿、細胞を血球といいますが、血液凝固反応を起こした後では液体部分を血清、固体部分を血餅といいます。

5.3.2 免疫反応

血液凝固で微生物の侵入を防ぎきれなかった場合には、免疫系がはたらき、病原体（抗原）と特異的に結合する抗体がつくられます。ある抗原に結合する抗体は、アミノ酸配列がその抗原とぴったり合うようになっており、別の抗原には結合できません（図B）。抗体は免疫グロブリンというグループに属するタンパク質で、役割によってIgA、IgD、IgE、IgG、IgMの5種類のサブクラスに分けられます。抗体のアミノ酸配列にはサブクラスに共通する部分と抗原によって異なる部分とがあり、共通部分を定常部（C領域）といい、異なる部分を可変部（V領域）といいます。どの抗原に結合するかは可変部のアミノ酸配列によって決まります。

免疫系の主役はIgGという免疫グロブリンで、4本のペプチド鎖で構成されています。約440個のアミノ酸からなる長いH鎖と約220個のアミノ酸の短いL鎖がそれぞれ2本ずつ、ジスルフィド結合でつながったもので、抗原と結合するのはH鎖とL鎖のN末端の約110個のアミノ酸からなる可変部（図Cの緑の部分）で、これ以外の黄色い部分が定常部です（図Cの黄色の部分）。

ジスルフィド結合 ➡ 60ページ

図A ● 血液凝固反応

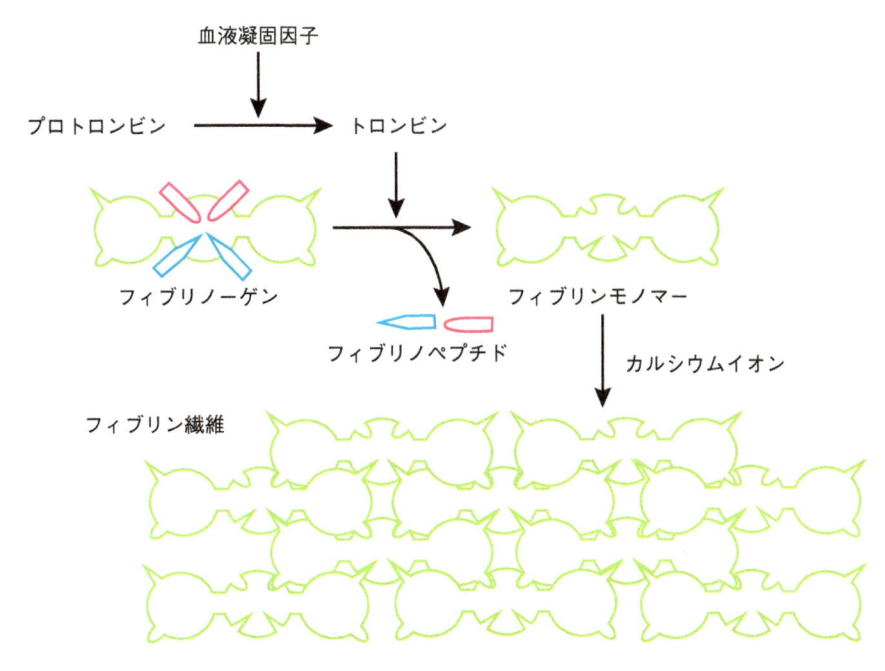

血液凝固因子

プロトロンビン → トロンビン

フィブリノーゲン → フィブリンモノマー

フィブリノペプチド

カルシウムイオン

フィブリン繊維

図B ● 抗原抗体反応の特異性

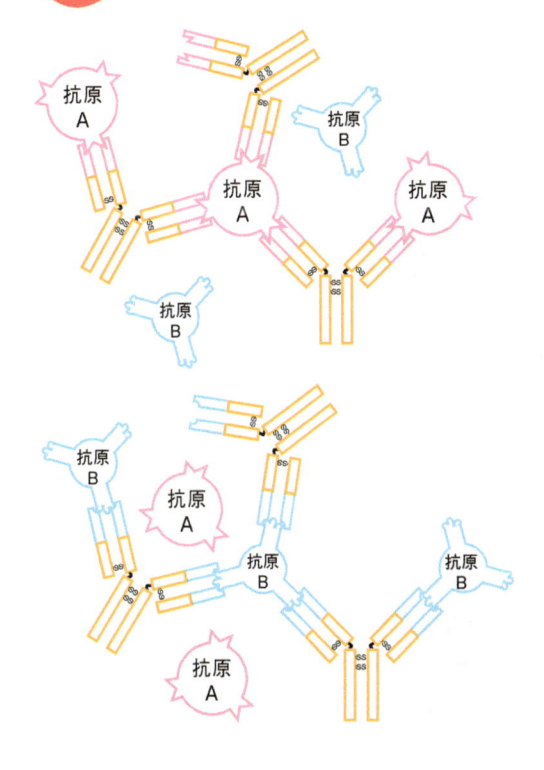

抗原A　抗原B

図C ● 免疫グロブリン（IgG）の構造

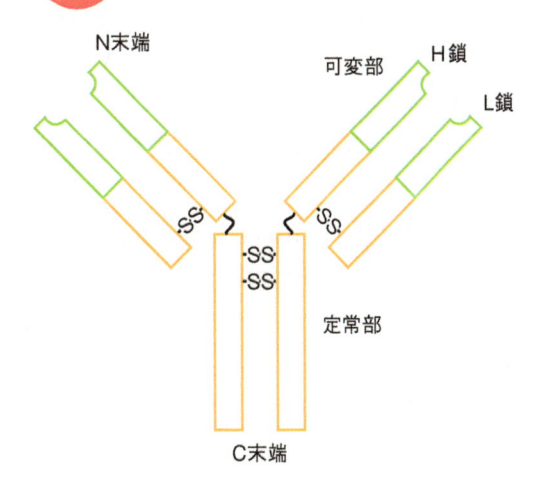

N末端　可変部　H鎖　L鎖

-SS-　-SS-

定常部

C末端

5.3 ● 神経

5.3.3 免疫グロブリンの遺伝子

抗原になりうる異物は無数にあるので、対応する免疫グロブリンの種類も無数になければなりません。タンパク質のアミノ酸配列は遺伝子の塩基配列に書かれていますが、免疫グロブリンの遺伝子も無数にあるのでしょうか。

体を構成している60兆個の細胞はすべて同じDNAを持っていますが、抗体産生細胞だけは例外です。卵や精子のゲノムに含まれている遺伝子が再編成されて、細胞ごとに異なった遺伝子になっています。

遺伝子の再編成

免疫グロブリンのL鎖のタンパク質の遺伝子はDNA上の3つの部分に分かれています。そのうちの1つは、40個ほどのV遺伝子断片で構成され、もう1つは5個のJ遺伝子断片で構成され、最後の1つはC遺伝子断片と呼ばれています（図A①）。C遺伝子断片はL鎖の定常部にあたります。抗体産生細胞になるまでに遺伝子の再編成が起こり、V遺伝子断片のうちの1個（図A②ではV3）とJ遺伝子断片のうちの1個（図A②ではJ3）がつながります。遺伝子断片のつなぎ合わせに規則性はないので、ある細胞ではV3-J3、ある細胞ではV26-J4というように、抗体産生細胞ごとに違う遺伝子構造になっています。V遺伝子断片とJ遺伝子断片はL鎖の可変部にあたります。L鎖については40×5＝200種類の遺伝子に再編成されている、すなわち200種類のL鎖タンパク質をつくることができるということになります。

H鎖の可変部の遺伝子は、51個のV遺伝子断片と、25個のD遺伝子断片と、6個のJ遺伝子断片でできています。抗体産生細胞では、細胞ごとに組み合わせが再編成され、51×25×6＝7,650種類の遺伝子となります。

免疫グロブリンはH鎖とL鎖の組み合わせでできていますから、127個（40＋5＋51＋25＋6）の遺伝子断片から、200種類のL鎖と7,650種類のH鎖の組み合わせで153万種類の可変部ができることになります。

クラススイッチング

抗体産生細胞はIgMという免疫グロブリンを細胞膜表面に提示しています。体内に異物が侵入した場合、その異物といちばんぴったり結合できる抗体の遺伝子を持つ細胞が選び出され、この細胞が急速に増殖し、IgD、IgG、IgE、IgAの順番にサブクラスの異なる免疫グロブリンがつくられます。その際には、可変部のアミノ酸配列は変わらずに定常部だけが変化します。遺伝子を見ると、再編成された可変部の遺伝子部分につながるH鎖のC遺伝子が、Cμ、Cδ、Cγ、Cε、Cαと次々につなぎ変えられています。この現象をクラススイッチングといいます。

図A ● L鎖のでき方

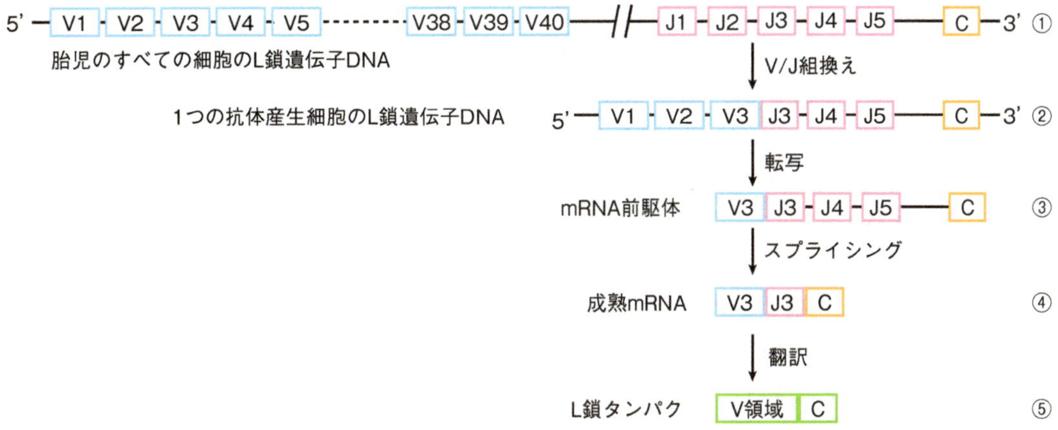

胎児のすべての細胞のL鎖遺伝子DNA
5'—V1-V2-V3-V4-V5……V38-V39-V40—//—J1-J2-J3-J4-J5—C—3' ①

↓ V/J組換え

1つの抗体産生細胞のL鎖遺伝子DNA
5'—V1-V2-V3-J3-J4-J5—C—3' ②

↓ 転写

mRNA前駆体　V3-J3-J4-J5—C ③

↓ スプライシング

成熟mRNA　V3 J3 C ④

↓ 翻訳

L鎖タンパク　[V領域 C] ⑤

図B ● H鎖のでき方

胎児のすべての細胞のH鎖遺伝子DNA
5'—V1-V2-V3----V51—//—D1-D2--D25—//—J1-J2-J3-J4-J5-J6—Cμ-Cδ-Cγ—3' ①

↓ V/D/J組換え

1つの抗体産生細胞のH鎖遺伝子DNA
5'—V1-V2-V3-V26-D8-J4-J5-J6—Cμ-Cδ-Cγ—3' ②

↓ 転写

mRNA前駆体　V26-D8-J4-J5-J6—Cμ ③

↓ スプライシング

成熟mRNA　V26 D8 J4 Cμ ④

↓ 翻訳

IgMのH鎖タンパク　[V領域 Cμ] ⑤

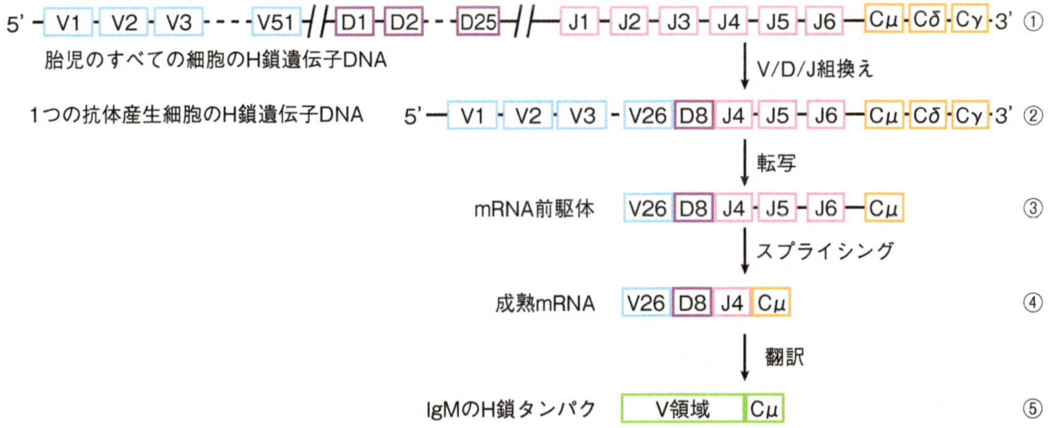

図C ● クラススイッチング

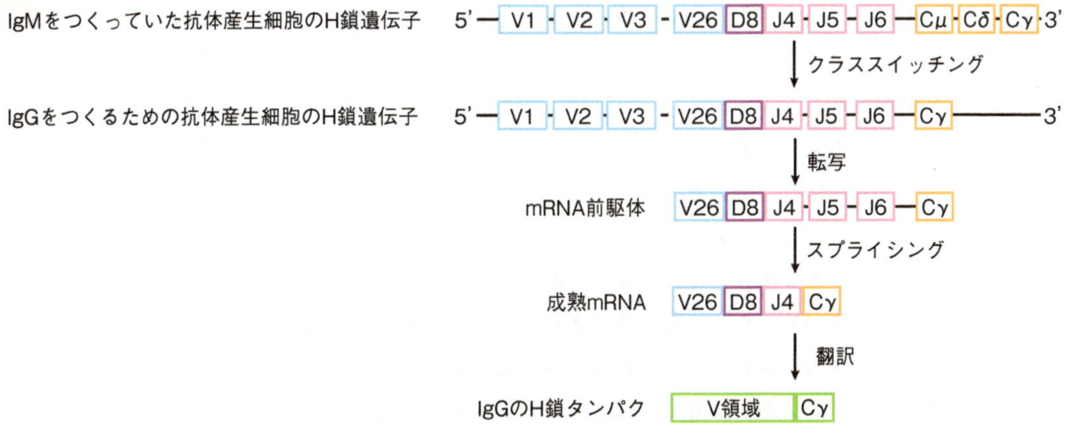

IgMをつくっていた抗体産生細胞のH鎖遺伝子
5'—V1-V2-V3-V26-D8-J4-J5-J6—Cμ-Cδ-Cγ—3'

↓ クラススイッチング

IgGをつくるための抗体産生細胞のH鎖遺伝子
5'—V1-V2-V3-V26-D8-J4-J5-J6—Cγ—3'

↓ 転写

mRNA前駆体　V26-D8-J4-J5-J6—Cγ

↓ スプライシング

成熟mRNA　V26 D8 J4 Cγ

↓ 翻訳

IgGのH鎖タンパク　[V領域 Cγ]

5.4 窒素排泄

　ヒトは食べ物を消化して、その成分を体内に取り入れて生きています。三大栄養素のうち炭水化物と脂質は炭素と酸素と水素でできているので、体内に取り入れた分だけ CO_2 や H_2O として排泄することができます。厄介なのは、タンパク質を構成するアミノ酸の窒素です。内部環境の恒常性を維持するためには、体内に取り入れた分だけの窒素を体外に排泄しなければなりません。

　食物として1日に摂取するアミノ酸が約50gだとすると、それに含まれる窒素は8gです。アミノ酸のアミノ基は、そのままでは毒性の強いアンモニアになってしまいます。そこで、アンモニアを無毒の尿素に変える特殊な代謝経路、すなわち尿素回路が備わっています。また、アミノ酸からつくられるポルフィリンを排泄するための代謝経路も備えられています。

5.4.1 尿素回路

　いらなくなったアミノ酸はαケトグルタル酸にアミノ基を渡し、グルタミン酸とαケト酸となります。この反応を触媒するのがアミノ基転移酵素①で、補因子としてビタミン B_6 からできるピリドキサールリン酸（PLP）を必要とします。

　肝臓でグルタミン酸は、ミトコンドリアのグルタミン酸脱水素酵素②によって、αケトグルタル酸とアンモニアになり、アンモニアと炭酸ガスとATPからカルバモイルリン酸がつくられます。カルバモイルリン酸をつくる反応には2分子のATPが必要です。次にカルバモイルリン酸は、シトルリン、アルギニノコハク酸、アルギニン、オルニチンというように尿素回路を1周し、この間にアスパラギン酸のアミノ基も取り込んで尿素をつくります。合計3分子のATPを使いますが、尿素回路内のATPはAMPにまで分解されるので、ATP4分子相当が必要だといえます。つまり、アンモニアを排泄するためにはエネルギーを使わなければならないということです。

　尿素は、炭酸ガス由来の炭素にカルバモイルリン酸由来とアスパラギン酸由来のアミノ基が結合しているので、尿素回路がうまく回るためには、カルバモイルリン酸とアスパラギン酸が等量ずつ必要になります。アスパラギン酸が多すぎる場合にはグルタミン酸を経てカルバモイルリン酸がつくられ、カルバモイルリン酸が多すぎる場合にはグルタミン酸からアスパラギン酸がつくられます。これは可逆反応をおこなう酵素であるアスパラギン酸アミノ基転移酵素③によって調節されています。

体内の貯蔵物質

　グリコーゲンや脂肪はエネルギーを貯蔵するための物質で、他の役割はありません。
　アミノ酸はエネルギー源になりますが、すべてのタンパク質には体の機能を維持するための役割があり、エネルギーを貯蔵するためだけのタンパク質というものはありません。

αケト酸 ➡ 92ページ

ピリドキサールリン酸
　　　　　　➡ 32ページ

アミノ基の運搬体

　肝臓以外の組織では、グルタミン酸のアミノ基はグルタミンとなって血液中に放出され、これを受け取った肝臓はグルタミン酸をつくってアンモニアを取り出します。
　筋肉には解糖系でできたピルビン酸が大量にあるので、グルタミン酸のアミノ基はピルビン酸に渡ってアラニンとして血液中に放出され、肝臓でグルタミン酸になってアンモニアを取り出します。

図A ● アミノ基由来の窒素の排泄

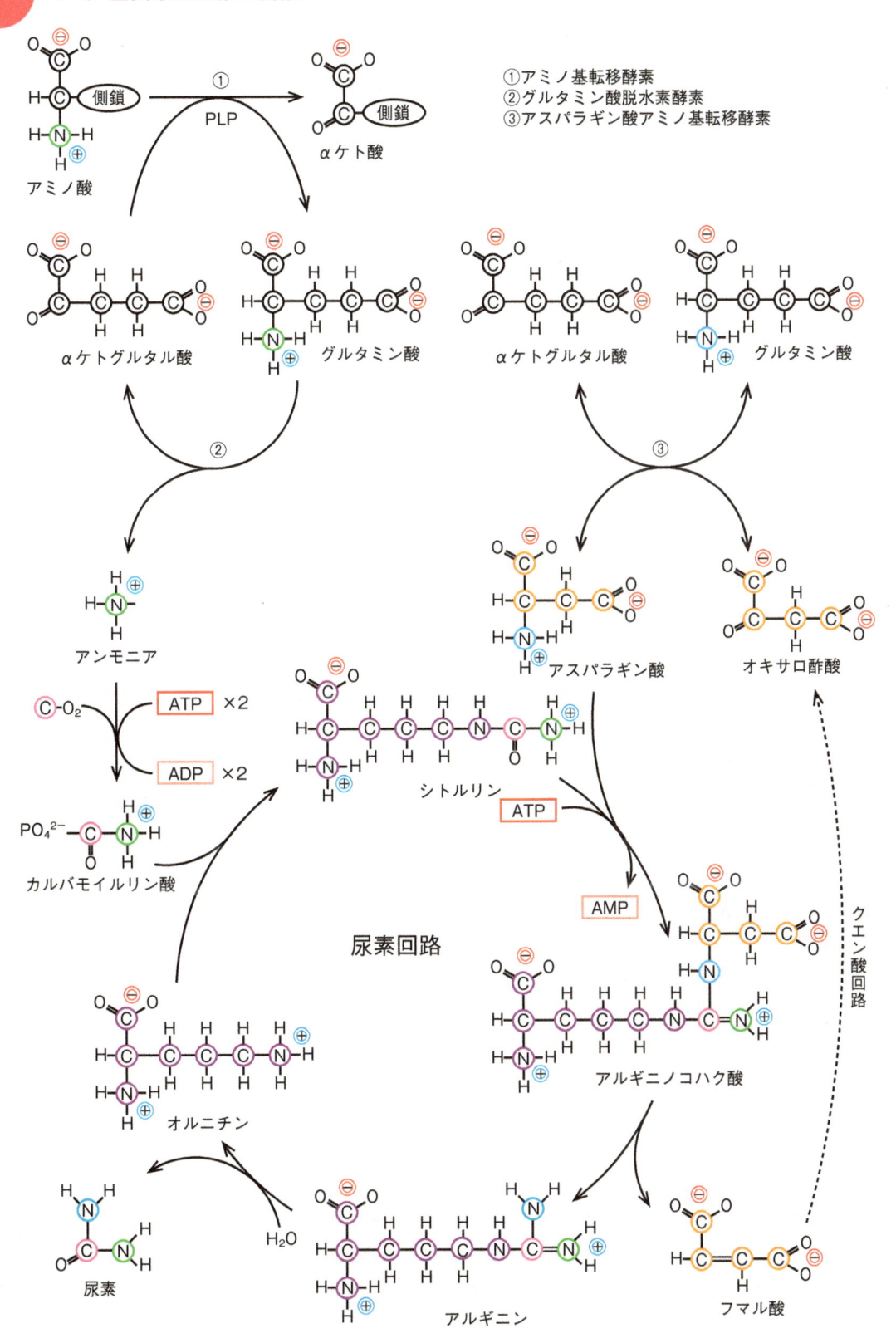

①アミノ基転移酵素
②グルタミン酸脱水素酵素
③アスパラギン酸アミノ基転移酵素

尿素回路

5.4 ● 窒素排泄　109

5.4.2 尿と原尿

　肝臓でつくられた尿素は、血液を介して腎臓に運ばれ、尿として体外へ排出されます。腎臓は尿素を排出するだけではなく、水分やミネラル、pH、血圧など、内部環境を一定に保つためのたいへん重要な器官です。

　腎臓は、同じ機能を持つ腎単位（ネフロン）がおよそ100万個集まってできています。1つの腎単位は、血液を濾過するための腎小体と、濾液から必要な成分を再吸収する尿細管で構成されています。腎小体は毛細血管の集まりである糸球体と、これを包むボーマン嚢でできています。

　腎小体で濾過されて尿細管へ進む濾液を原尿といいます。尿細管では、原尿中のほとんどの成分が水分とともに再吸収され血液中へと戻り、残りは尿として膀胱へと送り出されます。正常な成人では、1日に150Lほどの原尿から1.5Lほどの尿が生成されます。

　血液の中には、血球や分子量の大きいタンパク質であるアルブミンのように、糸球体で濾過されない物質があります。いっぽう、糸球体で濾過された後、尿細管でまったく再吸収されずにそのまま尿中に排泄される物質もあります。再吸収されない物質の血漿中の濃度と尿中の濃度を比較すると、どれくらいの血漿が糸球体で濾過されているかがわかります。これを糸球体濾過速度（GFR）といい、正常な成人では1分間あたり100mLです。糸球体濾過速度の測定にはイヌリンか、クレアチニンが使われます。クレアチニンは筋肉がつくる物質で、その量は筋肉量に比例しますが、尿細管でまったく再吸収されないことがわかっているので、血漿中と尿中の濃度を比較すると糸球体濾過速度を推定できます。尿素や尿酸もほとんど吸収されず、尿として排泄されます。

　血液中のグルコースは糸球体で濾過されて、いったん原尿に含まれますが、すべて再吸収されて尿中には排泄されません。再吸収率100％です。ただし、血糖値があまりにも高すぎる場合には尿の中に糖が出てしまいます。

　下の表はさまざまな物質の血漿中、原尿中、尿中の濃度です。

物質	血漿	原尿	尿
タンパク質	7.5g/dL	0g/dL	0g/dL
グルコース	90mg/dL	90mg/dL	0mg/dL
尿素	24mg/dL	24mg/dL	1330mg/dL
イヌリン	10mg/dL	10mg/dL	1200mg/dL
クレアチニン	1mg/dL	1mg/dL	98mg/dL
Na$^+$イオン	139mM	139mM	148mM
K$^+$イオン	5mM	4mM	47.5mM

イヌリン
　イヌリンは（6ページ参照）は血液中には存在しません。体内でつくられることも他のものに変化することもなく、糸球体で完全に濾過され、まったく再吸収されないので、外から投与して糸球体濾過速度を正確に測定するために使われています。

図A ● 腎単位による血液成分の濾過と再吸収

○：タンパク質
○：グルコース
○：イオン
○：尿素、クレアチニン

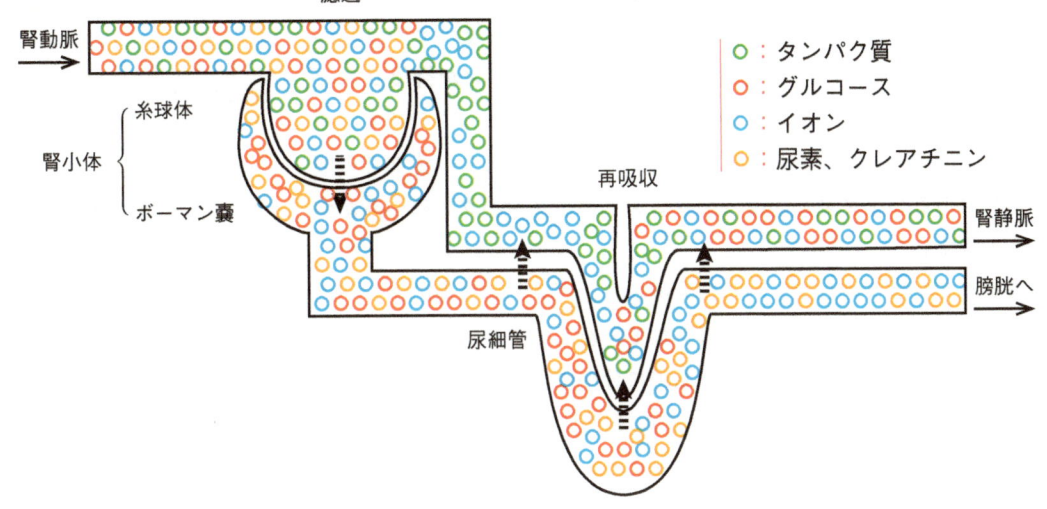

腎動脈 / 腎小体 {糸球体, ボーマン嚢} / 濾過 / 尿細管 / 再吸収 / 腎静脈 / 膀胱へ

演習問題

左ページの表にはさまざまな物質の血漿中と原尿中と尿中の濃度を示してあります。この数字を使って、下のグラフ用紙に棒グラフを作成してください。

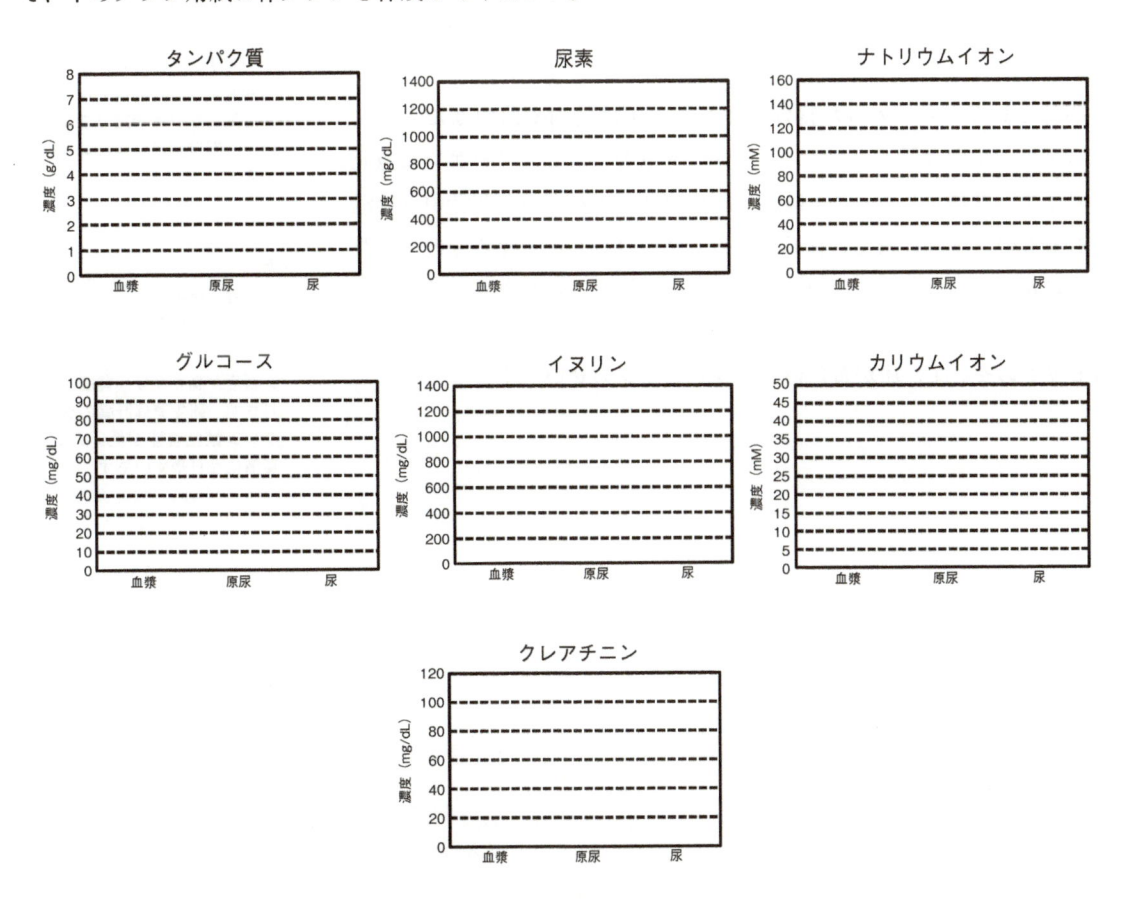

タンパク質 (濃度 g/dL, 0–8) — 血漿 / 原尿 / 尿

尿素 (濃度 mg/dL, 0–1400) — 血漿 / 原尿 / 尿

ナトリウムイオン (濃度 mM, 0–160) — 血漿 / 原尿 / 尿

グルコース (濃度 mg/dL, 0–100) — 血漿 / 原尿 / 尿

イヌリン (濃度 mg/dL, 0–1400) — 血漿 / 原尿 / 尿

カリウムイオン (濃度 mM, 0–50) — 血漿 / 原尿 / 尿

クレアチニン (濃度 mg/dL, 0–120) — 血漿 / 原尿 / 尿

5.4 ● 窒素排泄

5.4.3 ポルフィリン代謝

　排泄しなければならない窒素はアミノ酸の窒素だけではありません。ヒトの体の60兆個の細胞のうち20兆個は赤血球で、毎日そのうちの1％が脾臓で分解され、中に含まれているポルフィリンが排泄されます。ポルフィリンは窒素を含んだ五員環が4つつながったものです。ポルフィリンの中心に鉄原子がついたものをヘムといいます。赤血球の酸素運搬体であるヘモグロビンは、グロビンというタンパク質にヘムがついたものです。

　ヘモグロビンはグロビンとヘムに分解され、グロビンは他のタンパク質と同じようにアミノ酸にまで分解されて、新しいタンパク質の材料となります。ヘムはポルフィリンと鉄原子に分かれ、鉄原子は新たなヘムに再利用されますが、ポルフィリンはA環とB環の間が切断されて鎖状になり緑色をしたビリベルジンになります。これはさらに還元されて黄色のビリルビンになります。

　ビリルビンは水に溶けにくいので、血液中のアルブミンと結合して肝臓に運ばれます。肝臓では、さらにグロクロン酸が結合して水に溶けやすい形になり、胆汁中に排泄されます。ビリルビンにグルクロン酸が結合したものを抱合型ビリルビンといい、結合していない非抱合型ビリルビンと区別します。

　胆汁として小腸に入った抱合型ビリルビンは腸内細菌のはたらきによって再び非抱合型ビリルビンとなり、無色のウロビリノーゲンに還元されます。ウロビリノーゲンは、肝臓に取り込まれて再び胆汁中へ排泄されるもの、さらに還元されて茶色のステルコビリンになるもの、また尿中に排泄されるものに分かれます。尿中に排泄されたウロビリノーゲンは酸化され、黄色のウロビリンとなります。大便が茶色なのはステルコビリンのせいで、尿が黄色いのはウロビリンのせいです。

ポルフィリン代謝の観察
　ポルフィリンは複雑な構造をしていますが、少し構造が変化するだけで色が変わるという、とても不思議な化合物です。内出血した部分が赤くなったり青くなったり、緑や黄色に変化するのは、ポルフィリンの構造変化のためです。内出血したときによく観察してみましょう。

直接型と間接型
　ビリルビンを測定する際に、抱合型ビリルビンは試薬を入れて直接測ることができるので、直接型ビリルビンといいます。水に溶けにくい非抱合型ビリルビンはアルコールを加えないと測定できないので、間接型ビリルビンといいます。

黄疸
　肝臓に障害があったり、胆汁がうまく排泄できなかったりすると、血液中のビリルビン濃度が高くなり、黄疸になります。新生児は肝臓のグルクロン酸結合能が低いので、黄疸になりやすいです。

図A ● ポルフィリンの代謝物とその色

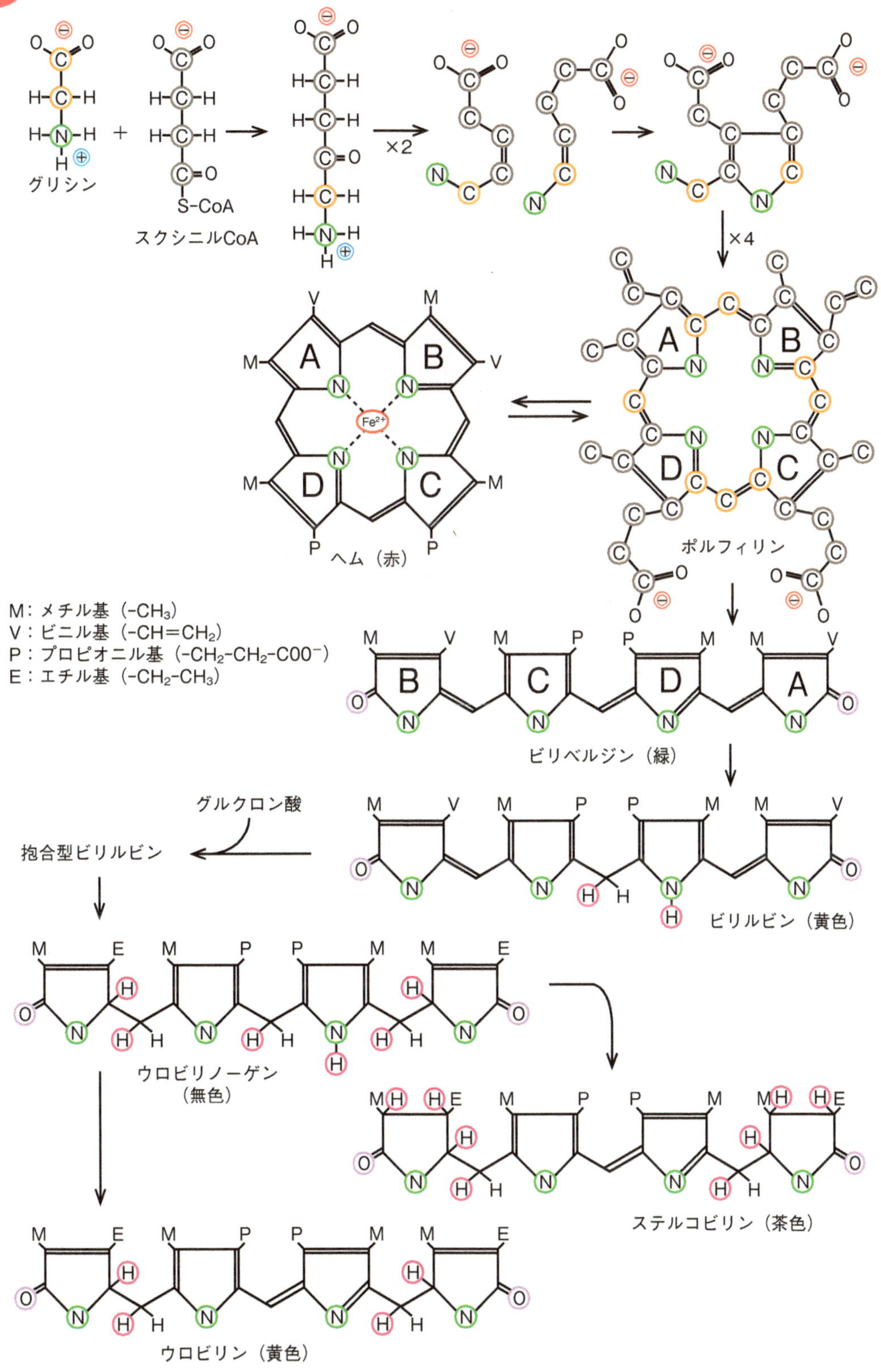

M：メチル基（-CH₃）
V：ビニル基（-CH=CH₂）
P：プロピオニル基（-CH₂-CH₂-COO⁻）
E：エチル基（-CH₂-CH₃）

グリシン + スクシニルCoA → ×2 → → ×4 → ポルフィリン ⇌ ヘム（赤）

↓

ビリベルジン（緑）

↓

ビリルビン（黄色）

グルクロン酸 →
抱合型ビリルビン

↓

ウロビリノーゲン（無色）

↓   ↘

ウロビリン（黄色）   ステルコビリン（茶色）

5.4 ● 窒素排泄

半減期

　多くのホルモンは多すぎても少なすぎても不都合がおこります。ホルモンの血中濃度は、つねに一定になるように脳下垂体や視床下部によって調節されていますが、一定の値を保つためには、ホルモン産生細胞がつねにホルモンを産生し続け、肝臓がつねにホルモンを代謝して血中から取り除いています。血中からホルモンが取り除かれる速度を、半減期（半分の量に減るまでの時間）といいます。

　抗炎症薬として使われるデキサメタゾンや、かつて流産防止に使われていたジエチルスチルベストロールは化学的に合成したステロイド製剤で、肝臓で代謝することができないため、天然のコルチコステロンやエストラジオールとくらべると半減期が長く、いつまでも効果が持続します。筋肉増強剤の合成男性ホルモン（アナボリックステロイド）も血液中に長期間とどまるため、これが投与されると、わたしたちの体に備わっている本来の調節機能が損なわれてしまいます。

　神経伝達物質も同様で、シナプスからすみやかに取り除くための機構が備わっています。1995年に東京の地下鉄で起きた無差別殺人事件では、サリンという猛毒が使われて、13人が亡くなり、数千人が負傷しました。サリンは、アセチルコリンエステラーゼの基質結合部位に非可逆的に結合することによって活性を阻害するので、シナプスからアセチルコリンが消えず、いつまでも副交感神経を刺激し続けることになる毒物です。

Appendix 附章

Biochemistry

知って得する化学の知識

　19世紀中頃にテオドール・シュワンというドイツの生理学者が、胃液の消化作用が酵素による化学反応であることを発見しました。この発見が生化学の始まりで、それまでは神秘的で、論理的には説明することができないと思われていた生命現象を化学の知識で解明することができるようになったのです。

　化学は、物質が何からできていて、どのように変化するかを明らかにする学問です。化学の知識があれば、体の中で起こっているさまざまな現象を理解しやすくなります。化学の知識を利用すれば、目的にかなった物質をつくりだすこともできますし、物質の構造からそれが薬になるのか毒になるのかも予想できるようになります。

　化学は生物学とくらべるとたくさんの法則があり、例外を許さない学問です。用語の定義も厳密です。もし例外が見つかると、それが例外とならないように法則をつくり変えたり、用語を定義し直したりします。したがって原理原則さえ抑えておけば、化学は決して難しい学問ではありません。

　本章では、生化学をより深く理解するために必要な最低限の化学の知識を、あまり深入りせずに紹介してあります。

　最初に原子、元素、イオン、分子といった用語を説明しています。生化学の勉強で誰もが最初につまずくのは「酸化と還元」です。「酸化される」というのはある物質から電子が奪われることで、「還元される」というのはその反対に電子を受け取ることです。電子は単独では存在できませんから、酸化されるものがあれば必ず還元されるものがあります。生体内の酸化還元反応を正しく理解するためには、原子、電子、イオンなどの知識が必要なので、ここで説明しました。分子量やモル濃度についても触れています。実験室や検査室で実際に使う溶液のつくりかたも説明しています。

　次に、生化学でよく使われている化学用語をまとめておきました。カルボキシ基とかドコサヘキサエン酸とか、本文中でわからない用語が出てきたら参考にしてください。

　最後に非共有結合の計算問題を載せました。数式がたくさん出てきて、対数の計算もありますが、簡単な数学ですから怖がらずに挑戦してください。非共有結合の反応を抑えておけば、その知識は酵素反応やpHの計算にも応用することができ、体の中の化学反応のほとんどを理解することができます。

A.1 物質の構成

身のまわりの物質を構成しているのは原子です。原子は内部構造の違いで何千種類もあります。

A.1.1 原子と元素

原子は原子核という塊を中心にして、その周囲を電子が飛び交っている粒です。原子核は陽子と中性子の集まりです。陽子はプラスの電荷を帯びています。電子1個は陽子1個と同じ強さのマイナスの電荷を帯びています。中性子は電気的に中性です。

図Aの炭素の原子核は、6個の陽子と6個の中性子で構成されています。陽子1個の重さと中性子1個の重さはほぼ等しく、それにくらべると電子の重さは無視できるくらい軽いので、陽子の数と中性子の数の合計で原子の大きさを表現し、その値をその原子の質量数といいます。図Bも炭素です。陽子の数は図Aと同じく6個ですが、中性子が8個あるので、これは質量数14の炭素です。この他に質量数13の炭素もありますが、どれも陽子の数は6個です。原子の性質は陽子の数で決まり、陽子の数が6個の原子を炭素と呼ぶのです。

陽子の数が同じ原子のグループを元素といいます。たとえば炭素（C）や水素（H）や酸素（O）は元素の名前で、カッコ内のアルファベットは元素記号です。この世の中に元素は112種類しかありません。それに対して、原子は何千種類もあり、^{12}C とか ^{14}C のように元素記号の左上に小さく質量数を書いて区別します。

同じ元素グループに属する異なる原子を同位体と呼びます。同位体の中には放射線を出して別の原子に変わってしまうものがあり、これらを放射性同位体と呼びます。図Bの ^{14}C は、1個の中性子が放射線を出しながら陽子と電子へと変化し、図Cの ^{14}N になります。つまり放射性同位体は放射線を出しながら徐々に減ることになります。放射性同位体の量が半分になる時間を半減期といい、^{14}C の半減期は5,730年です。

図Dは質量数1の水素原子（^{1}H）で、陽子1個と電子1個だけでできています。質量数2の水素（^{2}H）もあります（図E）。これは質量数1の水素原子に中性子が1個ついたもので、重水素と呼ばれています。中性子が2個で質量数3の水素（^{3}H）もあり（図F）、これはトリチウムと呼ばれています。トリチウムは半減期12.33年の放射性同位体ですが、重水素は安定なので、安定同位体と呼びます。

112種類の元素の中には、もっと大きいものもあります。たとえば、図Gのナトリウム（^{23}Na）、図Hの塩素（^{35}Cl）などです。

素粒子
陽子や中性子をどんどん細かくしていくと、素粒子という究極の粒子にたどり着きます。クォーク、パイ中間子、ニュートリノ、ヒッグス粒子などが現在までにわかってきた素粒子です。

原子番号
陽子の数を原子番号といいます。

113番目の元素
日本の理化学研究所は2004年に113番目の元素をつくることに成功しました。つくられたのはたった1個の原子で、344マイクロ秒で消えてしまいましたが、存在が再確認されて日本が命名権を獲得し、2016年にニホニウム（元素記号Nh）という名前が正式に認められました。

同位体の名前
同位体に重水素とかトリチウムといった特別な名前がついているのは水素だけで、ふつうは ^{14}C とか ^{18}O のように元素記号と質量数で呼んでいます。

図A ● 炭素（^{12}C）

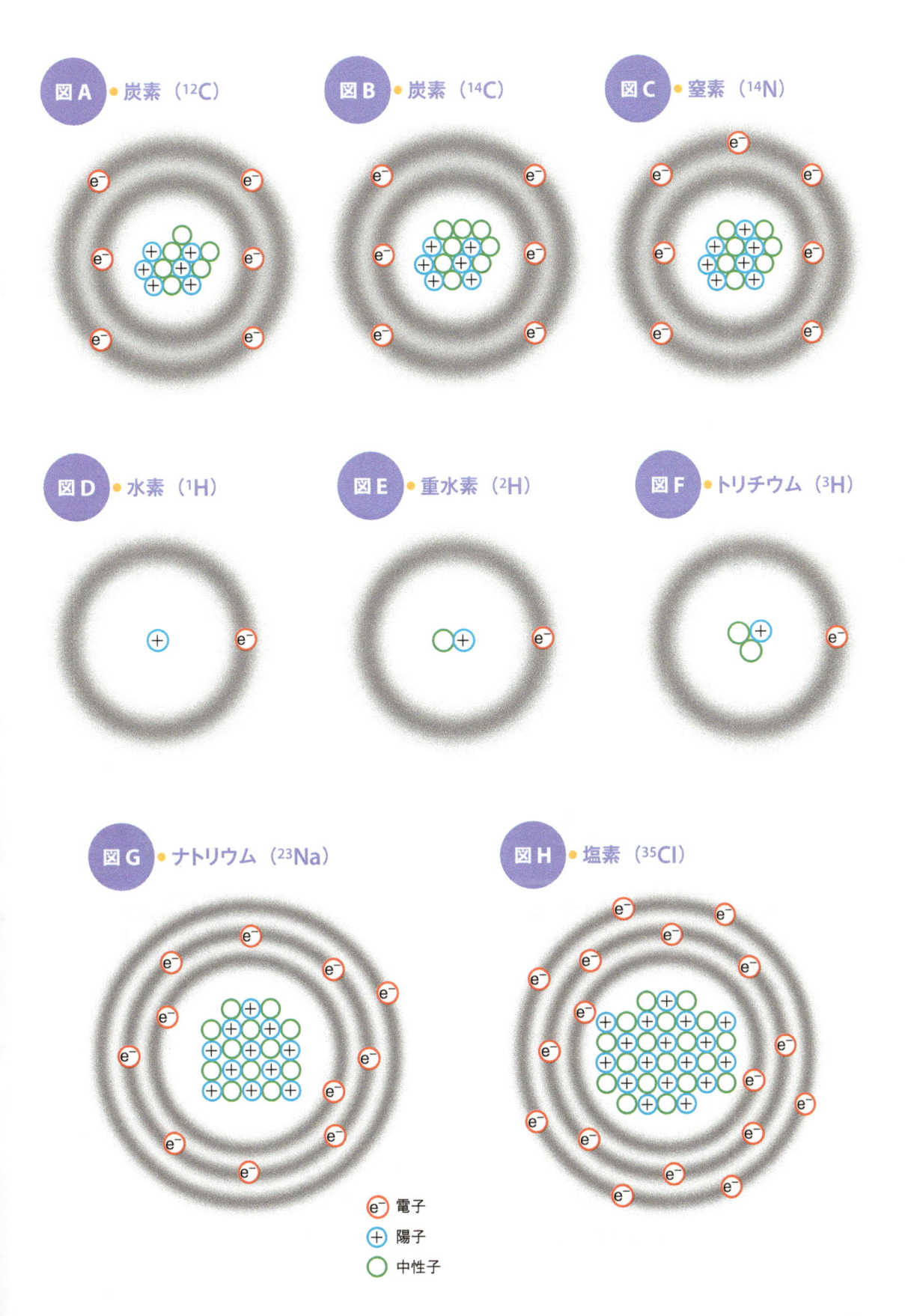

図B ● 炭素（^{14}C）

図C ● 窒素（^{14}N）

図D ● 水素（^{1}H）

図E ● 重水素（^{2}H）

図F ● トリチウム（^{3}H）

図G ● ナトリウム（^{23}Na）

図H ● 塩素（^{35}Cl）

- e⁻ 電子
- ⊕ 陽子
- ○ 中性子

A.1 ● 物質の構成

A.1.2 電子殻

前ページの水素の図では、原子核のまわりを飛び交う電子をもやもやっとした円の上に描きました。炭素の図では二重の円にして、内側の円に2つの電子、外側の円に4つの電子を描き入れました。これらの円を電子殻といい、電子殻には2つの電子が対になって回ることのできる軌道があります。原子は、電子殻の軌道に2つの電子が飛び交っている状態がいちばん安定します。

水素の電子殻（K殻）には1つの軌道がありますが、1つの電子しか飛び交っていないので、安定ではありません。このような電子を不対電子といいます。図Aのように2個の電子があるヘリウムは安定です。

K殻の外側をL殻と呼び、ここには軌道が4つあり、電子を8つまで収容できます。炭素や窒素では2個の電子がK殻を飛び交い、残りの電子がL殻を飛び交います。ナトリウムや塩素ではK殻に2つ、L殻に8つ、そしてその外側のM殻に残りの電子が入っています。

A.1.3 イオン

水素の場合、電子を放出してK殻を空にすると不対電子がなくなるので、安定になります。マイナスの電荷を帯びていた電子がなくなり、全体としてはプラスの電荷を帯びるので、H^+と書きます。このように電荷を帯びた原子をイオンといいます。

電子が11個のナトリウム原子（^{23}Na）では、M殻に電子が1つだけ飛び交っています。この電子がなくなれば安定しますが、陽子のほうが1個多くなるので、プラスの電荷を帯びてNa^+となります。電子17個の塩素原子（^{35}Cl）は、M殻の電子が7つで、電子があと1つ入るとマイナスの電荷を帯びてCl^-となり、安定します。塩化ナトリウムは、電子を失って安定化したNa^+と電子を受け取って安定化したCl^-とが、電気的に引き合っている状態となっています。

A.1.4 分子

不対電子を持った原子は、不対電子を持った他の原子と電子を共有することによっても安定化します。電子を共有するというのは、たとえば図Bのように、2つの水素原子のそれぞれのK殻に2つの電子が飛び交うように融通し合うということです。炭素のL殻にある4つの不対電子は、図Cのメタンのように4つの水素原子と電子を共有することができます。このように不対電子を共有してできた結合を共有結合といい、H_2やCH_4のように複数の原子が共有結合したものを分子といいます。

電子殻
電子殻は、内側からK殻、L殻、M殻、N殻、O殻と名づけられています。もしかするともっと内側にもあるかもしれないのでAから始めずにKから始めたそうですが、K殻の内側には電子殻は見つかっていません。

安全なヘリウム
K殻に2個の電子があるヘリウムは安定です。水素は空気よりも軽いので風船や飛行船に利用されていましたが、爆発の危険があるので、いまはヘリウムが使われています。ヘリウムは他の原子とは反応しないので、安全です。

カチオンとアニオン
H^+のようにプラスの電荷を帯びているイオンを陽イオン（cation）、陽子の数にくらべて電子が余分にあるとマイナスの電荷を帯びるので陰イオン（anion）といいます。
水素原子の場合にはもともと中性子がなく、1つしかなかった電子を失ってしまうと陽子（プロトン）だけになるので、H^+をプロトンとも呼んでいます。

図A ● ヘリウム原子

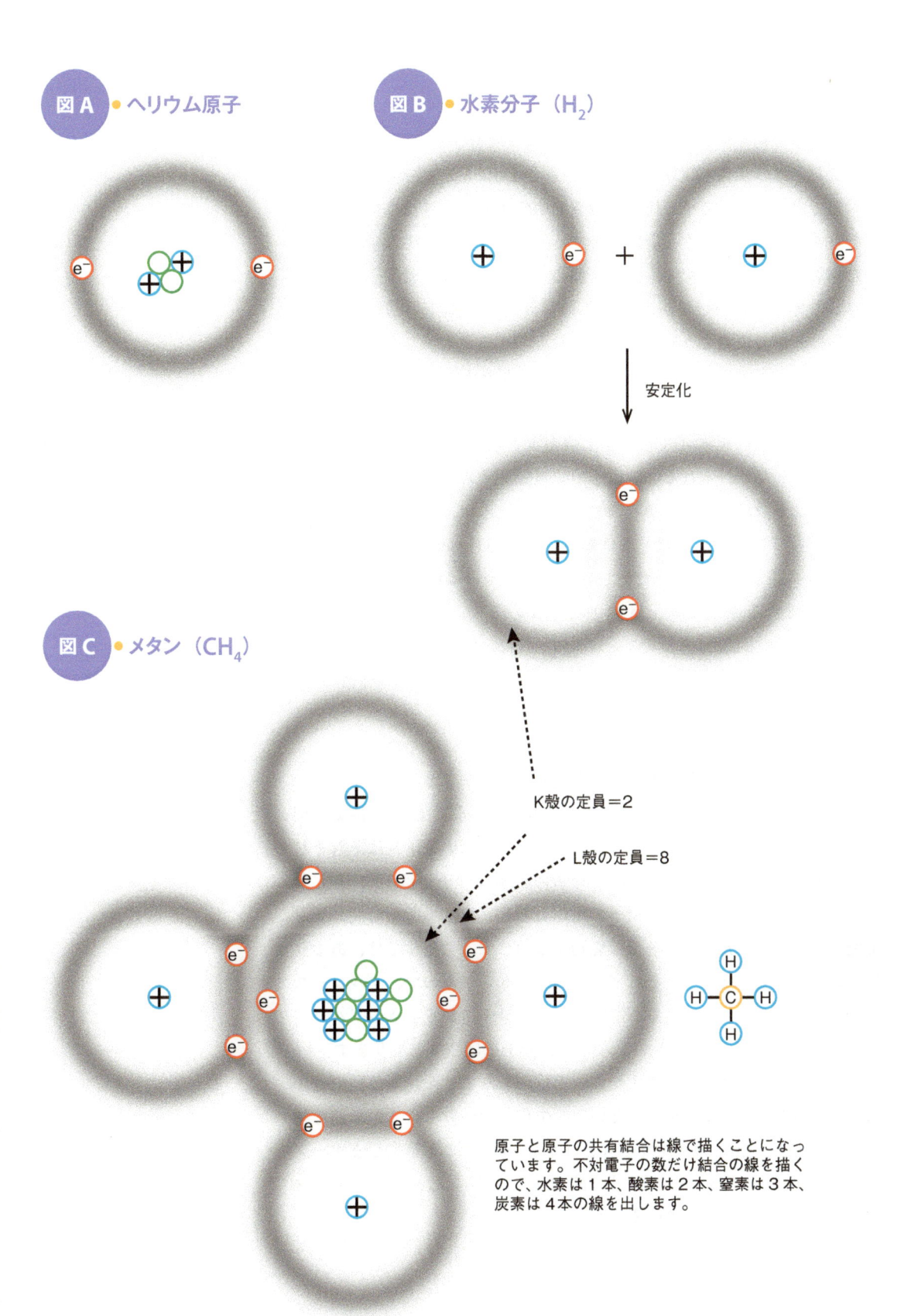

図B ● 水素分子（H_2）

↓ 安定化

K殻の定員＝2
L殻の定員＝8

図C ● メタン（CH_4）

原子と原子の共有結合は線で描くことになっています。不対電子の数だけ結合の線を描くので、水素は1本、酸素は2本、窒素は3本、炭素は4本の線を出します。

A.1 ● 物質の構成

A.1.5 原子量と分子量

原子量

　原子量とは、炭素（^{12}C）原子1個の重さを12として、原子の重さを相対値で表したものです。陽子の重さと中性子の重さはほぼ同じで、電子の重さは無視できるくらい軽いので、原子量は陽子や中性子を基準とした相対的重さの単位です。陽子1個の重さ、つまり水素原子の重さを基準にしてもいいのですが、1961年に炭素（^{12}C）原子を基準とすることが右ページの表のように決まりました。

　右の表に、生体に含まれている元素の原子量を載せています。元素量ではなく原子量としているのは、元素がいろいろな原子を含んだグループ名だからです。炭素（^{12}C）原子1個の重さを12とすると、陽子1個の重さが1となり、それぞれの原子の質量数がそのまま原子量になるので原子量は整数に近い値になるはずです。ところが、元素の原子量は整数にはなっていません。たとえば塩素の原子量は35.45です。じつは、塩素の原子量という表現がおかしいので、正確には塩素という元素グループに属する原子の原子量の平均値なのです。地球上では^{35}Clが75.77%、^{37}Clが24.23%あるので、平均すると35.45になるということです。ほかの元素も同様で、たとえば水素は^{1}Hと^{2}Hと^{3}Hの混合物で、平均した原子量は1.008です。

分子量

　原子量と同じように分子の重さを表現することができ、これを分子量といいます。たとえば、グルコースは炭素6個、水素12個、酸素6個が結合してできている分子です。炭素、水素、酸素の原子量はそれぞれ12.01、1.008、16.00なので、グルコースの正確な分子量は180.156となります。ただし、いろいろな原子の地球上の存在比は場所や時間によって変動するので、元素の原子量は変動する値です。生化学では、あまり細かいことは気にせずに、それぞれ12、1、16とするので、グルコースの分子量は180としています。解糖系でグルコースからできるグルコース6-リン酸の分子式は$C_6H_{13}O_9P$なので、分子量は260となります。

　原子量や分子量は相対値ですから、単位がありません。原子量や分子量にグラムをつけた単位をモルといい、生化学ではおもにこの単位で物質を扱います。1molのグルコースというと180gのことを指します。グルコース180gとグルコース6-リン酸260gには同じ数だけの分子が含まれていることを意味しています。

元素名	元素記号	原子量	おもな同位体（天然存在比）
水素	H	1.008	^{1}H（99.985％） ^{2}H（0.015％） ^{3}H（ごくわずか：放射性）
炭素	C	12.01	^{12}C（98.9％） ^{13}C（1.1％） ^{14}C（1.2×10^{-8}％：放射性）
窒素	N	14.01	^{14}N（99.634％） ^{15}N（0.366％）
酸素	O	16.00	^{16}O（99.76％） ^{17}O（0.039％） ^{18}O（0.201％）
ナトリウム	Na	22.99	^{23}Na（100％）
マグネシウム	Mg	24.31	^{24}Mg（78.99％） ^{25}Mg（10％） ^{26}Mg（11.01％）
リン	P	30.97	^{31}P（100％）
硫黄	S	32.07	^{32}S（95.02％） ^{33}S（0.75％） ^{34}S（4.21％） ^{36}S（0.02％）
塩素	Cl	35.45	^{35}Cl（75.77％） ^{37}Cl（24.23％）
カリウム	K	39.10	^{39}K（93.26％） ^{40}K（0.012％：放射性） ^{41}K（6.73％）
カルシウム	Ca	40.08	^{40}Ca（96.941％） ^{42}Ca（0.647％） ^{43}Ca（0.135％） ^{44}Ca（2.086％）
クロム	Cr	52.00	^{50}Cr（4.345％：放射性） ^{52}Cr（83.789％） ^{53}Cr（9.501％） ^{54}Cr（2.365％）
マンガン	Mn	54.94	^{55}Mn（100％）
鉄	Fe	55.85	^{54}Fe（5.8％） ^{56}Fe（91.72％） ^{57}Fe（2.2％） ^{58}Fe（0.28％）
コバルト	Co	58.93	^{59}Co（100％）
銅	Cu	63.55	^{63}Cu（69.15％） ^{65}Cu（30.85％）
亜鉛	Zn	65.38	^{64}Zn（48.6％） ^{66}Zn（27.9％） ^{67}Zn（4.1％） ^{68}Zn（18.8％） ^{70}Zn（0.6％）
セレン	Se	78.96	^{74}Se（0.87％） ^{76}Se（9.36％） ^{77}Se（7.63％） ^{78}Se（23.78％） ^{80}Se（49.61％） ^{82}Se（8.73％）
モリブデン	Mo	95.96	^{92}Mo（14.84％） ^{94}Mo（9.25％） ^{95}Mo（15.92％） ^{96}Mo（16.68％） ^{97}Mo（9.55％） ^{98}Mo（24.13％） ^{100}Mo（9.63％：放射性）
ヨウ素	I	126.9	^{127}I（100％）

分子量の単位

分子量は相対値なので単位をつけることはできません。

分子の大きさを表す尺度としてダルトン（記号 Da）という単位がありますが、「□□の分子量は○○ダルトンである」といういいかたはできません。分子量には単位がないからです。ダルトンは分子量や原子量と同じく、炭素（^{12}C）原子の12分の1を基準にした値で、分子量や原子量は分子や原子にしか使えませんが、ダルトンは構造がわからないタンパク質やリボソーム、染色体のようなものにも使うことができます。「□□の質量は○○ダルトンである」というような使いかたをします。

分子量や原子量にグラムをつけた単位がモル（mol）で、1molに含まれる原子や分子の数は、6.02×10^{23}個です。これをアボガドロ定数といい、たとえばグルコース180gにはこれだけの数の分子が含まれています。ただし、生化学ではこの数字を覚えていてもほとんど役に立ちません。ただ1molには同じ数の原子や分子のような粒々が含まれているという意味では重要です。

A.1.6 溶液の濃度

生化学では物質を溶液として扱います。ここでは、溶液の濃度の表示方法と、溶液のつくりかたを説明します。

重量百分率と容量百分率

溶液の濃度を百分率（％）で表す場合、次のように区別します。

重量百分率(w/w％)＝薬品の重さ/全体の重さ

重量対容量百分率(w/v％)＝薬品の重さ/全体の体積

容量百分率(v/v％)＝薬品の体積/全体の体積

生化学では粉末の薬品を水（比重1）に溶かすので、重量対容量百分率（w/v％）でも重量百分率（w/w％）でも濃度は同じ値になります。たとえば生理食塩水は0.9％の塩化ナトリウム溶液ですから、9gの塩化ナトリウムを水に溶かして全量を1Lとします。

薬品が液体の場合には容量百分率（v/v％）を使いますが、消毒用の70％エタノールだけは例外です。これは重量百分率（w/w％）の70％です。エタノールは液体なのでメスシリンダーで調製するときには容量百分率（v/v％）で83％にしなくてはなりません。

ppm

ppmはparts per millionの頭文字で、百分率（parts per cent）に対して百万分率ともいい、％と同じように割合を示す単位です。1ppmは0.0001％です。

モル濃度

分子量180のグルコース180gを水に溶かして全量を1Lとしたとき、この溶液の濃度を1Mといいます。Mはモル濃度の単位で、英語では「モーラー」と発音しますが、日本では「モル」と呼びます。重さの単位のグラムと比較したのが次の表です。

	記号	英語	日本語
重さ	1g	1gram	1グラム
物質量	1mol	1mole	1モル
濃度	1M	1molar	1モル

日本語では物質量も濃度もモルと呼んでいるので間違ってしまいそうですが、実際にはそれほど混乱しません。「1モルつくる」といえば1Mの濃度の溶液をつくることですし、「1モルはかる」といえば1molの重さの薬品をはかりとることです。

濃い溶液のつくりかた

生理食塩水の場合、9gのNaClを水に溶かして全量を1Lとしても、1Lの水に9gのNaClを入れてもほとんど変わりません。しかし、もっと濃い溶液、たとえば30％のしょ糖溶液をつくる場合には、300gのしょ糖を水に溶かして全量を1Lにしなければなりません。水1Lに300gのしょ糖を入れると全量は1L以上になり、30％よりも薄い溶液になってしまいます。

演習問題 1

分子量 433 の薬品の 1mM の水溶液を 80mL つくるにはどうすればいいでしょうか。

　　1M 水溶液：433g/1000mL

　　1mM 水溶液：433mg/1000mL＝34.64mg/80mL

　薬品を 34.64mg 量りとり、水に溶かして 100mL のメスシリンダーで全量を 80mL にすればいいと思われるかもしれませんが、それは違います。なぜなら、34.64mg の薬品を正確に量りとることは不可能に近いからです。少し多めに 35mg でも 40mg でもいいですから、量りとったぶんの正確な重さを記録します。これがたとえば 37.2mg だったとしたら、全量を何 mL にすればいいでしょうか。100mL のメスシリンダーでは 1mL の単位までしか計れないので、小数点以下は四捨五入してかまいません。

演習問題 2

　薄い溶液のことを「耳かき一杯の薬品を水泳プールに溶かしたような」と表現することがありますが、これはあくまでもたとえです。演習問題 1 の薬品で 100nM 水溶液をつくるのに、433mg を 10000L の水に溶かすことはしません。1mM の溶液をつくって次のような段階希釈法で 100nM にします。

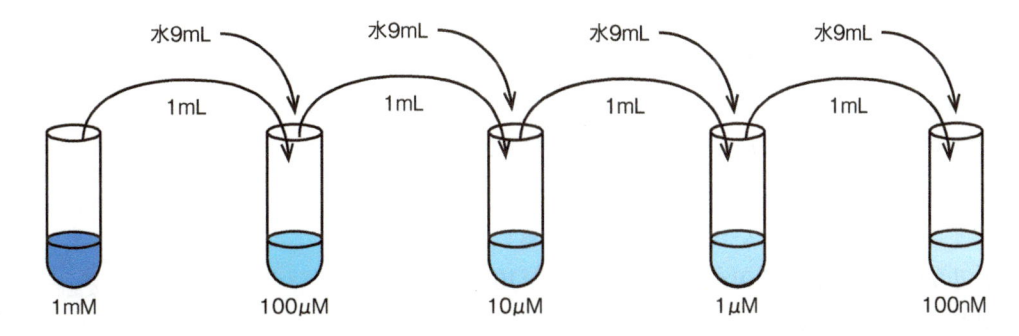

　それでは、1mM の水溶液 1mL を使って 100nM 水溶液 100mL をつくるには、最少何 mL の水が必要でしょうか。ただし、液量を量るメスピペットの最小単位は 1mL とします。

演習問題 3

　10mM の水溶液を 3mM に希釈する場合には、10mM 水溶液と 0mM 水溶液（水）をどのような割合で混ぜればいいでしょうか。

　溶液の希釈の計算は簡単なようですが、間違えることが多いので、右のような方形を使います。この方形で 8% と 3% の溶液を混ぜて 5% の溶液をつくる計算をするときには、A に 8、B に 3、X に 5 を入れて、矢印の方向に差をとり、X－B と A－X の値を求めます。数字を横方向に組み合わせて、8% 溶液 2mL と 3% 溶液 3mL を混ぜると 5% の溶液ができます。濃度の単位は何でもかまいませんが、A と B と X は単位をそろえなければなりません。

　この方形を使えば冒頭の問題は暗算でもできます。

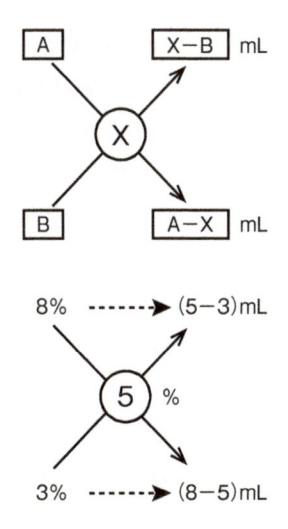

A.2 化学のことば

生化学の勉強に必要な化学のことばをここにまとめました。覚えなければならないことは、それほど多くはありません。

A.2.1 単位の接頭辞

右ページの表は単位につける接頭辞です。大きな数や小さな数を扱うときには、接頭辞を使ったほうが便利です。

ヒトの体を構成している細胞の数を実際に数えた人はいませんが、60兆個といわれています。40兆個でも80兆個でもかまわないのですが、6兆個や600兆個ではないというくらいのアバウトな数字で、およそ60兆個です。

これは動物の細胞の大きさから計算した推定値です。動物の細胞はいろいろな形をしており、大きさもさまざまです。細胞の中でいちばん大きいのは卵で、ヒトの卵は直径100μm。いちばん小さいのは精子です。神経細胞のように長さ1mにもなるものもありますが、ごくおおざっぱにいって1辺10μmのサイコロくらいと考えて間違いではないはずです。μmというのは1ミリの1000分の1の単位です。

このサイコロの重さがどれくらいになるかを計算してみましょう。

　　　1辺の長さ：$10\,\mu m = 0.01mm = 0.001cm = 1\times10^{-3}cm$

　　　体積：$10\,\mu m \times 10\,\mu m \times 10\,\mu m = 1\times10^{-3} \times 10^{-3} \times 10^{-3} cm^3 = 1\times10^{-9} cm^3$

比重が1ならば、体積$1cm^3$の重さは1gなので、体積$1\times10^{-9}cm^3$の重さは$1\times10^{-9}g = 1ng$（ナノグラム）となります。

人間の体重を、これまたごくおおざっぱに60kgとしましょう。細胞1個の重さを1ngとすると、60kgは何個の細胞になるでしょうか。

　　　60kg = 60,000g
　　　　　 = 60,000,000mg
　　　　　 = 60,000,000,000μg
　　　　　 = 60,000,000,000,000ng

60kgは60兆ngとなり、1個1ngの細胞60兆個でできているという計算ができました。ちなみに、生まれたての赤ちゃんの体重は約3kgなので、およそ3兆個の細胞でできているということになっています。

60kgを60,000gといったり60,000,000mgといったりすると、0の数をいちいち数えなくてはならず、間違いも起こりやすいので、単位には右ページのように3ケタずつの接頭辞をつけるようになっています。これなら0の数は2つまでですみます。

卵と精子
　雌雄の生殖細胞のことを卵と精子と呼びます。卵子ではなく卵です。「子」は小さい物につける接尾辞です。卵は細胞の中でいちばん大きいので「子」はつけません。

赤血球
　体の中でいちばん数の多い細胞は赤血球で、血液1μLあたり400万個、血液を5Lとすると、1人の大人の体には20兆個もの赤血球が流れていることになります。赤血球は直径が8μm、厚さ2μmの円盤状の小さな細胞です。

風邪薬大人1錠
　大人の体重を60kgとしたり、赤ちゃんの体重を3kgとしたり、随分乱暴な計算ですが、病気になったときの薬の量もだいたいこのような数値を基準にして決めています。

タウリン1,000mg
　本物の化学者は「タウリン1,000mg」とはいいません。「タウリン1g」です。

単位の接頭辞の活用
　単位に接頭辞が使われるのは、重さや長さだけではありません。科学で使う時間（秒）、電流（アンペア）、温度（ケルビン）、物質量（mol）、光度（カンデラ）などの単位にも、このような接頭辞をつけることができます。

シンボル	読み方	べき乗表記	重さの単位	長さの単位	体積の単位
Y	yotta (ヨタ)	10^{24}			
Z	zetta (ゼタ)	10^{21}			
E	exa (エクサ)	10^{18}			
P	peta (ペタ)	10^{15}			
T	tera (テラ)	10^{12}			
G	giga (ギガ)	10^{9}			
M	mega (メガ)	10^{6}	1Mg=1t (トン)		
k	kilo (キロ)	10^{3}	1kg	1km	
h	hecto (ヘクト)	10^{2}			
da	deca (デカ)	10^{1}			
基準		10^{0}	1g (グラム)	1m (メートル)	1L (リットル)
d	deci (デシ)	10^{-1}			1dL
c	centi (センチ)	10^{-2}		1cm	
m	milli (ミリ)	10^{-3}	1mg	1mm	1mL=1cc
μ	micro (マイクロ)	10^{-6}	1μg	1μm=1μ (ミクロン)	1μL
n	nano (ナノ)	10^{-9}	1ng	0.1nm=1 Å (オングストローム)	
p	pico (ピコ)	10^{-12}	1pg		
f	femto (フェムト)	10^{-15}			
a	atto (アト)	10^{-18}			
z	zepto (ゼプト)	10^{-21}			
y	yocto (ヨクト)	10^{-24}	H+1個の重さ		

　コンピュータの情報量を1メガバイトとか2ギガバイトとかいいますが、この「メガ」や「ギガ」も上表と同じ使いかたの接頭辞です。ただし、コンピュータは2進法を使っているので、1メガバイトを 10^6（=1,000,000）バイトではなく、2^{20}（=1,048,576）バイトとすることもあります。

　核兵器の量をメガトンで表すことがありますが、これは爆発の威力をTNT火薬（トリニトロトルエン）の重さに換算した単位で、TNT1トンを基準単位としてTNT換算100万トンを1メガトンといいます。あくまでも核兵器の爆発の威力の単位で、もし本当にTNT1メガトンを運ぼうとすると、10トン積みトラックが10万台分必要になってしまいます。

　ccというのは立方センチメートル（cubic centimeter）の略です。縦横高さ1センチメートルの立方体の体積で、比重1の液体が1グラム入ります。

　1オングストロームは顕微鏡写真で使うことがありますが、1メートルの定義が変わった結果、1オングストロームは正確には $1.0000002 \times 10^{-10}$m になっています。

A.2.2 化合物の名前

　生化学では何万種類もの化合物を扱いますが、その1つひとつを区別するために名前がつけられています。扱う化合物が少なかった時代にはグルコースとかリノール酸といった名前をつけていましたが、何万種類にもなってくるといちいち名前をつけるのも大変になってきました。そこで化合物をグループ分けし、本体と附属部分を分けて体系的な名前をつけるようになりました。命名のルールは国際純正・応用化学連合（IUPAC）という学術団体で決めており、ルールさえ覚えておけば、名前を聞いたときにその構造がわかるようになっています。

　たとえば必須脂肪酸のリノール酸の正式名は、*cis, cis*-9, 12-octadecadienoic acid です。この中の「octadeca」は炭素数が18という意味、「dien」は2箇所（di）に二重結合（en）があるということで、その位置は「9」番目と「12」番目で、両方ともシス（cis）型であり、最後の「oic acid」はカルボキシ基がついた酸、つまりカルボン酸であることを意味しています。この名前を見れば、すぐに下のような構造を書くことができます。

$$CH_3-CH_2-CH_2-CH_2-CH_2-CH=CH-CH_2-CH=CH-CH_2-CH_2-CH_2-CH_2-CH_2-CH_2-CH_2-COOH$$

この正式名の欠点はやたらと長ったらしいことで、日常生活ではやはりリノール酸のほうが使いやすいです。このように使い慣れた名前のことを慣用名といいます。

数を表す接頭辞

　本体が炭素でできている有機化合物の名前を覚えるには、数を表す接頭辞が重要です（右ページの表）。たとえば7はヘプタなので、炭素数7の炭化水素（$CH_3-CH_2-CH_2-CH_2-CH_2-CH_2-CH_3$）をヘプタンといいます。ただし、炭素数が4つの化合物までは慣用名を使うことになっているので、メタン（CH_4）、エタン（CH_3-CH_3）、プロパン（$CH_3-CH_2-CH_3$）、ブタン（$CH_3-CH_2-CH_2-CH_3$）だけは特別に覚えなければなりません。

置換基と官能基

　炭化水素の水素が別の原子または原子の集団で置き換わると、別の化合物になります。このような原子の集団のことを置換基といいます。置換基の中でも独特の機能を持ったものを官能基といい、同じ官能基がついた化合物は共通の性質を持つようになります。

　たとえば、ヒドロキシ基は官能基の一種で、炭化水素の水素がヒドロキシ基に置き換わった化合物はアルコールとなり、共通の性質を持ちます。ブタンの水素の1つがヒドロキシ基に置き換わるとブタノールに、メタンの場合はメタノール、エタンの場合はエタノールというように、化合物名の語尾が変化します。

母音と子音

　二重結合は en とも ene とも書きます。これは次に母音が続く場合には e を書かないという英語のルールです。たとえば、ブタノールは butane と ol ですが、e をとって butanol と綴ります。ヒドロキシ基が2つついた化合物はブタンジオールですが、これは butanediol と綴ります。d という子音の前なので e は残しておきます。

エタノールとエチルアルコール

　化合物を本体と附属部分に分けて、本体であるエタンに官能基であるヒドロキシ基がつくとエタノールとなるわけですが、本体がアルコールでエチル基（CH_3-CH_2-）という置換基がついていると見ることもでき、この場合には同じ化合物をエチルアルコールと呼びます。

数	読みかた	覚えかた	鎖式飽和化合物（アルカン）	アルキル基
1/2	hemi (ヘミ)			
1	mono (モノ)	1本線路のモノレール	methane (CH_4) (メタン)	methyl基 (CH_3-)
2	di (ジ)	ジレンマ2人に板ばさみ	ethane (C_2H_6) (エタン)	ethyl基 (C_2H_5-)
3	tri (トリ)	3人トリオ／トライアスロン	propane (C_3H_8) (プロパン)	propyl基 (C_3H_7-)
4	tetra (テトラ)	4本足のテトラポット	butane (C_4H_{10}) (ブタン)	butyl基 (C_4H_9-)
5	penta (ペンタ)	国防総省ペンタゴン	pentane (C_5H_{12}) (ペンタン)	pentyl基 ($C_5H_{11}-$)
6	hexa (ヘキサ)	6人1組クイズヘキサゴン	hexane (C_6H_{14}) (ヘキサン)	hexyl基 ($C_6H_{13}-$)
7	hepta (ヘプタ)	ヘプタスロン（陸上7種競技）	heptane (C_7H_{16}) (ヘプタン)	heptyl基 ($C_7H_{15}-$)
8	octa (オクタ)	8本足のオクトパス	octane (C_8H_{18}) (オクタン)	octyl基 ($C_8H_{17}-$)
9	nona (ノナ)	9番目の月ノベンバー	nonane (C_9H_{20}) (ノナン)	nonyl基 ($C_9H_{19}-$)
10	deca (デカ)	十日物語デカメロン	decane ($C_{10}H_{22}$) (デカン)	decyl基 ($C_{10}H_{21}-$)
11	undeca (ウンデカ)			
12	dodeca (ドデカ)			
13	trideca (トリデカ)			
⋮				
18	octadeca (オクタデカ)			
19	nonadeca (ノナデカ)			
20	(e)icosa ((エ)イコサ)	エイコサペンタエン酸		
21	henicosa (ヘンイコサ)			
22	docosa (ドコサ)	ドコサヘキサエン酸		
23	tricosa (トリコサ)			
30	triaconta (トリアコンタ)			
40	tetraconta (テトラコンタ)			
100	hecta (ヘクタ)	1ヘクタールは100アール		
200	dicta (ディクタ)			
300	tricta (トリクタ)			
1000	kilia (キリア)			
2000	dilia (ディリア)			
少	oligo (オリゴ)			
多	poly (ポリ)			

A.2.3 官能基のいろいろ

右ページの表に代表的な官能基と結合様式をあげています。この中で「R」とは炭素の鎖、つまり前のページのアルキル基のことですが、広く化合物の本体と考えてください。「官能基」は分子構造の端にあり、「結合」は途中にありますが、見かたによっては「結合」のようにも見える「官能基」もあります。

アシル基

アシル基とは、カルボキシ基からヒドロキシ基を除いて他の分子と結合したために R–CO–R′ となって「結合」のように見える「官能基」の総称です。

トリアシルグリセロールはアシル基が３つついたグリセロールという意味で、この場合のアシル基は脂肪酸の末端のカルボキシ基からヒドロキシ基を除いた部分です。

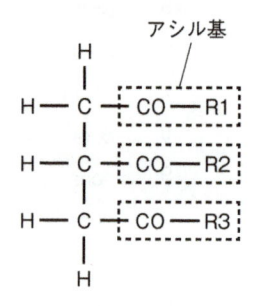

ヒドロキシ基

官能基の–OH は、水素（hydrogen）と酸素（oxygen）からできているので、ヒドロキシ（hydroxy）基といいます。鎖状の炭化水素にヒドロキシ基がついた化合物を総称してアルコールといいますが、環状の炭化水素であるベンゼンにヒドロキシ基がついた化合物はフェノール類と総称します。同じヒドロキシ基でも、フェノール類についた–OH は H^+ を離して–O^- となり酸性を示すようになるので、アルコールとは性質が異なるグループになります。

ベンゼンにヒドロキシ基が１つついた化合物をフェノールといいます。ベンゼンには合計６つの炭素がありますが、どの炭素についても同じです。２つのヒドロキシ基がつくとジヒドロキシベンゼンとなりますが、つく位置の関係によって、下の表のように３種類の異性体ができます。１位と２位のように隣り合った場合をオルト（ortho–、o–）、１位と３位のように１個離してつく場合をメタ（meta–、m–）、１位と４位のように反対側につく場合をパラ（para–、p–）ともいいます。

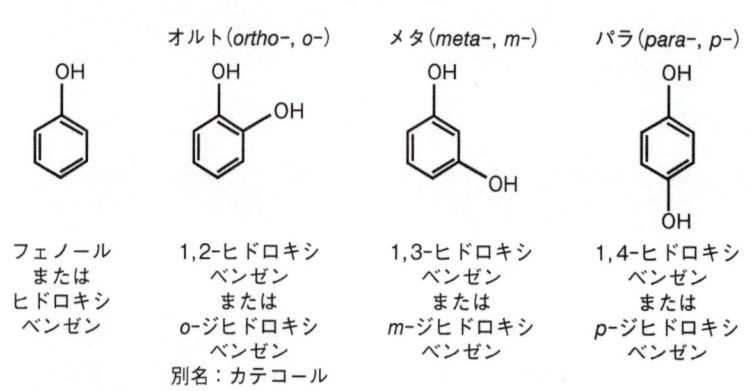

| フェノール または ヒドロキシ ベンゼン | オルト(ortho–, o–) 1,2-ヒドロキシ ベンゼン または o-ジヒドロキシ ベンゼン 別名：カテコール | メタ(meta–, m–) 1,3-ヒドロキシ ベンゼン または m-ジヒドロキシ ベンゼン | パラ(para–, p–) 1,4-ヒドロキシ ベンゼン または p-ジヒドロキシ ベンゼン |

エステル

エステル（ester）とは酢酸エーテル（ドイツ語で Essig ather）の最初のESと最後のTHERをつなげた造語です。

フェノール類

フェノールという名称は C_6H_5OH という化合物の名前であると同時に、環状の炭化水素に–OHがついた化合物のグループ名にも使います。そこでグループ名をいう場合は「フェノール類」とします。

「ポリフェノール類」というのはフェノールの数珠つなぎのように聞こえますが、２個以上の–OHがついたフェノールを示す特別な慣用名です。

	名 称	構 造	グループ名	接頭辞	接尾辞
	ヒドロキシ基	R−O−H	アルコール フェノール	Hydroxy-	-ol
	カルボキシ基	R−C(=O)−O−H	カルボン酸	Carboxy-	-oic acid
	アミノ基	R−N(H)(H)	アミン	Amino-	-amine
カルボニル基	アルデヒド基	R−C(=O)−H	アルデヒド	Formyl-	-al
	ケトン基	R−C(=O)−R'	ケトン	Oxo-	-one
アシル基	アセチル基	R−C(=O)−CH₃		Acetyl-	
	プロピオニル基	R−C(=O)−CH₂−CH₃		Propionyl-	
結合様式	エステル結合	R−C(=O)−O−R'	エステル		
	エーテル結合	R−O−R'	エーテル		
	ペプチド結合	R−C(=O)−N(H)−R'			
	ジスルフィド結合	R−S−S−R'			

A.3 非共有結合の強さ

本書の第2～5章では、酵素による共有結合のつなぎ替えの反応を紹介していますが、生体内では非共有結合で成り立っている反応がたくさん起こっています。2種類の分子（AとBとする）の非共有結合は、次の一般式で表すことができるので、まとめてここで説明します。

$$A + B \rightleftarrows AB \qquad ①$$

この式は、AとBが結合してAB複合体をつくり、この複合体はAとBに可逆的に戻ることを示しています。これを「平衡状態にある」と表現しますが、結合が強ければ右側のAB複合体が多くなり、結合が弱ければ左側のAとBが多くなります。平衡状態というのは、右向きの矢印の速度と左向きの矢印の速度がつり合って、Aの濃度 [A]、Bの濃度 [B]、AB複合体の濃度 [AB] が一定に保たれている動的状態のことです。

結合の強さは次の式の K で表します。角カッコはモル濃度の意味ですので、K の単位もモル濃度になります。

$$\frac{[A][B]}{[AB]} = K \qquad ②$$

式②から、AB複合体がたくさんあると K の値は小さくなることがわかります。つまり、体の中の非共有結合の強さを知るうえで K の値は重要で、K が小さいほど結合が強いということです。

右ページの演習問題では、結合の強さが異なる3種類のB（B_1、B_2、B_3）を使ってAとの結合を模式的に示しました。Aの全濃度、すなわち [A]+[AB] を [A_T] とし、これを5から50まで変化させた場合のAB複合体の数をかぞえてみましょう。結合が強いということは、[A_T] が小さい場合でもほとんどのAがBと結合するということで、結合が弱い場合にはほとんど結合しないということです。[A_T] を増やすにしたがってAB複合体は増えますが、[A_T] を50にすると結合の強さとは無関係にすべてのBがAと結合します。

横軸に [A_T]、縦軸にAB複合体の数をとってグラフに3本の曲線を描いてみてください。体の中の非共有結合の反応は、すべてこのような曲線になります。

生化学ではいろいろな非共有結合の反応を扱いますが、何が測定できるか、そして何を知りたいかによって式②の変形のしかたが異なり、特有のグラフで解析します。第2章で登場する酵素反応も酵素と基質の非共有結合から始まるので、式②を応用した反応速度式が成り立ちます。

非共有結合

非共有結合とは、共有結合ではない結合の総称で、イオン結合、水素結合、疎水結合、van der Waals（ファン デル ワールス）結合などがあります。結合の種類は重要ではないので、十把一からげに非共有結合として扱っています。

以下のような生体反応はどれも非共有結合です。
ヘモグロビンの酸素運搬
抗原抗体反応
ホルモンと受容体の結合
酵素と基質の結合
転写因子とDNAの結合
DNAの相補鎖の形成

演習問題

3種類のB（B_1、B_2、B_3）について、AB複合体に色を塗り、Aの全濃度との関係をグラフにしてください。結合の強い順に、緑、赤、青の曲線を書きましょう。

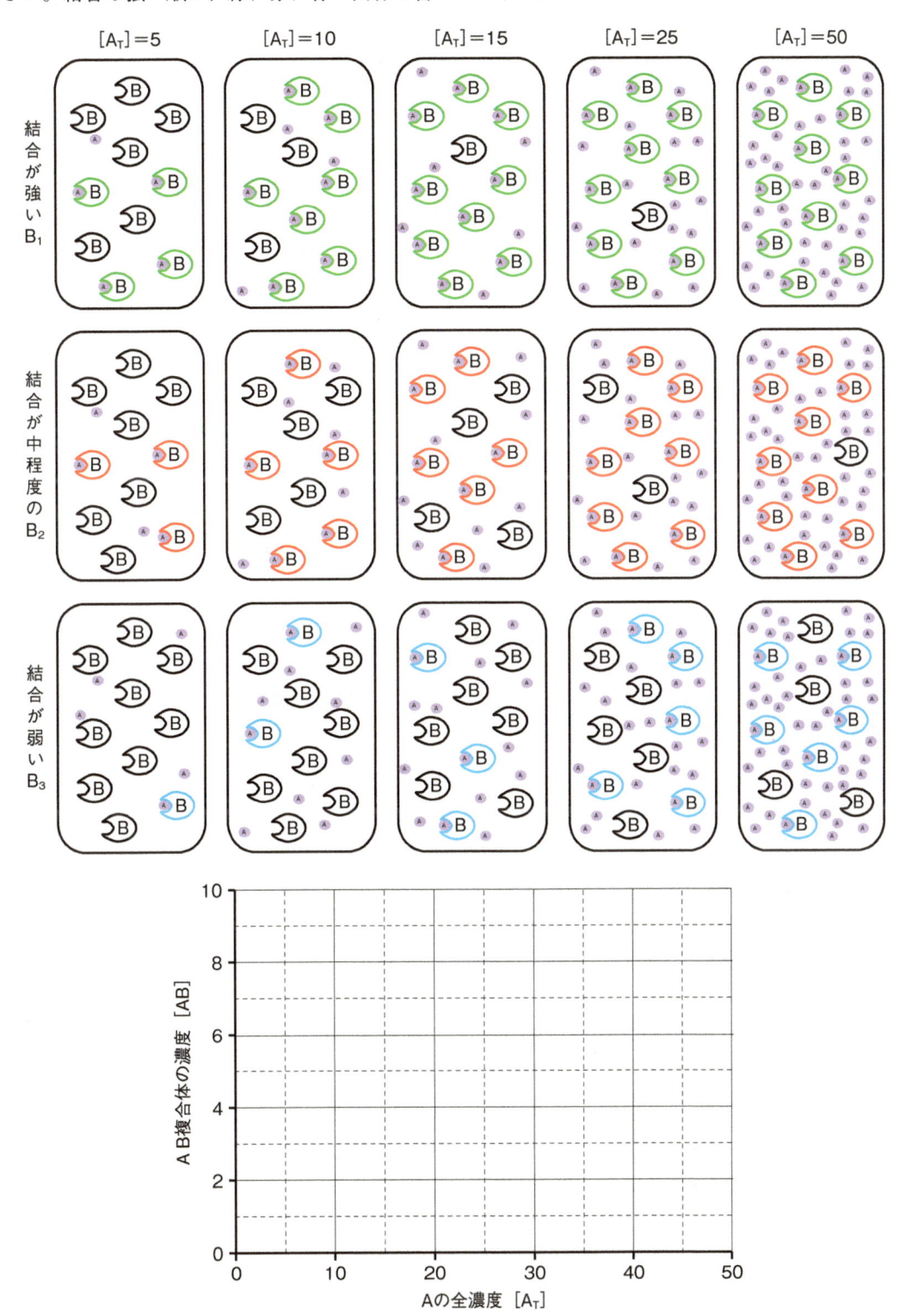

A.3.1　ホルモンと受容体の結合

ホルモンの作用発現は標的細胞にある受容体との結合から始まるので、ホルモンと受容体の結合の強さ（K）や受容体の濃度を知ることは重要です。結合の式は 130 ページと同様で、下のように書きます。

$$\frac{[\text{H}][\text{R}]}{[\text{HR}]} = K \qquad ①$$

[H]　：受容体と結合していないホルモン濃度
[R]　：ホルモンと結合していない受容体の濃度
[HR]：受容体と結合しているホルモン濃度＝ホルモンと結合している受容体の濃度

> **受容体**
> 受容体は英語で receptor なので、Rと略します。

受容体の全濃度を $[\text{R}_\text{T}]$ とすると、$[\text{R}_\text{T}] = [\text{R}] + [\text{HR}]$ です。これを式①に代入すると次のようになります。

$$\frac{[\text{H}]\{[\text{R}_\text{T}] - [\text{HR}]\}}{[\text{HR}]} = K$$

これを変形すると、

$$\frac{[\text{H}]}{[\text{HR}]} = \frac{K}{\{[\text{R}_\text{T}] - [\text{HR}]\}}$$

となり、分母と分子を逆にすると、

$$\frac{[\text{HR}]}{[\text{H}]} = \frac{\{[\text{R}_\text{T}] - [\text{HR}]\}}{K} = -\frac{1}{K}\{[\text{HR}] - [\text{R}_\text{T}]\}$$

が得られます。ここで、$x = [\text{HR}]$、$y = [\text{HR}]/[\text{H}]$ とすると、次の一次方程式となります。

$$y = -\frac{1}{K}\{x - [\text{T}_\text{R}]\}$$

これを xy 平面上で描くと、傾きが $-1/K$ で x 軸切片が $[\text{R}_\text{T}]$ の直線となるので、結合の強さ（K）や受容体の濃度 $[\text{R}_\text{T}]$ が同時に求められます。このグラフは、考案者の名前にちなんでスカッチャードプロットと呼ばれています。あるホルモンについて、2種類の受容体との結合をスカッチャードプロットで分析し、傾きが等しい2本の直線が得られた場合には、結合の強さが等しいことがわかります。2本の直線の傾きが異なる場合には、結合の強さが異なる受容体だということがわかります。

右のページでスカッチャードプロットを作成し、結合の強さ（K）と受容体の濃度 $[\text{R}_\text{T}]$ を求めてみましょう。

演習問題

あるホルモンの受容体について、結合の強さと受容体の量を調べる実験をおこないました。3種類の受容体溶液（R_1、R_2、R_3）を4本の試験管に分け、濃度が1nM、4nM、8nM、16nMになるようにホルモンを加えました。各試験管内の受容体と結合したホルモンの濃度（[HR]）を測定したところ、下表のような結果が得られました。

受容体と結合したホルモンと結合していないホルモンの濃度の比（[HR]/[H]）を計算し、下のグラフ用紙でスカッチャードプロットを作成しましょう。グラフから各受容体の結合の強さ（K）と濃度（$[R_T]$）を読み取り、空欄を埋めましょう。

受容体	[HR]+[H] (nM)	[HR] (nM)	[HR]/[H]
R_1	1	0.901	
	4	3.469	
	8	6.298	
	16	8.783	
R_2	1	0.821	
	4	3.101	
	8	5.528	
	16	8	
R_3	1	0.917	
	4	3.576	
	8	6.725	
	16	10.228	

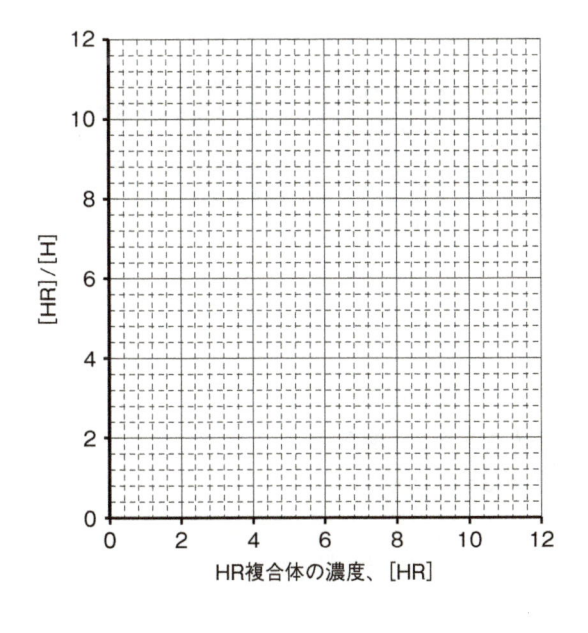

受容体	K (nM)	$[R_T]$ (nM)
R_1		
R_2		
R_3		

A.3 ● 非共有結合の強さ

A.3.2 酸素とヘモグロビンの結合

血液中のヘモグロビンのうち何%が酸素と結合しているかは、パルスオキシメーターを指先にはめて測定することができます。ただしヘモグロビンは四量体で、酸素との結合が複雑になるので、ここではまずミオグロビンの酸素との結合のしかたを説明します。

ミオグロビンと酸素の結合は以下の式で表せます。

$$\frac{[Mb][O_2]}{[MbO_2]} = K \qquad ①$$

[Mb]　　：酸素と結合していないミオグロビン濃度
[MbO$_2$]：酸素と結合しているミオグロビン濃度
[O$_2$]　 ：ミオグロビンと結合していない酸素濃度≒酸素濃度

全ミオグロビンのうち酸素と結合しているミオグロビンの割合を酸素飽和度といって、Yで表します。

$$Y = \frac{[MbO_2]}{[MbO_2] + [Mb]} \qquad ②$$

式①を変形して式②に代入すると、

$$Y = \frac{[MbO_2]}{[MbO_2] + \dfrac{K[MbO_2]}{[O_2]}} = \frac{[MbO_2][O_2]}{[MbO_2][O_2] + K[MbO_2]} = \frac{[O_2]}{[O_2] + K} \qquad ③$$

となります。

式③ではミオグロビンの濃度の項が消えてしまいました。これはミオグロビンの濃度がどうであれ、酸素飽和度は酸素濃度で決まるということを意味しています。x軸に[O$_2$]、y軸に酸素飽和度（Y）をとると、ミオグロビンと酸素との結合曲線が得られます。

ヘモグロビン（Hb）は四量体で、4つのサブユニットがきっちりと組み合わさっているため酸素が入り込むすき間がありませんが、1つでも酸素が結合すると、組み合わせがゆるくなって残りの3つのサブユニットに酸素が結合できるようになります。これはアロステリック効果と呼ばれている現象で、ミオグロビンの式①はヘモグロビンでは次のようになります。

$$\frac{[Hb][O_2]^n}{[Hb \cdot nO_2]} = K \qquad ④$$

実際のヘモグロビンで測定した曲線から、nは2.8くらいであることがわかっています。右ページの演習問題でグラフを完成させると、酸素濃度が低いと酸素はなかなかヘモグロビンに結合しませんが、いったん結合し始めるとすぐに飽和されることがわかります。

> **ミオグロビン**
> 筋肉中の酸素結合タンパク質でヘモグロビンと似た構造をしていますが、ヘモグロビンのような四量体ではなく、単量体で機能します。

> **酸素分圧**
> 液体中の酸素濃度は、気体の酸素分圧に比例します。酸素分圧というのは酸素の割合と気圧の積です。空気中の酸素の割合（%）は平地でも高山でも変わりありませんが、標高が高くなると気圧が低いので酸素分圧は低くなります。

演習問題

酸素濃度を変化させてヘモグロビンやミオグロビンの酸素飽和度（Y）を測定し、酸素結合曲線をつくってみましょう。溶液中の酸素濃度は分圧という単位を使いますが、ここでは簡単にするためにモル濃度（nM）とします。

ミオグロビンは左ページの式③で、$K = 0.5$ として計算します。表の7カ所の空欄を埋めて下のグラフにプロットし、酸素結合曲線を青で書いてください。

$$Y = \frac{[O_2]}{[O_2] + K}$$

$[O_2]$（nM）	0.2	0.4	1	2	4	6	10
酸素飽和度	0.29	0.44	0.67	0.80	0.89	0.92	0.95

次はヘモグロビンの酸素結合曲線です。

これはアロステリック効果を示すので、式④を変形した次のような数式で、$K = 100$、$n = 3$ として計算してみましょう。表の7カ所の空欄を埋めて下のグラフにプロットし、酸素結合曲線を赤で書いてください。

$$Y = \frac{[O_2]^n}{[O_2]^n + K}$$

$[O_2]$（nM）	1	2	3	5	7	10	13
酸素飽和度	0.01	0.07	0.21	0.56	0.77	0.91	0.96

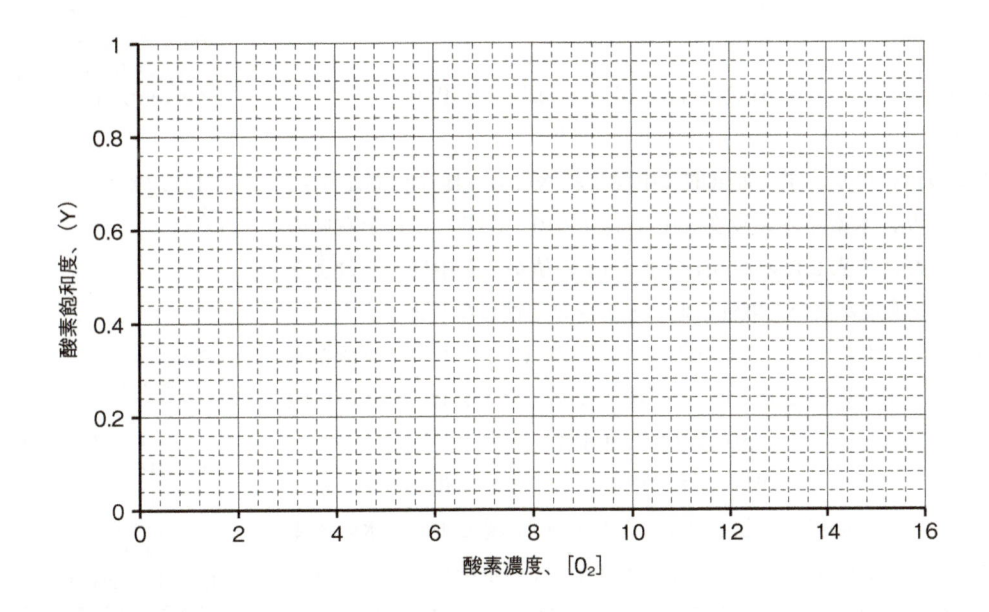

A.4 酸性とアルカリ性

水の中の水素イオン濃度 [H$^+$] が 1×10^{-7}M（0.1μM）よりも高い状態を酸性、低い状態をアルカリ性といいます。水素イオン濃度は、習慣としてpHで表すことになっています。

水分子は、酸素原子1個と水素原子2個が電子を共有して安定しています。ただし、水分子の中で電子は水素よりも酸素の軌道を回ることが多く、酸素が少しマイナスの荷電状態（δ$^-$）、水素が少しプラスの荷電状態（δ$^+$）になっています（図A上）。このように分子の一部分が電荷を帯びた状態を、「極性がある」といいます。水分子の酸素の部分は周りの水分子から水素イオンを奪って H$_3$O$^+$ となり（図A左下）、水素イオンを奪われたほうの水分子は OH$^-$ となります（図A右下）。

A.4.1 pH

H$_3$O$^+$ と OH$^-$ の平衡関係は H$_3$O$^+$ + OH$^-$ ⇌ 2H$_2$O ですが、水1分子に注目すると、H$^+$ と OH$^-$ の非共有結合の式で次のように表すことができます。

$$\text{H}^+ + \text{OH}^- \rightleftharpoons \text{H}_2\text{O} \qquad ①$$

$$\frac{[\text{H}^+][\text{OH}^-]}{[\text{H}_2\text{O}]} = K \qquad ②$$

H$^+$ と OH$^-$ の結合は非常に強く、K は 1.8×10^{-16} という非常に小さな値です。[H$_2$O] は水のモル濃度で 55.6M ですから、式②は次のようになります。

$$[\text{H}^+][\text{OH}^-] = K \times [\text{H}_2\text{O}] = 1.8\times10^{-16} \times 55.6 = 1\times10^{-14}$$

この数字は「水のイオン積」と呼ばれており、[H$^+$] と [OH$^-$] の積は必ずこの値になります。電気的に中性な純水なら [H$^+$] = [OH$^-$] = 1×10^{-7} となり、水素イオン濃度 [H$^+$] は 1×10^{-7}M で、これを右肩の「7」の部分だけで表したのがpHです。pHの値が7を中性、それよりも水素イオン濃度が高いと酸性、低いとアルカリ性になります。

塩酸（HCl）はすべてイオン化して H$^+$ と Cl$^-$ になります。塩酸を水に入れると、塩酸の濃度分だけ H$^+$ が増えます。たとえば1mMの塩酸では [H$^+$] が 1×10^{-3}M でpHは3になります。

水酸化ナトリウム（NaOH）も水の中ですべてイオン化します。水に水酸化ナトリウムを加えるとそのぶんだけ OH$^-$ が増えます。水のイオン積はいつでも 1×10^{-14} なので、たとえば1mMの水酸化ナトリウム溶液では [OH$^-$] が 1×10^{-3}M となり、[H$^+$] は 1×10^{-11}M、すなわち pH=11 となります。

> **水のモル濃度**
>
> 水の分子量は18なので、水1L（1000g）中には 1000/18＝55.6モルの H$_2$O 分子が含まれています。つまり水のモル濃度は55.6です。
>
> 式②の [H$_2$O] は正確にはイオン化していない水の濃度です。しかし、ほとんどイオン化していませんから55.6Mとして計算することができます。

> **対数の負**
>
> 水素イオン濃度 [H$^+$] が 1×10^{-7}M のことをpH7といいます。pHのHは水素イオンのHで、pは「対数の負」を表す記号です。$\log 10^{-7} = -7$ で、それを負にすると7になります。pH5は 1×10^{-5}M なので、pH7とくらべると水素イオン濃度は100倍も多いことになります。

図A ● 水のイオン化

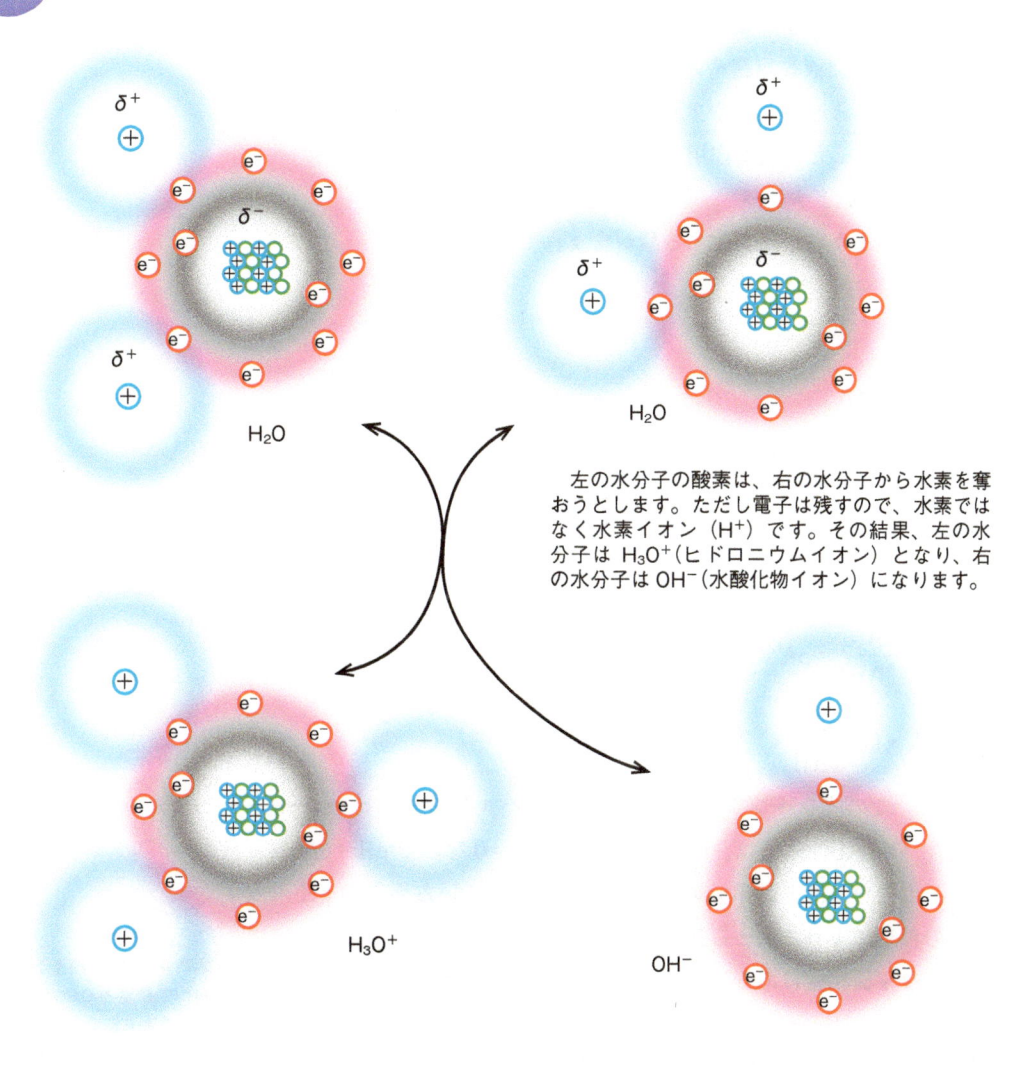

H₂O

H₂O

左の水分子の酸素は、右の水分子から水素を奪おうとします。ただし電子は残すので、水素ではなく水素イオン（H⁺）です。その結果、左の水分子は H_3O^+（ヒドロニウムイオン）となり、右の水分子は OH^-（水酸化物イオン）になります。

H_3O^+

OH^-

A.4 ● 酸性とアルカリ性

A.4.2 緩衝作用

水に塩酸を加えると酸性になり、水酸化ナトリウムを加えるとアルカリ性になりますが、血液に塩酸や水酸化ナトリウムを加えても、pHの値はほとんど変化しません。酸やアルカリを加えてもpHの変化が小さな範囲に抑えられることを緩衝作用といい、緩衝作用を持った溶液を緩衝液（buffer バッファー）といいます。

緩衝液には下のようにイオン化する酸が含まれています。

$$A^- + H^+ \rightleftarrows AH \quad\quad ①$$

イオン化の程度をKで表すと、

$$\frac{[H^+][A^-]}{[AH]} = K \quad\quad ②$$

となり、この両辺の対数の負をとると、

$$-\log\frac{[H^+][A^-]}{[AH]} = -\log[H^+] - \log\frac{[A^-]}{[AH]} = -\log K$$

となります。$-\log[H^+]$がpHですから、$-\log K$をpKとして、

$$pH - \log\frac{[A^-]}{[AH]} = pK$$

$$pH = pK + \log\frac{[A^-]}{[AH]} \quad\quad ③$$

が得られます。この式をヘンダーソン・ハッセルバルヒの式といいます。もし$[A^-] = [AH]$ならば、$\log([A^-]/[AH]) = 0$なのでpH = pKとなります。つまりpKとは半分の分子がイオン化しているときのpH値で、分子の種類によって決まる値です。

式①のような平衡状態にある溶液に水酸化ナトリウムを加える、つまりOH^-を加えると、H^+と結合して水になります。OH^-を加えた分だけH^+が減りますから、式①の平衡状態が左方向に移動することによってH^+の濃度は維持されます。これを式③を使って表すと次のようになります。

$$pH = pK + \log\frac{[A^-] + [OH^-]}{[AH] - [OH^-]} \quad\quad ④$$

塩酸を加えた場合には、逆に式①の平衡状態が右方向に移動します。

$$pH = pK + \log\frac{[A^-] - [H^+]}{[AH] + [H^+]} \quad\quad ⑤$$

右ページの演習問題で縦軸にpH、横軸に加える酸やアルカリの量をとると、pHがpK付近で曲線の傾きがいちばんゆるやかになり、pHの変化が小さいことがわかります。これが緩衝作用です。

対数の復習

$\log[H][A] = \log[H] + \log[A]$

$\log\frac{[H]}{[A]} = \log[H] - \log[A]$

$\log 1 = 0$

$\log 10 = 1$

ヘンダーソン・ハッセルバルヒの式の限界

右ページでは、加えるOH^-やH^+の濃度を0.999mMまでにしました。これ以上にすると、式④や式⑤のlogの中がマイナスになってしまうからです。

もちろん実際には、これ以上の酸やアルカリを加えることは可能です。pHの両端では水のイオン化を考えて計算しなければなりませんが、ヘンダーソン・ハッセルバルヒの式は水のイオン化を無視しています。生化学の分野では極端な酸性やアルカリ性のことは考えなくていいので、無視して式を単純化しているのです。

演習問題

緩衝液に塩酸や水酸化ナトリウムを入れたときのpHの変化を計算してみましょう。

pKが9、7、5の3種類の緩衝液で、何も入れないときの[A⁻]と[AH]の濃度を1mMとし、左ページの式④と式⑤を使って[H⁺]や[OH⁻]の最終濃度が0.4〜0.999mMとなったときのpHを、下表の空欄に書き入れてください。

		[H⁺]	0.999	0.97	0.9	0.7	0.4	0	−	−	−	−
		[OH⁻]	−	−	−	−	−	0	0.4	0.7	0.9	0.97	0.999
pK	9	pH						9					
	7							7					
	5							5					

横軸は0から左が[H⁺]、0から右が[OH⁻]、縦軸にpHをとって3本の曲線を書いてみましょう。pKが違っても曲線が平行移動するだけで、緩衝作用が強いのはいつでもpKの前後だということがわかります。

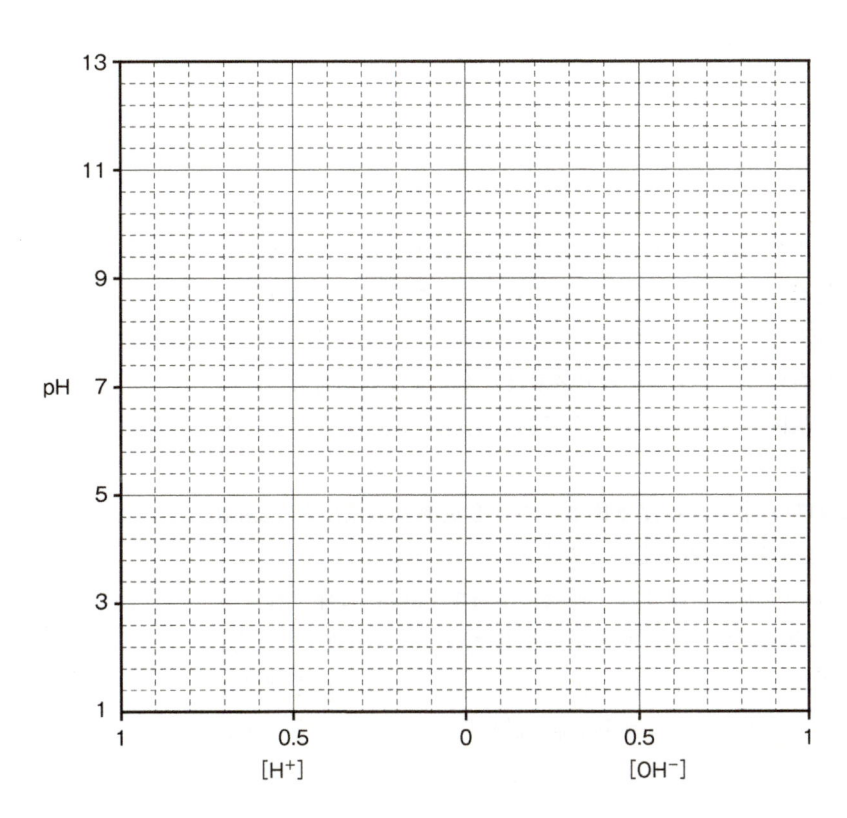

A.4 ● 酸性とアルカリ性

A.4.3 血液の緩衝作用

血液の緩衝作用は炭酸ガスによるもので、次のような関係にあります。

$$CO_2 + H_2O \rightleftarrows H_2CO_3 \rightleftarrows H^+ + HCO_3^- \qquad ①$$

炭酸ガス（CO_2）が水に溶けると、炭酸（H_2CO_3）を介して水素イオン（H^+）と重炭酸イオン（HCO_3^-）にイオン化されますが、これをヘンダーソン・ハッセルバルヒの式で表すと次のようになります。

$$pH = pK + \log \frac{[HCO_3^-]}{[CO_2]} \qquad ②$$

この緩衝液の pK は 6.1 です。ふつうの緩衝液のように計算すると、pH6.1 前後で緩衝作用がいちばん強いということになってしまい、pH7.4 前後では緩衝作用はまったくありません。血液は炭酸ガス濃度がいつでも一定だという点で他の緩衝液とは大きく違います。酸やアルカリが加わっても分母の値は変わりません。

$$pH = pK + \log \frac{[HCO_3^-] + [OH^-]}{[CO_2]} \qquad ③$$

$$pH = pK + \log \frac{[HCO_3^-] - [H^+]}{[CO_2]} \qquad ④$$

右ページの演習問題では、炭酸ガス濃度が変化する場合と変化しない場合で pH の変化を計算し、グラフに表すようにしました。炭酸ガス濃度が変化する場合というのは、血液を試験管にとって酸やアルカリを加えてすぐに密栓をし、炭酸ガスが気体として逃げていかずに溶液中にとどまっている場合のことです。炭酸ガス濃度が変化しない場合というのは、気相が 5% 炭酸ガス濃度の箱の中で同じ実験をした場合のことです。動物細胞を培養する際には温度 37℃で 5% 炭酸ガス濃度の箱を使いますが、この箱の中に入れた液体はいつでも炭酸ガス濃度が 1.2mM となり、pH の変化を抑えることができます。

体内の血液中の炭酸ガス濃度は、呼吸によって 1.2mM に保たれており、pH は 7.4 前後で一定です。ぜんそくや肺気腫で呼吸困難になると、炭酸ガス濃度が増えて pH は酸性に傾きます。このような状態を呼吸性アシドーシスといいます。逆に過呼吸症候群で呼吸をしすぎると、血液中の炭酸ガス濃度が減ってアルカリ性に傾き、呼吸性アルカローシスを引き起こします。

演習問題

次の式で、pK = 6.1、$[CO_2]$ = 1.2mM、$[HCO_3^-]$ = 24mM とし、いろいろな濃度の OH^- や H^+ を加えて pH を計算し、表の空欄の中に書き入れましょう。得られた数字をグラフに赤線でプロットして下さい。曲線を見ると、緩衝作用が強いのは pH = 6.1 前後で、7.4 付近では緩衝作用がないことがわかります。

$$pH = pK + \log \frac{[HCO_3^-] + [OH^-]}{[CO_2] - [OH^-]} \qquad pH = pK + \log \frac{[HCO_3^-] - [H^+]}{[CO_2] + [H^+]}$$

$[H^+]$	23.99	23	20	15	10	5	0	—	—
$[OH^-]$	—	—	—	—	—	—	0	1	1.19
pH	2.70	4.72	5.38	5.84	6.20	6.59	7.4	8.20	9.50

次に、炭酸ガス濃度が 1.2mM から変化しない場合の計算をしましょう。この濃度は炭酸ガス濃度が 5% の気相にある液体中の濃度に相当します。いろいろな濃度の OH^- や H^+ を加えて pH を計算し、表の空欄の中に書き入れましょう。得られた数字をグラフに緑線でプロットして下さい。今度は pH = 7.4 付近で緩衝作用が強くなっていることがわかります。

$$pH = pK + \log \frac{[HCO_3^-] + [OH^-]}{[CO_2]} \qquad pH = pK + \log \frac{[HCO_3^-] - [H^+]}{[CO_2]}$$

$[H^+]$	23.99	23	20	15	10	5	0	—	—	—	—
$[OH^-]$	—	—	—	—	—	—	0	5	10	15	20
pH	4.02	6.02	6.62	6.98	7.17	7.30	7.4	7.48	7.55	7.61	7.66

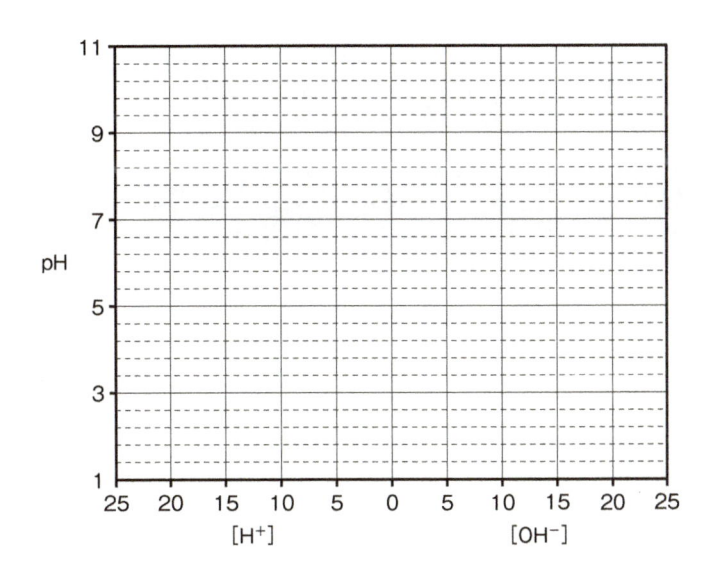

水のpH

136ページに、純水中の水素イオン濃度 $[H^+]$ は 1×10^{-7}M で、pH=7 だと書きましたが、純水のpHを実際に測定すると 5.6 くらいになっています。これは空気中の炭酸ガスが溶け込んでいるからです。宇宙に行って測定すれば、または窒素ガス中で計れば、pH=7 になるはずです。

現在、大気中の炭酸ガス濃度は 0.04％で、この中に置いた純水には 1×10^{-5}M の炭酸ガスが溶け込んでいます。

水のイオン化も計算に入れ、次の3つの式を満たすようなグラフをつくると下のようになります。炭酸ガスが少しでもあればすぐに酸性になりますが、今の倍に増えてもpH値はほとんど変化しません。pH値が5.6以下の雨水を酸性雨といいますが、炭酸ガス濃度の上昇が酸性雨の原因とはならないのはこのような理由からです。

$$\frac{[H^+][HCO_3^-]}{[CO_2]}=K=7.9\times10^{-7}$$

$$[H^+][OH^-]=1\times10^{-14}$$

$$[OH^-]+[HCO_3^-]=[H^+]$$

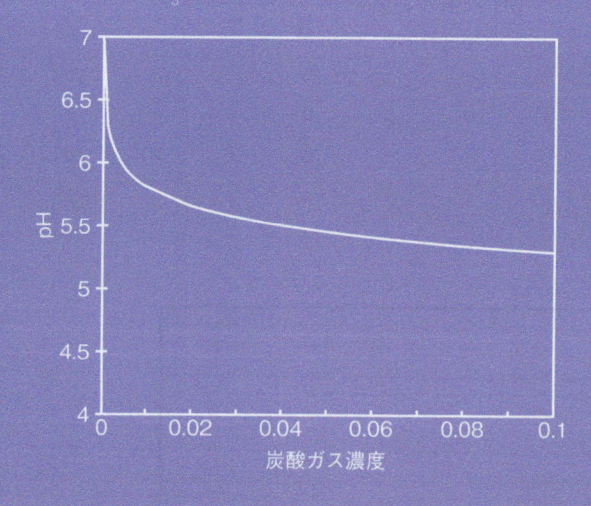

演習問題解答および図の完成形

→ 35ページ

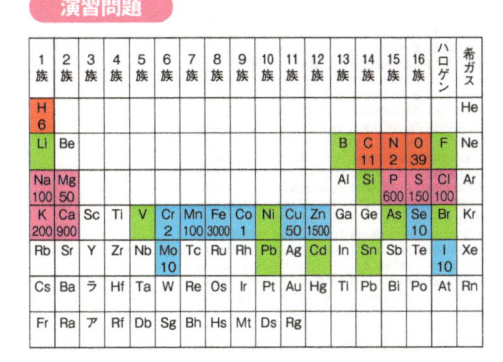

演習問題

1族	2族	3族	4族	5族	6族	7族	8族	9族	10族	11族	12族	13族	14族	15族	16族	ハロゲン	希ガス
H 6																	He
Li	Be											B	C 11	N 2	O 39	F	Ne
Na 100	Mg 50											Al	Si	P 600	S 150	Cl 100	Ar
K 200	Ca 900	Sc	Ti	V	Cr 2	Mn 100	Fe 3000	Co 1	Ni	Cu 50	Zn 1500	Ga	Ge	As	Se 10	Br	Kr
Rb	Sr	Y	Zr	Nb	Mo 10	Tc	Ru	Rh	Pb	Ag	Cd	In	Sn	Sb	Te	I 10	Xe
Cs	Ba	ラ	Hf	Ta	W	Re	Os	Ir	Pt	Au	Hg	Tl	Pb	Bi	Po	At	Rn
Fr	Ra	ア	Rf	Db	Sg	Bh	Hs	Mt	Ds	Rg							

→ 43ページ

演習問題

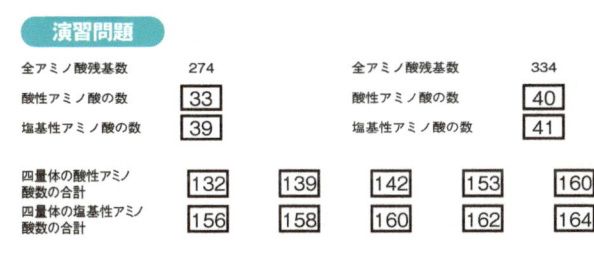

全アミノ酸残基数 274　　　　　全アミノ酸残基数 334
酸性アミノ酸の数 33　　　　　酸性アミノ酸の数 40
塩基性アミノ酸の数 39　　　　塩基性アミノ酸の数 41

四量体の酸性アミノ酸数の合計： 132　139　142　153　160

四量体の塩基性アミノ酸数の合計： 156　158　160　162　164

→ 49ページ

演習問題A

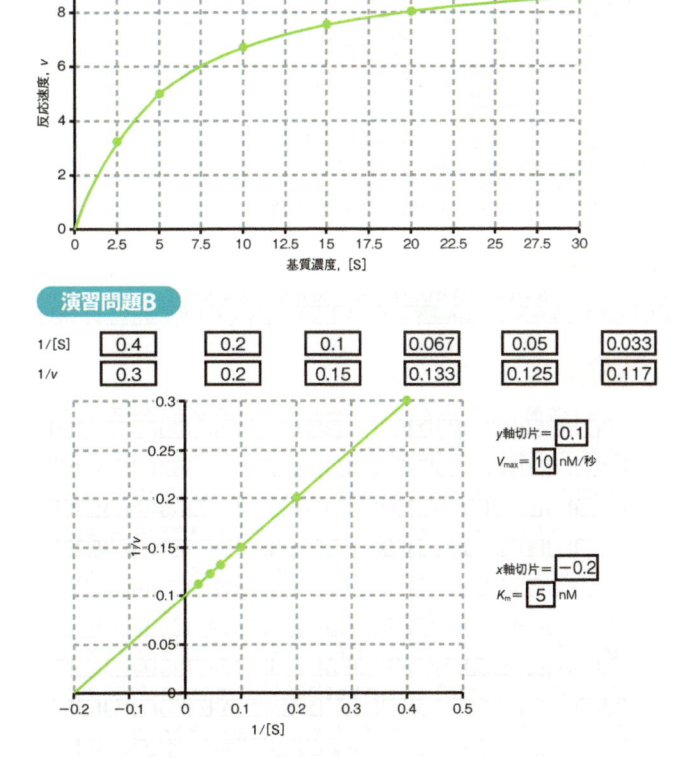

(グラフ：基質濃度 [S] vs 反応速度 v、ミカエリス・メンテン型曲線)

演習問題B

1/[S]	0.4	0.2	0.1	0.067	0.05	0.033
1/v	0.3	0.2	0.15	0.133	0.125	0.117

y軸切片 = 0.1
V_{max} = 10 nM/秒

x軸切片 = −0.2
K_m = 5 nM

143

→ 57ページ

図B

```
5'    1 ttaccaagct gtgattccaa atattacgta aatacacttg caaaggagga tgtttttagt
     61 agcaatttgt actgatggta tggggccaag agatatatct tagaggaag gctgagggtt
    121 tgaagtccaa ctcctaagcc gtgccagaa gagccaagga caggtacggc tgtcatcact
    181 tagacctcac cctgtgggagc cacacctag ggttggccaa tctactccca ggaggcaggga
    241 gggcaggagc cagggctgga cataaaagtc agggcagagc catcatattgc ttacattgc
    301 ttctgacaca actgtgttca ctagcaacct caaacagaca ccatggtgca tctgactcct
    361 gaggagaagt ctgccgttac tgccctgtgg ggcaaggtga acgtggatga agttggtggt
    421 gaggccctgg gcaggttgct atcaaggtta caagacaggt ttaaggagac caatagaaac
    481 tgggcatgtg gagacagaga agactcttgg gtttctgata ggcactgact ctctctgcct
    541 attggtctat tttcccaccc ttaggctgct ggtggtctac cctggaccc agaggttctt
    601 tgagtccttt ggggatcgt ccactcctga tgctgttatg ggcaaccta aggtgaaggc
    661 tcatggccaag aaagtgctcg gtgcctttag tgatggcctg gctcacctgg acaacctcaa
    721 gggccacttt gccacactga gtgagctgca ctgtgacaag ctgcacgtg atcctgaagaa
    781 cttcagggtg agtctatggg acgcttgatg ttttcttcc ccttcttctc tatgttaag
    841 ttcatgtcat aggaagggga taagtaacag ggtacagttt agaatgggaa acagacgaat
    901 gattgcatca gtgtggaagt ctcaggatcg ttttagtttc tttattgc tgttcataac
    961 aattgtttct ttttgtttaa ttcttgcttt ctttttttt cttctccgca attttacta
   1021 ttatacttaa tgcttaaca ttgtgtataa caaaaggaaa tatctctgag atacattaag
   1081 taacttaaaa aaaaacttta cacagtgtgc ctagtacatt acattttgga atatatgtgt
   1141 gctttatttgc atattcataa tctccctact ttattttct ttatttttaa ttgatacata
   1201 atcattatac atatttatgg gttaaagtgt aatgttttaa tatgtgtaca catattgacc
   1261 aaatcagggt aatttgtcat ttgtaattt aaaaaatgct ttcttcttt aatatactt
   1321 tttgtttatc ttatttctaa tactttccct aatctctttc tttcagggca ataatgatac
   1381 aatgtatcat gcctctttgc accattctaa agaataacag tgataatttc tgggttaagg
   1441 caatagcaat atttctgcat ataaatattt ctgcatataa attgtaactg atgtaagagg
   1501 tttcatattg ctaatagcag ctacaatcca gctaccattc tgcttttatt ttatggttgg
   1561 gataaggctg gattattctg agtccaagct aggcccttt gctaatcatg ttcatacctc
   1621 ttatcttcct cccacagctc ctgggcaacg tgctggtctg tgtgctggcc catcactttg
   1681 gcaaagaatt caccccacca gtgcaggctg cctatcagaa agtggtggct ggtgtggcta
   1741 atgccctggc ccacaagtat caccaagctg ctttctgc tgtccaattt ctattaaagg
   1801 ttcctttgtt ccctaagtcc aactactaaa ctgggggata ttatgaaggg ccttgagctt
   1861 ctggattctg cctaataaaa aacatttatt ttcattgcaa tgatgtattt aaattattc
   1921 tgaatatttt actaaaaagg gaatgtggga ggtcagtgca tttaaaacat aaagaaatga
   1981 agagctagtt caa3'
```

→ 59ページ

図A

		2番目の塩基				
		U	C	A	G	
1番目の塩基	U	Phe (F)	Ser (S)	Tyr (Y)	Cys (C)	U
		Phe (F)	Ser (S)	Tyr (Y)	Cys (C)	C
		Leu (L)	Ser (S)	停止	停止	A
		Leu (L)	Ser (S)	停止	Trp (W)	G
	C	Leu (L)	Pro (P)	His (H)	Arg (R)	U
		Leu (L)	Pro (P)	His (H)	Arg (R)	C
		Leu (L)	Pro (P)	Gln (Q)	Arg (R)	A
		Leu (L)	Pro (P)	Gln (Q)	Arg (R)	G
	A	Ile (I)	Thr (T)	Asn (N)	Ser (S)	U
		Ile (I)	Thr (T)	Asn (N)	Ser (S)	C
		Ile (I)	Thr (T)	Lys (K)	Arg (R)	A
		Met (M)	Thr (T)	Lys (K)	Arg (R)	G
	G	Val (V)	Ala (A)	Asp (D)	Gly (G)	U
		Val (V)	Ala (A)	Asp (D)	Gly (G)	C
		Val (V)	Ala (A)	Glu (E)	Gly (G)	A
		Val (V)	Ala (A)	Glu (E)	Gly (G)	G

(3番目の塩基)

図B

CUG ACU CCU GAG GAG AAG UCU GCC GUU ACU GCC CUG UGG GGC AAG GUG AAC GUG GAU GAA
 L   T   P   E   E   K   S   A   V   T   A   L   W   G   K   V   N   V   D   E

→ 67ページ

図A

チンパンジー	ggt	atc	gtg	gaa	caa	tgc	tgt	acc	agc	atc	tgc	tcc	ctc	tac	cag	ctg	gag	aac	tac	tgc	aac
	G	I	V	E	Q	C	C	T	S	I	C	S	L	Y	Q	L	E	N	Y	C	N
ブタ	ggc	atc	gtg	gag	cag	tgc	tgc	acc	agc	atc	tgc	tcc	ctc	tac	cag	ctg	gag	aac	tac	tgc	aac
	G	I	V	E	Q	C	C	T	S	I	C	S	L	Y	Q	L	E	N	Y	C	N
イヌ	ggc	atc	gtg	gag	cag	tgc	tgc	acc	agc	atc	tgc	tcc	ctc	tac	cag	ctg	gag	aac	tac	tgc	aac
	G	I	V	E	Q	C	C	T	S	I	C	S	L	Y	Q	L	E	N	Y	C	N
マウス	ggc	att	gta	gac	cag	tgc	tgc	acc	agc	atc	tgc	tcc	ctc	tac	cag	ctg	gag	aac	tac	tgc	aac
	G	I	V	D	Q	C	C	T	S	I	C	S	L	Y	Q	L	E	N	Y	C	N
ウマ	ggc	atc	gtg	gag	cag	tgc	tgc	acc	ggc	atc	tcg	ctc	tac	cag	ctg	gag	aac	tac	tgc	aac	
	G	I	V	E	Q	C	C	T	G	I	S	L	Y	Q	L	E	N	Y	C	N	
ウシ	ggc	atc	gtg	gag	cag	tgc	tgt	gcc	agc	gtc	tgc	tcc	ctc	tac	cag	ctg	gag	aac	tac	tgt	aac
	G	I	V	E	Q	C	C	A	S	V	C	S	L	Y	Q	L	E	N	Y	C	N
ニワトリ	ggg	att	gtt	gag	caa	tgc	cat	aac	acg	tgc	tcc	ctc	tac	cag	ctg	gag	aac	tac	tgc	aac	
	G	I	V	E	Q	C	H	N	T	C	S	L	Y	Q	L	E	N	Y	C	N	
カエル	gga	att	gtt	gag	cag	tgc	cac	agc	aca	tgt	ctc	ttg	tac	cag	agc	gag	agc	tac	tgc	aac	
	G	I	V	E	Q	C	H	S	T	C	L	L	Y	Q	S	E	S	Y	C	N	
メダカ	ggc	atc	gtg	gag	tgt	tgt	gac	aaa	cca	tgc	aac	atc	ttt	gac	ctg	gag	aac	tac	tgc		
	G	I	V	E	Q	C	C	H	K	P	C	N	I	F	D	L	E	N	Y	C	

144　演習問題解答および図の完成形

図B

アミノ酸の違い

	ヒト	チンパンジー	ブタ	イヌ	マウス	ウマ	ウシ	ニワトリ
チンパンジー	0							
ブタ	0	0						
イヌ	0	0	0					
マウス	1	1	1	1				
ウマ	1	1	1	1	2			
ウシ	2	2	2	2	3	3		
ニワトリ	12	13	11	13	12	13	3	
カエル	4	4	4	4	5	5	4	3

塩基の違い

	ヒト	チンパンジー	ブタ	イヌ	マウス	ウマ	ウシ	ニワトリ
チンパンジー	2							
ブタ	5	5						
イヌ	5	5	2					
マウス	4	6	4	4				
ウマ	7	7	4	4	6			
ウシ	7	7	6	6	9	6		
ニワトリ	12	13	11	13	12	15	16	
カエル	11	12	10	12	12	13	14	8

図C

1	2	3	4	5	6	7	8	9	10	11	12	13
atg	gtg	cat	ctg	act	cct	gag	gag	aag	tct	gcc	gtt	act
M	V	H	L	T	P	E	E	K	S	A	K	T

1	2	3	4	5	6	7	8	9	10	11	12	13
atg	gtg	cat	ctg	act	cct	gtg	gag	aag	tct	gcc	gtt	act
M	V	H	L	T	P	V	E	K	S	A	K	T

→79ページ

図A

(N末端) ペプシノーゲン

MKWLLLLGLVALSECIMYKVPLIRKKSLRRTLSERGLLKDFLKKHNLNPARKYFPQWKAP
TLVDEQPLENYLDMEYFGTIGIGTPAQDFTVVFDTGSSNLWVPSVYCSSLACTNHNRFNP
EDSSTYQSTSETVSITYGTGSMTGILGYDTVQVGGISDTNQIFGLSETEPGSFLYYAPFD
GILGLAYPSISSSGATPVFDNIWNQGLVSQDLFSVYLSADDQSGSVVIFGGIDSSYYTGS
LNWVPVTVEGYWQITVDSITMNGEAIACAEGCQAIVDTGTSLLTGPTSPIANIQSDIGAS
ENSDGDMVVSCSAISSLPDIVFTINGVQYPVPPSAYILQSEGSCISGFQGMNLPTESGEL
WILGDVFIRQYFTVFDRANNQVGLAPVA(C末端)

(N末端) ペプシン

HNLNPARKYFPQWKAPTLVDEQPLENYLDMEYFGTIGIGTPAQDFTVVFDTGSSNLWVPS
VYCSSLACTNHNRFNPEDSSTYQSTSETVSITYGTGSMTGILGYDTVQVGGISDTNQIFG
LSETEPGSFLYYAPFDGILGLAYPSISSSGATPVFDNIWNQGLVSQDLFSVYLSADDQSG
SVVIFGGIDSSYYTGSLNWVPVTVEGYWQITVDSITMNGEAIACAEGCQAIVDTGTSLLT
GPTSPIANIQSDIGASENSDGDMVVSCSAISSLPDIVFTINGVQYPVPPSAYILQSEGSC
ISGFQGMNLPTESGELWILGDVFIRQYFTVFDRANNQVGLAPVA(C末端)

→111ページ

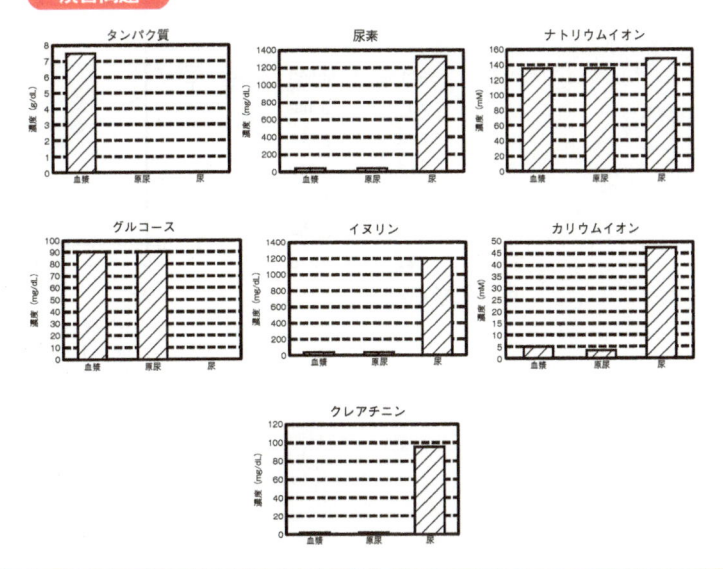

演習問題

タンパク質 / 尿素 / ナトリウムイオン / グルコース / イヌリン / カリウムイオン / クレアチニン
(濃度グラフ:血漿・原尿・尿)

演習問題解答および図の完成形

→ 123ページ

演習問題1

86mL

演習問題2

117mL（1段階目の10倍希釈で9mL、2段階目で9mL、3段階目で99mL）

演習問題3

10mM溶液：0mM溶液（水） = 3:7

→ 131ページ

演習問題

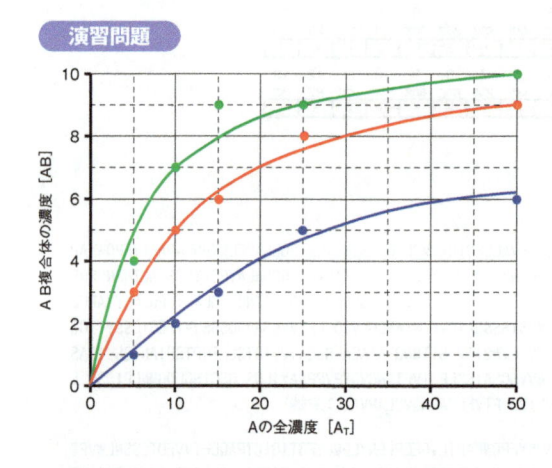

→ 133ページ

演習問題

受容体	$[HR]+[H]$ (nM)	$[HR]$ (nM)	$[HR]/[H]$
R_1	1	0.901	9.101
	4	3.469	6.533
	8	6.298	3.700
	16	8.783	1.217
R_2	1	0.821	4.569
	4	3.101	3.449
	8	5.528	2.278
	16	8	1.000
R_3	1	0.917	11.048
	4	3.576	8.434
	8	6.725	5.275
	16	10.228	1.772

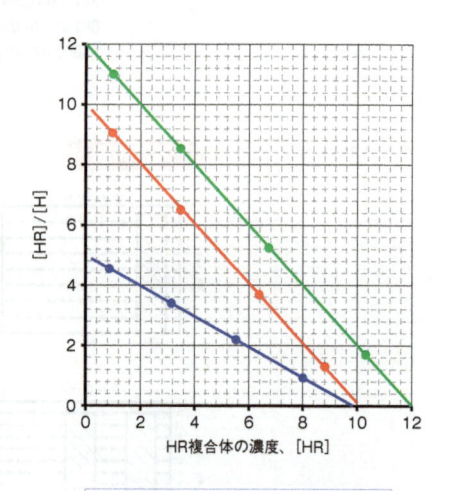

受容体	K (nM)	$[R_T]$ (nM)
R_1	1	10
R_2	2	10
R_3	1	12

→ 135ページ

演習問題

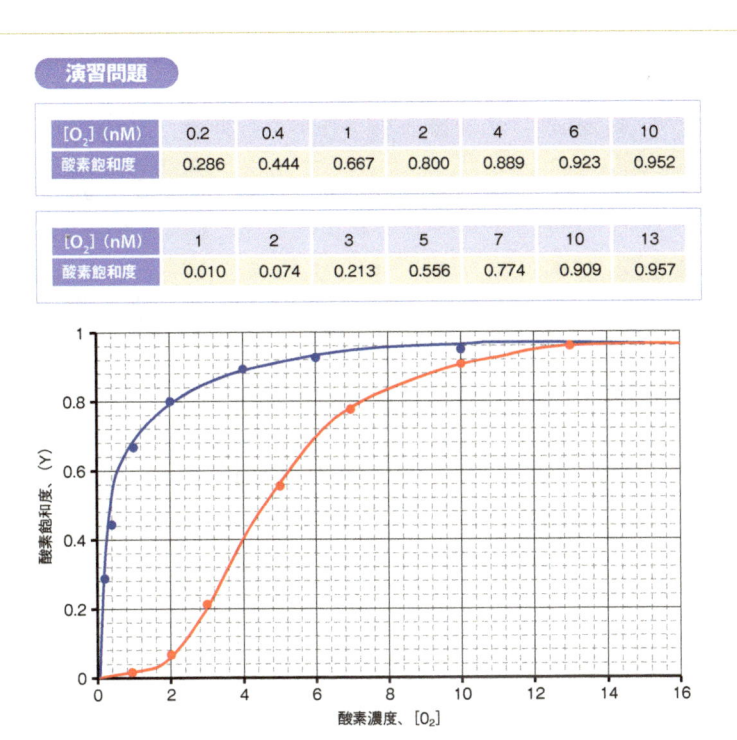

$[O_2]$ (nM)	0.2	0.4	1	2	4	6	10
酸素飽和度	0.286	0.444	0.667	0.800	0.889	0.923	0.952

$[O_2]$ (nM)	1	2	3	5	7	10	13
酸素飽和度	0.010	0.074	0.213	0.556	0.774	0.909	0.957

→ 139ページ

演習問題

		$[H^+]$	0.999	0.97	0.9	0.7	0.4	0	—	—	—	—	—
		$[OH^-]$	—	—	—	—	—	0	0.4	0.7	0.9	0.97	0.999
pK	9	pH	5.7	7.2	7.7	8.2	8.6	9	9.4	9.8	10.3	10.8	12.3
	7		3.7	5.2	5.7	6.2	6.6	7	7.4	7.8	8.3	8.8	10.3
	5		1.7	3.2	3.7	4.2	4.6	5	5.4	5.8	6.3	6.8	8.3

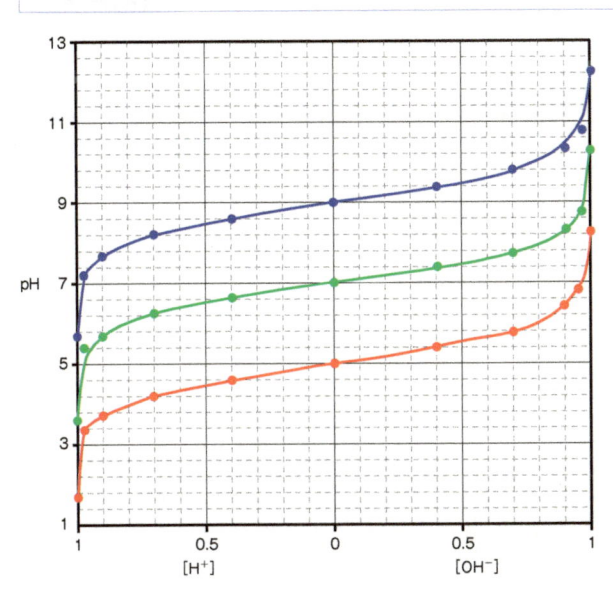

→ 141 ページ

演習問題

[H⁺]	23.99	23	20	15	10	5	0	–	–
[OH⁻]	–	–	–	–	–	–	0	1	1.19
pH	2.7	4.7	5.4	5.8	6.2	6.6	7.4	8.2	9.5

[H⁺]	23.99	23	20	15	10	5	0	–	–	–
[OH⁻]	–	–	–	–	–	–	0	5	10	15	20
pH	4.0	5.7	6.6	7.0	7.2	7.3	7.4	7.5	7.6	7.6	7.7

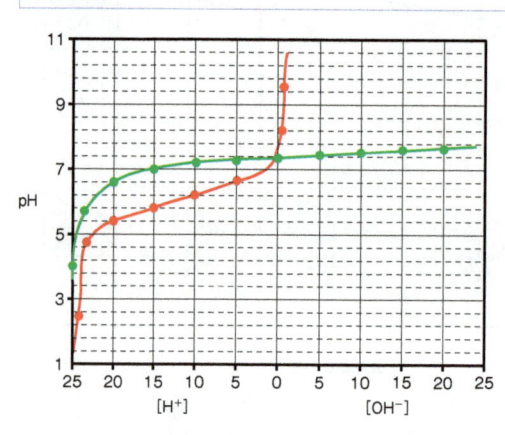

索引

欧字

ADP	75, 80-84
ATP	64, 75, 80-85, 88, 100, 101, 108
ATP合成	84, 85
CoA-SH	82, 83, 88, 89
C末端	10, 11, 58
DNA	26-29, 53-57, 62-64, 66, 70, 72, 73, 78, 106
DNAヘリカーゼ	62
DNAポリメラーゼ	62, 66, 70
HMG-CoA	90, 91
IMP	64, 65
K$^+$漏洩チャネル	100, 101
mRNA	54-56, 58, 60
mRNA前駆体	56
N結合糖鎖	16, 17
N末端	10, 11, 58
O結合糖鎖	16, 17
PCR法	70-72
RNA	26-29, 78
tRNA	58
UMP	64, 65
X染色体	68
Y染色体	68
αアミノ基	10
αカルボキシ基	10
α-グルコース	3
αケトグルタル酸	92, 93, 108, 109
αケト酸	92, 93, 108, 109
α炭素	10
αヘリックス	14, 15
β-グルコース	3
β酸化	88-90
βシート	14, 15

あ

アイソザイム	42
アシルグリセロール	20
アセチルCoA	82, 83, 88-93
アデニン	26, 28
アポ酵素	44
アポタンパク質	24
アミノ基	10
アミノ酸	10-12, 58, 59, 61, 66, 75, 77, 78, 92, 93, 108, 109
アミノ酸残基	10, 11, 14
アミノ酸配列	14, 42, 53, 56, 60
アミラーゼ	76, 77
アミロース	4, 5, 76
アミロペクチン	4-6, 76
アルコール	18, 20, 22
アンチセンス鎖	54, 55
安定同位体	116
アンモニア	108, 109
イオン	118
イソマルターゼ	76
イソマルトース	6, 7
逸脱酵素	42
遺伝子	53-57, 66, 68, 106
イノシン一リン酸→IMP	
インスリン	60, 61, 98, 99
イントロン	56
ウラシル	26, 28
ウリジン一リン酸→UMP	
エキソン	56, 57
エステル結合	18, 20, 21, 26
塩基性アミノ酸	12-14
塩基の相補性	28, 54, 62
オキサロ酢酸	82, 83
オリゴ糖	6

か

開始コドン	58
解糖系	80, 81, 85-87
（細胞の）核	56, 60
核酸	1, 16, 26, 78, 79
核タンパク質	16
活性中心	38, 50
活動電位	100-102
ガラクトース	6
カルボキシ基	10
還元末端	4-6
緩衝液	138, 140
緩衝作用	138, 140
官能基	126, 128
基質	38, 40, 46, 48, 50
基質特異性	38, 50
基質濃度	46, 48
キチン	8, 9
競合阻害剤	50, 51
共有結合	37, 44, 118, 119
キロミクロン	24, 25, 77, 78
金属タンパク質	16, 34
グアニン	26, 28
クエン酸	82, 83
クエン酸回路	80, 82, 83, 85, 90-93
クラススイッチング	106, 107
グリコーゲン	4, 5, 75, 88, 90
グリコシド結合	4-6, 8, 76
グリセリン	20
グリセロール	20-22
グリセロ糖脂質	22
グリセロリン脂質	22
グルカゴン	98, 99
グルコース	2-4, 6, 8, 75, 76, 80, 81, 84, 90, 92, 93
グルコマンナン	8, 9

グルタミン酸	92, 93, 108, 109	
形質	53, 68	
血液凝固反応	104, 105	
血漿	24	
血漿リポタンパク質	24	
ケト原性アミノ酸	92	
ケトン体	90-93	
ゲノム	53, 66, 68, 70	
限界デキストリン	76	
原子	116	
原子核	116, 118	
原子量	120, 121	
元素	116	
原尿	110, 111	
高級アルコール	20	
抗原	104-106	
光合成	75	
酵素	10, 37, 38, 40, 46, 48, 80, 82	
酵素・基質複合体	38	
酵素反応	38-40, 44, 46, 48, 76	
酵素反応の効率	46	
抗体	104-107	
抗体産生細胞	106, 107	
コード領域	56	
コドン	58	
コドン表	58, 59, 66, 72	
ゴルジ体	60, 61	
コレステロール	24, 96, 97	
コンドロイチン硫酸	8, 9

さ

細胞分裂	62, 64, 66, 68
細胞膜	60, 98, 100, 102
酸化的リン酸化	80, 84, 85, 88
酸性アミノ酸	12-14
ジアシルグリセロール	20, 22
糸球体	110, 111
糸球体濾過速度	110
シグナル配列	60

脂質	1, 18, 24, 25, 75, 77-79
脂質代謝	88
脂質二重層	24, 25, 98
シトシン	26, 28
シナプス	102
シナプス間隙	102, 103
シナプス小胞	102
脂肪酸	18-20, 22, 75, 88-90
脂肪酸アシルCoA	88, 89
脂肪酸合成	90, 91
脂溶性ビタミン	30
重量対容量百分率	122
重量百分率	122
主要元素	34, 35
受容体	98, 99, 132
準主要元素	34, 35
少糖類	6
小胞体	60, 61
神経伝達物質	102, 103
腎小体	110, 111
親水性アミノ酸	12-14
腎単位	110, 111
水素結合	14, 15, 26, 28, 29
水溶性ビタミン	32, 33
スカッチャードプロット	132
スクロース	6, 7
ステロイドホルモン	96-98
スフィンゴシン	22, 23
スフィンゴ糖脂質	22
スフィンゴミエリン	22, 23
スフィンゴリン脂質	22
スプライシング	56
制限酵素	72, 73
静止膜電位	100, 101
成熟mRNA	56, 57, 59
生殖細胞	66
性染色体	68
生体防御	104
セルロース	4, 5
染色体	68

センス鎖	54, 55
先天性代謝異常症	68, 69
阻害剤	50
側鎖	10-13, 59, 61
疎水性アミノ酸	12-14

た

多糖類	2, 4, 8
段階希釈法	123
胆汁酸	78
単純脂質	18, 20
単純タンパク質	16
炭水化物	2, 75-77, 79
単糖(類)	2, 77
単糖誘導体	8
タンパク質	1, 10, 38, 53, 54, 60, 72, 75, 77-79
タンパク質の四次構造	14
タンパク質の立体構造	14, 15
タンパク質ホルモン	98
置換基	126
チミン	26, 28
中性アミノ酸	12, 13
中性子	116, 117, 120
中性脂肪	20
貯蔵糖	4
停止コドン	58
デオキシリボース	26
デキストリン	76
電位依存型Na^+チャネル	100, 101
電位依存型K^+チャネル	100, 101
電子	116-118, 120
電子殻	118
電子伝達鎖	84
転写	54, 56
転写因子	54
転写後修飾	56
転写調節	54
デンプン	2, 4, 6, 76

同位体 …… 116, 121	複合脂質 …… 18, 22, 24	**ま**
糖原性アミノ酸 …… 92	複合タンパク質 …… 16, 17	
糖新生 …… 80, 92, 93	複製起点 …… 62, 63	マルターゼ …… 76, 77
糖タンパク質 …… 16	複製フォーク …… 62, 63	マルトース …… 6, 7, 76
突然変異遺伝子 …… 68, 69	不対電子 …… 118, 119	マンノース …… 8
トランスファーRNA→tRNA	ブドウ糖 …… 2	ミカエリス定数 …… 48
トリアシルグリセロール	不飽和脂肪酸 …… 18	ミカエリス・メンテンの式 …… 48
…… 20, 21, 24, 78	プライマーRNA …… 62, 63	水のイオン積 …… 136
トリプシン …… 77, 78	プライマーゼ …… 62	ミセル …… 24, 25
トレハロース …… 6, 7	フラクトオリゴ糖 …… 6, 7	ミトコンドリア …… 60, 80, 82, 84
な	プリン塩基 …… 26, 28, 64, 78	ミネラル …… 1, 34
	プリンヌクレオチド …… 64, 65	メッセンジャーRNA→mRNA
内分泌系 …… 95	フルクトース …… 2, 3, 6	免疫グロブリン …… 104-106
ナトリウムポンプ …… 100, 101	プロビタミン …… 30, 32	免疫系 …… 95, 104
乳酸 …… 80	分子 …… 118	モノアシルグリセロール …… 20
尿細管 …… 110, 111	分子量 …… 120	**や**
尿酸 …… 64, 65, 78, 110	ヘテロ多糖類 …… 8	
尿素 …… 108-111	ペプシン …… 77, 78	陽子 …… 116, 117, 120
尿素回路 …… 108, 109	ペプチド結合 …… 10, 11, 14, 16, 78	容量百分率 …… 122
ヌクレオシド …… 26, 28, 78	ヘンダーソン・ハッセルバルヒの式	**ら**
ヌクレオチド …… 28, 64, 78	…… 138	
は	ペントースリン酸回路 …… 86, 87	ラインウィーバー・バークプロット
	補因子 …… 44, 46	…… 48, 50
反応特異性 …… 38	放射性同位体 …… 116	ラギング鎖 …… 62, 63
ヒアルロン酸 …… 8, 9	飽和脂肪酸 …… 18	ラクトース …… 6, 7
非還元末端 …… 4, 5	ボーマン嚢 …… 110, 111	リーディング鎖 …… 62, 63
非競合阻害剤 …… 50	補欠分子族 …… 44	リガーゼ …… 62
非共有結合 …… 130, 136	補酵素 …… 44, 45, 86	リパーゼ …… 77, 78
ビタミン …… 1, 30-32	補酵素A→CoA-SH	リボース …… 26
必須アミノ酸 …… 12	ホスファチジルコリン …… 22, 23	リボソーム …… 54, 58
非翻訳領域 …… 56	ホモ多糖類 …… 8	リボタンパク質 …… 24, 25
標的細胞 …… 98, 132	ポリAテール …… 56	両親媒性分子 …… 22
ピラノース …… 2	ポリペプチド …… 16	両性イオン …… 10
ピリミジン塩基 …… 26, 28, 64	ポリメラーゼ連鎖反応法→PCR法	リン酸 …… 22, 28
ピリミジンヌクレオチド …… 64, 65	ポルフィリン …… 108, 112, 113	リン脂質 …… 24
ビルビン酸 …… 80-83	ホルモン …… 96, 98, 132	リンタンパク質 …… 16, 17
ビルビン酸酸化 …… 80, 82, 83, 85	ホロ酵素 …… 44	
微量元素 …… 34, 35	翻訳 …… 56, 58, 59	
フィブリン繊維 …… 104, 105	翻訳後修飾 …… 60	
不競合阻害剤 …… 50		

著者紹介

森　誠　農学博士

1978年　東京大学大学院 農学系研究科畜産学専攻　博士課程修了
現　在　静岡大学　名誉教授
　　　　放送大学　静岡学習センター　客員教授

NDC464　　159p　　26 cm

カラー図解　生化学ノート
——書く！塗る！わかる

2013年11月30日　第1刷発行
2019年 7 月20日　第7刷発行

著　者	森　誠
発行者	渡瀬昌彦
発行所	株式会社　講談社 〒112-8001　東京都文京区音羽 2-12-21 　　販売　(03) 5395-4415 　　業務　(03) 5395-3615
編　集	株式会社　講談社サイエンティフィク 代表　矢吹俊吉 〒162-0825　東京都新宿区神楽坂 2-14　ノービィビル 　　編集　(03) 3235-3701
DTP	美研プリンティング　株式会社
カバー・表紙印刷	豊国印刷　株式会社
本文印刷・製本	株式会社　講談社

落丁本・乱丁本は購入書店名を明記のうえ、講談社業務宛にお送り下さい。送料小社負担にてお取替えします。なお、この本の内容についてのお問い合わせは、講談社サイエンティフィク宛にお願いいたします。定価はカバーに表示してあります。

© Makoto Mori, 2013

本書のコピー、スキャン、デジタル化等の無断複製は著作権法上での例外を除き禁じられています。本書を代行業者等の第三者に依頼してスキャンやデジタル化することはたとえ個人や家庭内の利用でも著作権法違反です。

JCOPY　〈(社)出版者著作権管理機構　委託出版物〉

複写される場合は、その都度事前に(社)出版者著作権管理機構（電話 03-5244-5088, FAX 03-5244-5089, e-mail: info@jcopy.or.jp）の許諾を得てください。

Printed in Japan

ISBN978-4-06-153887-0